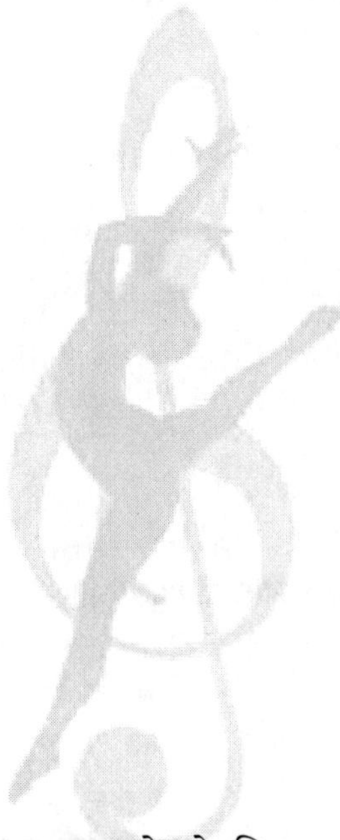

हर दिन स्वस्थ रहने के लिए सरल सूत्र

# 365 स्वास्थ्य मंत्र

**डॉ. यतीश अग्रवाल एवं डॉ. रेखा अग्रवाल की प्रमुख कृतियां**

- डागडर बाबू
- मन की दुनिया
- 365 स्वास्थ्य मंत्र
- जटिल रोग सरल उपचार
- रोग नीरोग
- सबके लिए स्वास्थ्य
- स्वस्थ खाएं तनमन जगाएं
- नारी स्वास्थ्य और सौंदर्य
- खिले मातृतव गूंजें किलकारियां
- नेत्र रोग
- दांपत्य विज्ञान
- डायबिटीज के साथ जीने की राह
- स्वस्थ हृदय : देखरेख और उपचार
- ब्लड प्रेशर : जितना संयत उतना स्वस्थ
- कोरोनरी धमनी हृदय रोग
- डायबिटीज के साथ स्वस्थ जीवन
- दवाएं और हम
- प्यार के मोती (एड्स पर केंद्रित)
- हृदय रोग से कैंसर तक

**बाल साहित्य**

- फर्स्ट एड
- रक्त की कहानी
- चिकित्सा विज्ञान की कहानियां
- शल्यचिकित्सा की कहानी
- नारी शरीर के रहस्य
- खलिफा की पगड़ी

**अंग्रेजी में**

- मेजिक मंत्रज़ टू अ पैन-फ्री यूथफूल बैक
- द वर्ल्ड विदिन
- द स्टोरी ऑफ ब्लड
- हार्ट केयर
- बॉडी टॉक
- आल अबाउट हेविंग अ बेबी
- हार्ट टॉक
- मेनेजिंग डायबिटीज : हाओ मच शूगर इज टू मच
- हाई ब्लड प्रेशर : टेम द स्टेल्थ किलर
- द डेली ब्रेड
- द मेडिसन चेस्ट

हर दिन स्वस्थ रहने के लिए सरल सूत्र

# 365 स्वास्थ्य मंत्र

डॉ. यतीश अग्रवाल
डॉ. रेखा अग्रवाल

रेखांकन
अभिमन्यु सिन्हा

राजकमल प्रकाशन

**आवश्यक सूचना** : यह पुस्तक स्वास्थ्य के विविध पहलुओं पर अद्यतन वैज्ञानिक जानकारी प्रस्तुत करने का प्रयास है, ताकि सुधी पाठकजन सहज रूप से स्वास्थ्य विज्ञान में हो रही प्रगति, वर्तमान सोच, नई खोजों तथा नए उपचारों के संबंध में उपयोगी जानकारी प्राप्त कर उस से लाभान्वित हो सकें। इस कृति का यह ध्येय कत्तई नहीं है कि इसे पढ़ आप नीम-हकीमी के चक्रव्यूह में फंस जाएं और जाने-अनजाने अपना अप्रिय कर बैठें। यह रचना असल में सरल मार्ग-प्रदर्शिका है, जिसका लक्ष्य शरीर-विज्ञान और स्वास्थ्य के मूल पहलुओं से अवगत करा पाठक के जीवन में ज्ञान की दीपशिखा प्रज्वलित करना है।

ISBN : 978-81-267-1747-7

**मूल्य :** ₹995



**पहला संस्करण** : 2009
**तीसरा संस्करण** : 2021

**प्रकाशक :** राजकमल प्रकाशन प्रा. लि.
1-बी, नेताजी सुभाष मार्ग, दरियागंज
नई दिल्ली-110 002

**शाखाएँ :** अशोक राजपथ, साइंस कॉलेज के सामने, पटना-800 006
पहली मंज़िल, दरबारी बिल्डिंग, महात्मा गांधी मार्ग, प्रयागराज-211 001
1, अनमोल सोराबजी संतुक लेन, धोबी तलाव, मरीन लाइंस, मुम्बई-400 002
वेबसाइट : www.rajkamalprakashan.com
ई-मेल : info@rajkamalprakashan.com

**मुद्रक :** बी.के. ऑफसेट
नवीन शाहदरा, दिल्ली-110 032

365 SWASTHYA MANTRA
*by* Dr. Yatish Agarwal & Dr. Rekha Agarwal

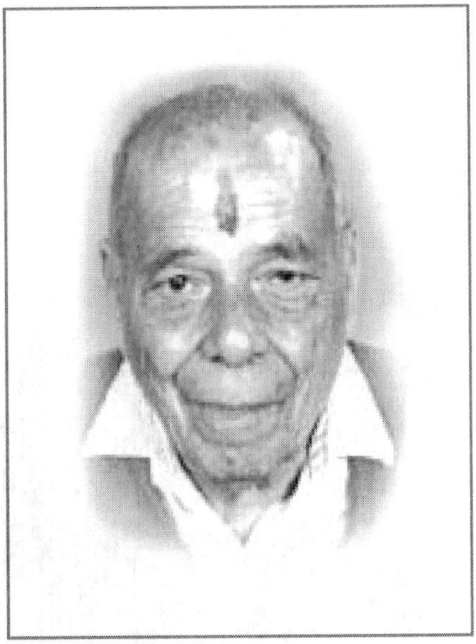

नाना श्री वेदप्रकाश बंसल से जुड़ी
उन मीठी स्मृतियों को ...

वे संडिले के मोतीचूर जो डलिया भर-भर
नाना मेरे बचपन में लाते
इतिहास की घटनाओं को लेकर लगती वे शर्तें
जिनका स्कोर शायद बराबर ही छूटा
वे नज़्में, वे शेर, वे नग़मे जो नाना रचते और मुझे सुनाते
वे चंद कवित्त जीन्स जो उन्होंने मेरे नाम कर दिए

ऋणी हूं मैं उन तमाम चीजों का...
जिन्हें लफ़्ज दे पाना मुश्किल है

—यतीश अग्रवाल

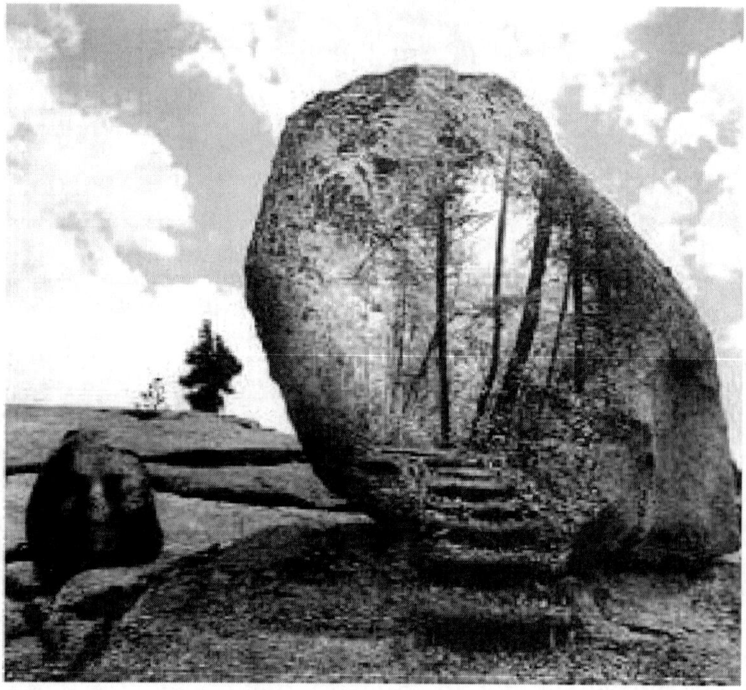

# जीवेम शरदः शतम्...

मानव सदा-सदा से जीवन की गुत्थियां सुलझाने के प्रयास में जुटा रहा है। अपने विवेक, अपनी कल्पनाशीलता, अपने प्रयोग-परीक्षण करने की हिम्मत और अपने चिरनूतन अनुभवों के आधार पर उसने जीवन की सच्चाइयों, गूढ़ रहस्यों और मूल मंत्रों की तह तक पहुंचने की सदा पुरजोर कोशिश की है। उसके इस जतन का केन्द्रबिंदु जीवन को खुशियों और सुख के रंगों से भर देने, उत्सवशील बनाने और परिपूर्णता के सूरज से जगमगाने का रहा है।

सत् और असत् के भेद को बूझने का यह उद्योग किंतु उतना सीधा-सरल नहीं है, जितना हमें प्रत्यक्ष नजर आता है। सागर के तल में डुबकी लगा सीप-शंख, कंकड़-पथरों के बीच मोतियों को ढूंढ़ना जितना दुर्लभ काज है, सत्य के विशालतर महासागर से इस मानव देह के जैविक सत्यों को खोज निकालना उससे कई लाख गुना कठिन है। यूं भी कुदरत की लीला सचमुच विरल है। सभी जीव और उनके गुण समय की तेज धारा के साथ परिवर्तनीय हैं। सहस्रों वर्षों की अपनी यात्रा में मानव जीनोम में कहां, क्या-क्या परिवर्तन हुए, कैसे किसी सामाजिक समूह में, किसी जाति में, किसी नस्ल में कब कौन से कमजोर जीन्स प्रविष्ट हुए, कब नए 'कोपिंग' जीन्स अस्तित्व में आए और मानव के विकास के साथ विभिन्न मानव समूहों, जातियों, नस्लों में कैसे-कैसे गठजोड़ बने, इसकी कल्पना कर पाना भी आसान नहीं है। इस चल, अस्थिर और प्रकट रूप से एक-दूसरे के बिल्कुल समान दिखने वाली किंतु भिन्नताओं से लैस मानव देह के सत्यों तक पहुंचने का प्रयास हमारी समझ में अनंत है, कभी न खत्म होने वाला है।

तिस पर मानव की प्रलोभी वृत्ति ने इसे और उलझा दिया है। विज्ञान के नाम पर होने वाले प्रयोग-परीक्षण, उनमें उजागर किए जानेवाले तथाकथित शोधपरक सत्य, मानवहित के नाम पर विकसित हुए टेस्ट और दवाएं सदा उतने पाक-साफ नहीं होते, जितने कि नजर

आते हैं। उनके दागी होने के कारण भी अनजाने में हम कई बार अपना रास्ता भटक जाते हैं। खास बात यह कि यह अर्थलोलुपता सिर्फ आधुनिक विज्ञान के अनुयायियों को ही नहीं सताती, बल्कि आयुर्वेद के नाम पर धंधा करनेवाली फार्मेसियों का भी दुर्योधन है। मात्र विज्ञापनों के माध्यम से तरह-तरह की स्वर्ण-मरीचिकाएं रच भोले-भाले लोगों को ठगना ही इनका ध्येय है। तभी तो नाना प्रकार के असंभव दावे प्रस्तुत करने वाली दवाओं जैसे हर उम्र में लंबाई बढ़ाने वाले गोली-कैप्सूलों, स्तनवर्धक क्रीमों और यौन सामर्थ्य में वृद्धि लानेवाली गोलियों और क्रीमों का कारोबार देश में करोड़ों रूपए का है, जबकि उनकी सच्ची कीमत मिट्टी के ढेले बराबर भी नहीं। सच, कौन से हिडन एजेंडा की वेदी पर कब कौन-सा सत्य बलि चढ़ जाए, इसका पता ही नहीं चल पाता।

इतना ही नहीं, इन उलझनभरी परिस्थितियों में हमारे मन-मस्तिष्क पर नित्य परस्पर-विरोधी सत्यों की गोलाबारी अलग से होती रहती है। अखबारों में पहले दिन समाचार छपते हैं कि कॉफी पीने से दिल पर बुरा असर पड़ता है, फिर अगले ही रोज उन्हीं पत्रों में किसी दूसरे वैज्ञानिक दल का कथन छपता है कि नहीं, कॉफी तो दिल की खैरियत में चार चांद लगाती है। एक दिन हार्मोनल रिप्लेस्मेंट थैरेपी (एचआरटी) के समर्थन में समाचार प्रकाशित होता है कि इसे लेने से स्त्री चिरयुवा बनी रह सकती है और फिर दो रोज बाद ही नए शोध अध्ययन का निचोड़ छपता है कि एचआरटी लेनेवाली स्त्रियों में गर्भाशय और स्तन कैंसर की दर में इतनी वृद्धि देखी गई है कि इसे लेना आग से खेलने जैसा है।

कलयुग के इस चक्रव्यूह में कब सत् असत् में बदल जाता है, कब उस पर माया की मृगतृष्णु चादर बिछ जाती है, कब मीडिया जानबूझ कर और कब अपने भोलेपन में असत् का प्रसार कर हम सभी को गुमराह कर देता है, इसका हमें बोध तक नहीं हो पाता और हम अनायास ही असत् के मार्ग पर चल पड़ते हैं।

जीवन और स्वास्थ्य से जुड़े अनेक अंधविश्वास, अनगिनत मिथक हमारी रूढ़ियों की भी देन हैं। बचपन में घर के बड़े-बुजुर्गों से जीवनधर्म के बाबत मिली नसीहतों में जहां बहुत कुछ हमारे लिए कल्याणकारी है, वहीं बहुत कुछ ऐसा भी है जिसका अनुसरण करते

हुए हम बिना सोचे-समझे ही अपना अहित कर बैठते हैं। शरीर संबंधी नियमों को हम कब तोड़ देते हैं, इसका हमें बोध तक नहीं होता।

इन विषम परिस्थितियों में सत् के बीज-मंत्र खोजना और उन्हें बिना किसी लाग-लपेट के जन-जन के लिए प्रस्तुत करना किसी के लिए भी दुष्कर कार्य है। कोई भी व्यक्ति कितनी ही वैज्ञानिक सोच क्यों न रखे, ईमानदारी से चलने का जतन क्यों न करे, सच्चे पारखी का ही नजरिया क्यों न रखे, तरह-तरह के कुटिल बादल कब उसे दिग्भ्रमित कर दें, कौन जाने! लेकिन इस कृति की रचना के पीछे मूल प्रेरणा यही रही है कि समाज में जिन-जिन बीज-मंत्रों को अपनाने से मनुष्य जीवन सुधर सकता है, तन-मन स्वस्थ और हृष्ट-पुष्ट हो सकता है, यह जीवन उत्सव सरीखा हो सकता है, उन्हें गूंथ कर आप तक प्रस्तुत किया जाए। अगर आप इन स्वास्थ्य मंत्रों को ठीक से तौल-समझकर अपने जीवन में उतार सकें तो हम इस कृति का लक्ष्य संपूर्ण हुआ समझेंगे।

आपके पत्रों – चाहें तो ई-मेल द्वारा हमें सीधे लिख भेजें – और सुझावों का सदा की तरह आतुरता से प्रतीक्षा करते रहेंगे। आपसे मिली प्रेरणा ही हमारी अंतर्शक्ति है, जिससे हम इस स्वास्थ्यमाला को आगे बढ़ाने का साहस बटोर पाते हैं।

अंत में पूर्वजों द्वारा यजुर्वेद में की गई इस प्रार्थना से हम अपनी बात समाप्त करते हैं –

पश्येम शरदः शतम्<br>
जीवेम शरदः शतम्<br>
श्रृणुयाम शरदः शतम्<br>
प्र ब्रवाम शरदः शतम्<br>
दीनाः स्याम शरदः शतम्<br>
भूयश्च शरदः शतात् ॥

हम सौ वर्ष तक देखें, सौ वर्ष तक जीयें, सौ वर्ष तक सुनें, सौ वर्ष तक हमारी वाणी में शक्ति रहे, सौ वर्ष तक हम बिना किसी पर आश्रित हुए जीएं और सौ वर्ष से अधिक भी!

**डॉ. यतीश अग्रवाल**<br>
**डॉ. रेखा अग्रवाल**

# अनुक्रम

जीवेम शरदः शतम्...

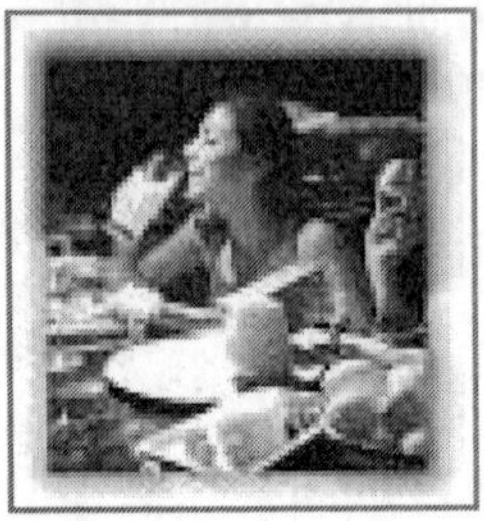

*पहला खंड*

## खानपान और स्वास्थ्य

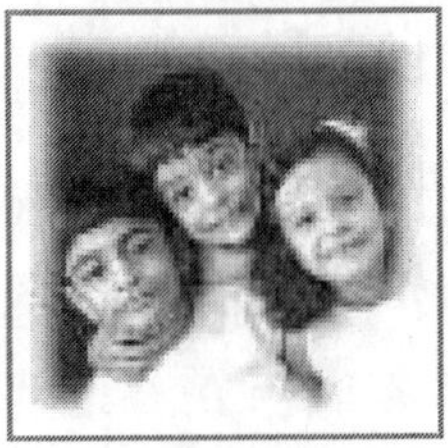

*दूसरा खंड*

## नटखट बचपन

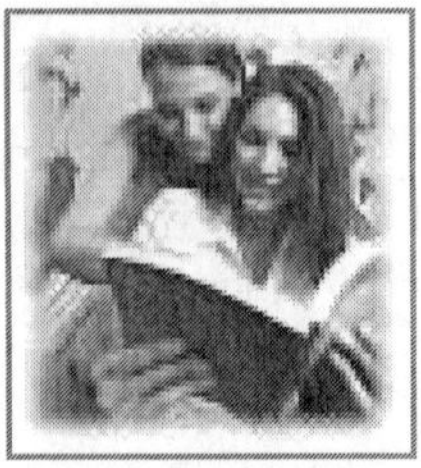

*तीसरा खंड*

## किशोर और युवा मन की उलझनें

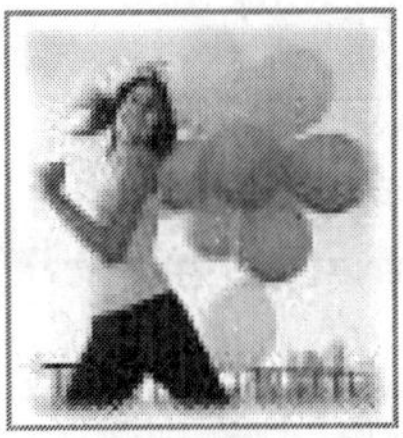

*चौथा खंड*

## स्त्री लोक

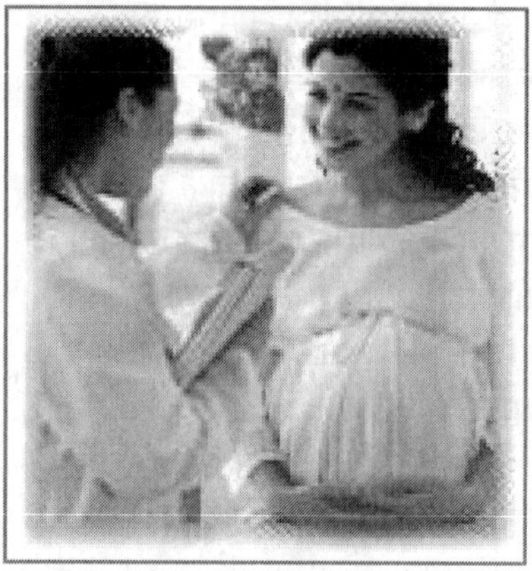

*पांचवां खंड*

## मातृत्व पर्व

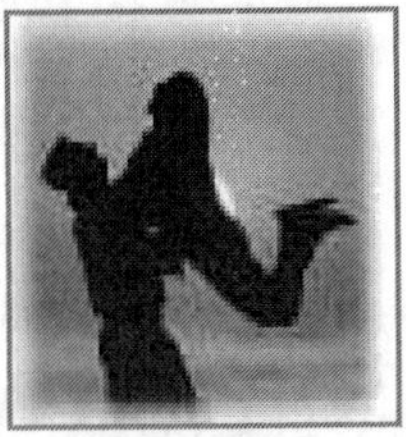

*छठा खंड*

## दांपत्य विज्ञान

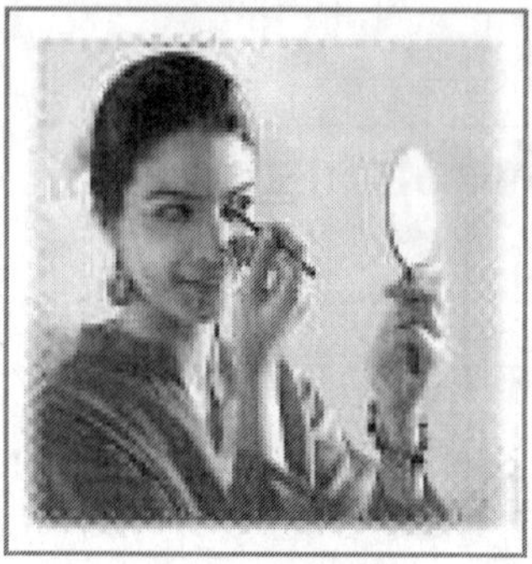

*सातवां खंड*

## सलोनी काया रेशमी बाल

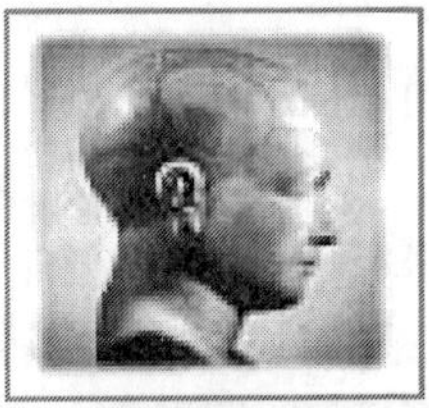

*आठवां खंड*

## मन-मस्तिष्क की वीणा



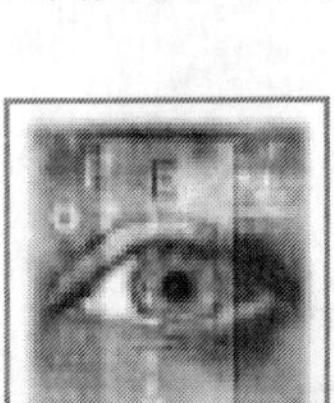

*नवां खंड*

## अंखियों ही अंखियों में

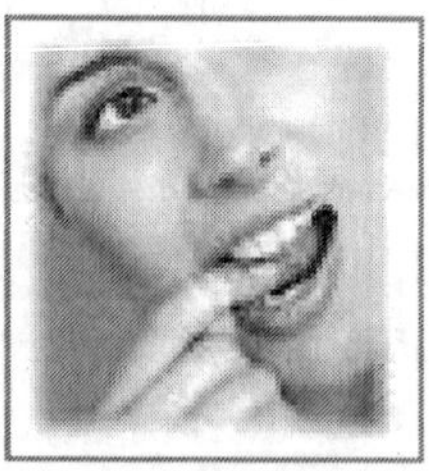

*दसवां खंड*

## दांतों और मसूढ़ों का टोला

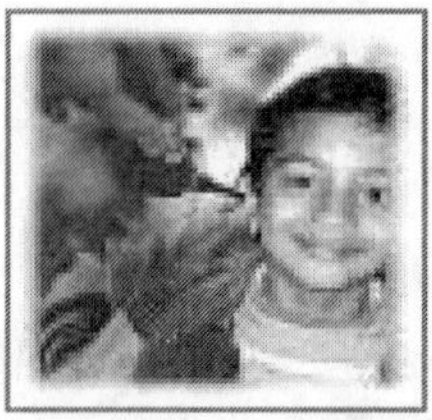

*ग्यारहवां खंड*

## द ईएनटी एंड रेस्पीरेटरी क्लीनिक

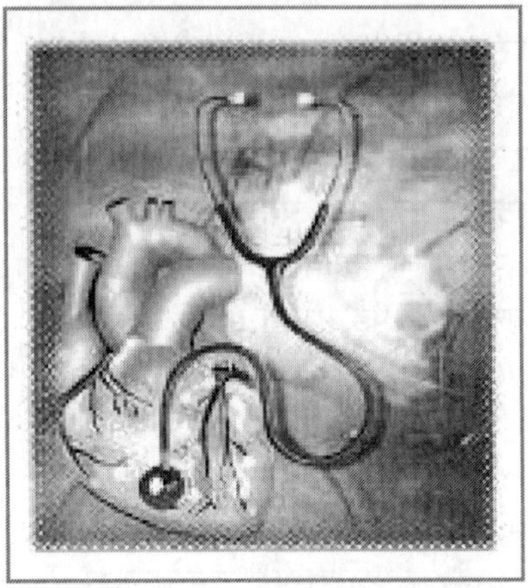

*बारहवां खंड*

## हार्ट टू हार्ट

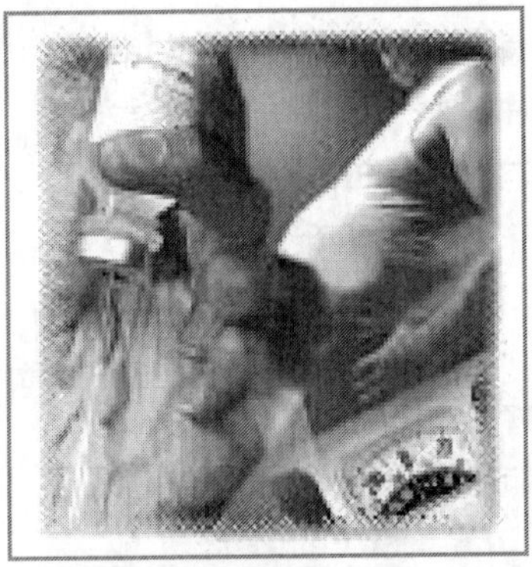

*तेरहवां खंड*

## डायबिटीज के पेच



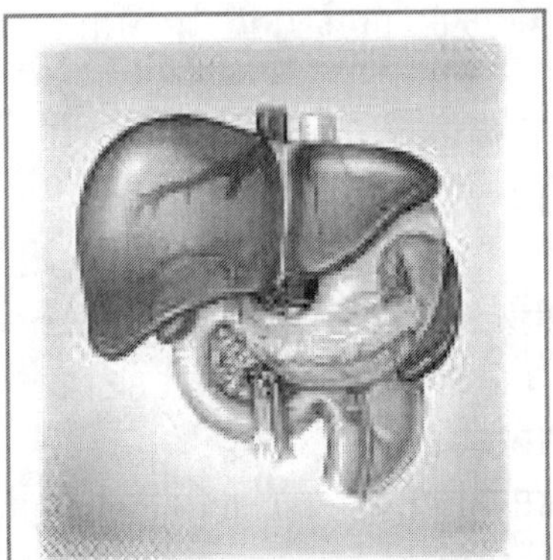

*चौदहवां खंड*

## पाचन तंत्र और पेट की नगरी

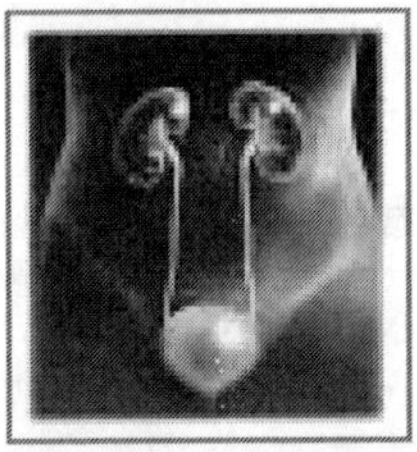

*पन्द्रहवां खंड*

## द किडनी एंड प्रोस्टेट जंकशन



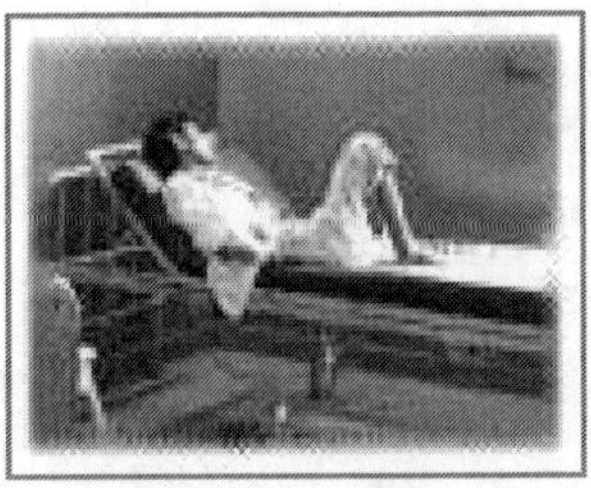

*सोलहवां खंड*

## टीबी का राजरोग

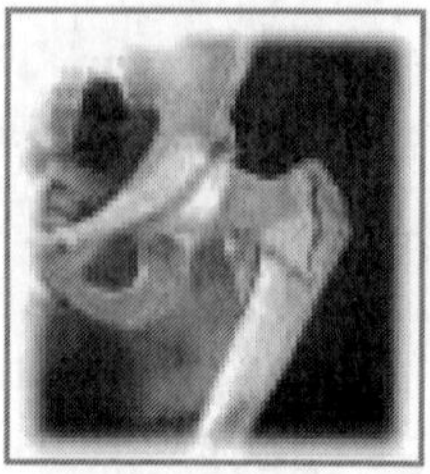

*सत्रहवां खंड*

## हड्डियों और जोड़ों का चल संसार



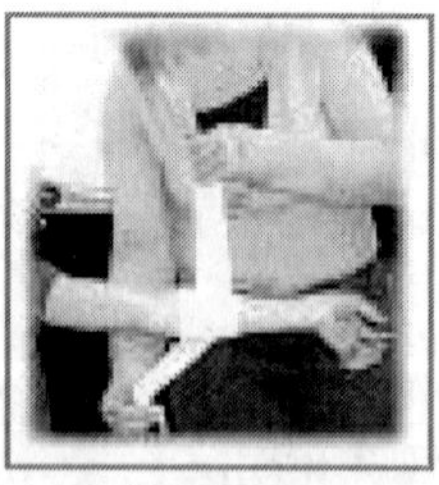

*अठारहवां खंड*

## फर्स्ट एड

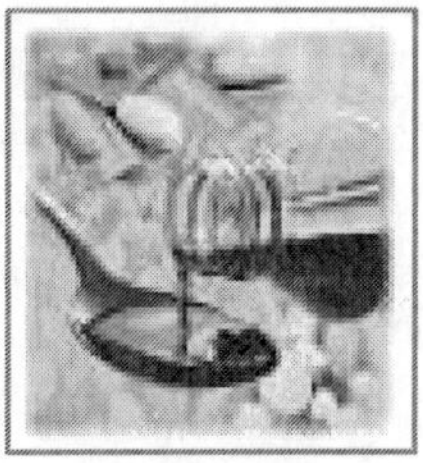

*उन्नीसवां खंड*

## दवाओं का बक्सा

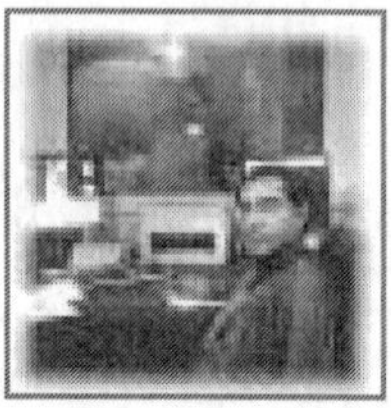

*बीसवां खंड*

## जांच-परीक्षणों की दुनिया



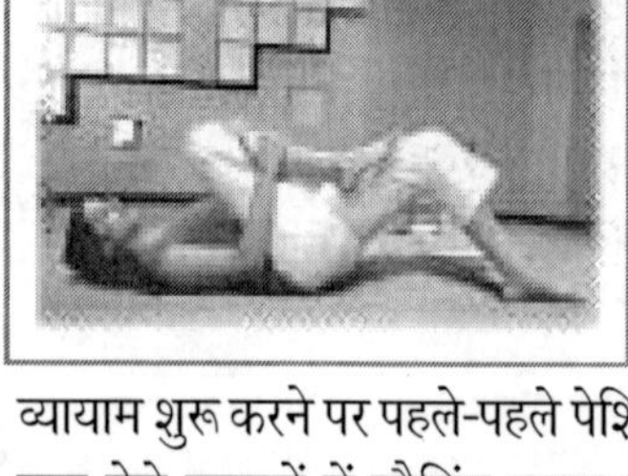

*इक्कीसवां खंड*

## फिटनेस क्लब

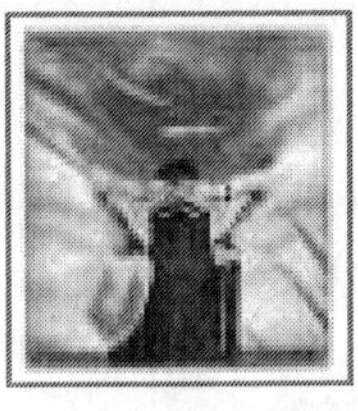

*बाइसवां खंड*

## सुहाना सफर और छुट्टियों के दिन

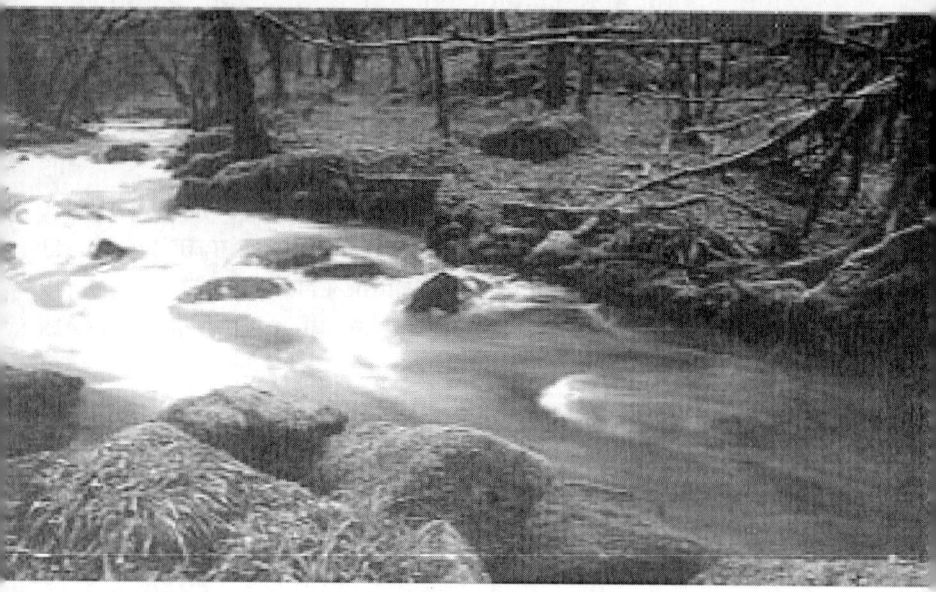

जीवन सूत्र
कितना कोमल है।
वह क्या पुष्प से
कोमल नहीं, जो वायु के
झोंके सहता है और
मुरझाता नहीं?
क्या वह लताओं से
कोमल नहीं, जो वृक्षों के
झोंके सहती लिपटी रहती
है? क्या वह पानी के
बबूलों से कोमल नहीं, जो
जल की तरंगों पर तैरते
हैं, और टूटते नहीं?

—प्रेमचन्द
'रंगभूमि' में

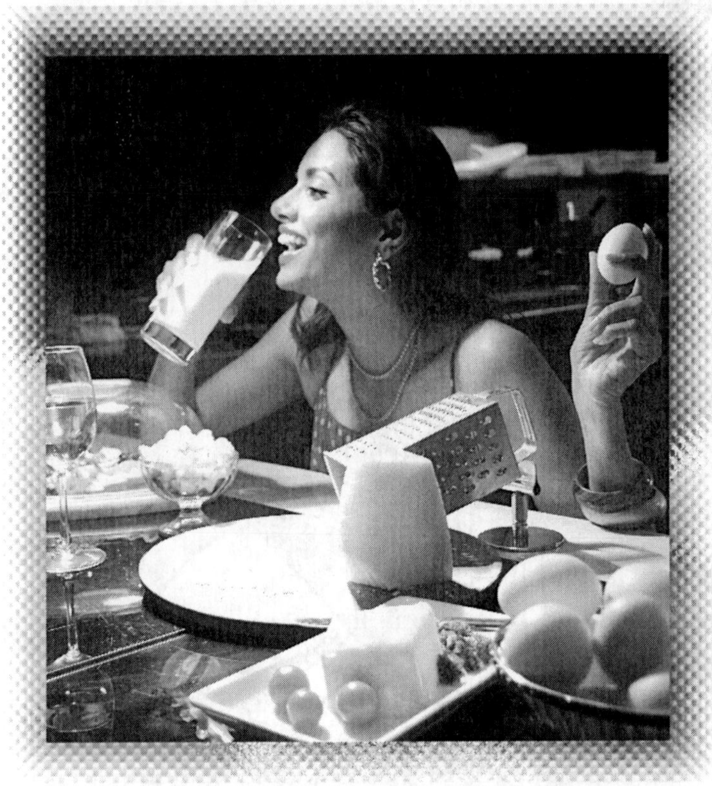

पहला खंड

# खानपान और स्वास्थ्य

1

## क्या सेंधा नमक खाने से ब्लड प्रेशर कम हो जाता है?

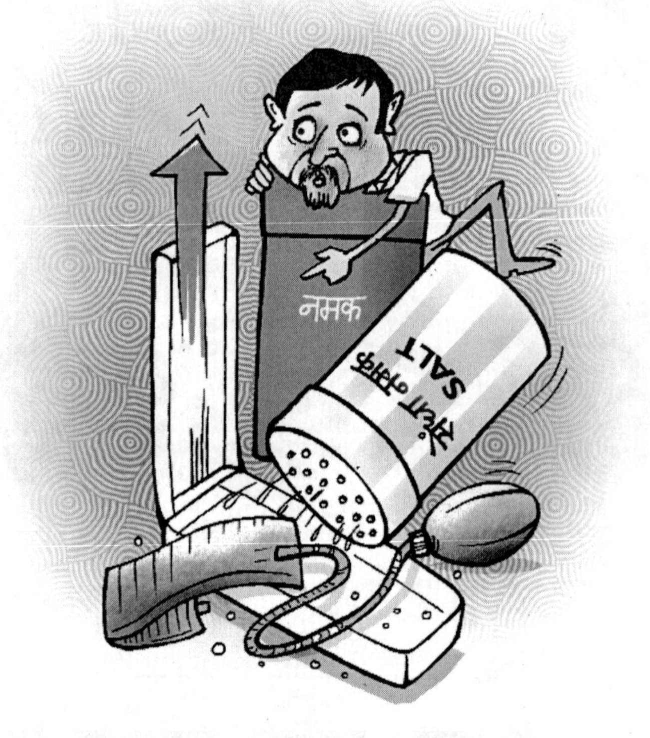


नहीं। सेंधा नमक में भी आम नमक की तरह सोडियम क्लोराइड ही होता है। दोनों में फर्क सिर्फ इतना है कि सेंधा नमक समुद्र के पानी को सुखा कर नहीं बनाया जाता, बल्कि उसकी खानें और शिलाएं होती हैं जिनसे उसे खोदकर निकाला जाता है। ये खानें और शिलाएं कुछ खास भौगोलिक क्षेत्रों में कुदरतन पाई जाती हैं।

2

## क्या सुबह उठकर जल-क्रिया करना सब के लिए स्वास्थ्यकारी है?

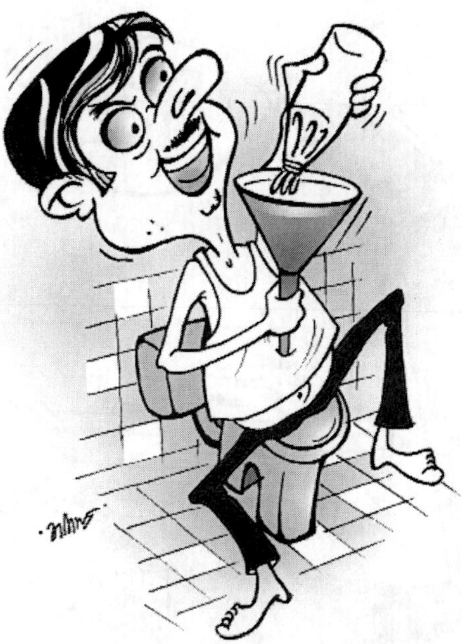

यह सच है कि सुबह उठते ही डेढ़-दो लीटर गुनगुना पानी पीने की यौगिक क्रिया कब्ज को दूर करने का सहज उपाय है। लेकिन आंखों में यदि काला मोतिया (ग्लूकोमा) है, हार्ट फेलयर में है या किसी पुरुष का प्रोस्टेट यानी गदूद बढ़ा हुआ है, तो जल-क्रिया करना ठीक नहीं। ग्लूकोमा होने पर नेत्र-दाब अचानक बढ़ सकता है, हार्ट फेलयर में शरीर में पानी बढ़ सकता है और गदूद बढ़े होने पर गुर्दों पर उलट दाब पड़ सकता है।

3

## क्या पीलिया में हल्दी और पीली चीजें खाने पर रोक लगा देनी चाहिए?

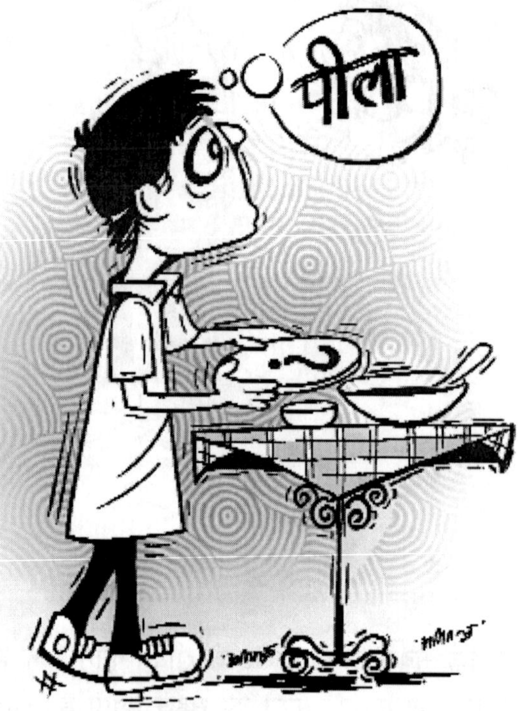


यह पाबंदी सरासर अनुचित है। पीलिया (जोंडिस) हल्दी और पीली चीजें खाने से नहीं होता। यह तो शरीर में जैव रसायन बिलीरूबिन के बढ़ने से होता है। बिलीरूबिन कई स्थितियों में बढ़ सकता है। सबसे आम कारण जिगर में वायरस संक्रमण होना है, जिसे वायरल हैपेटाइटिस कहते हैं।

4

## क्या कोल्ड ड्रिंक की बोतल या कैन मुंह से लगाकर पीने में कोई हर्ज है?

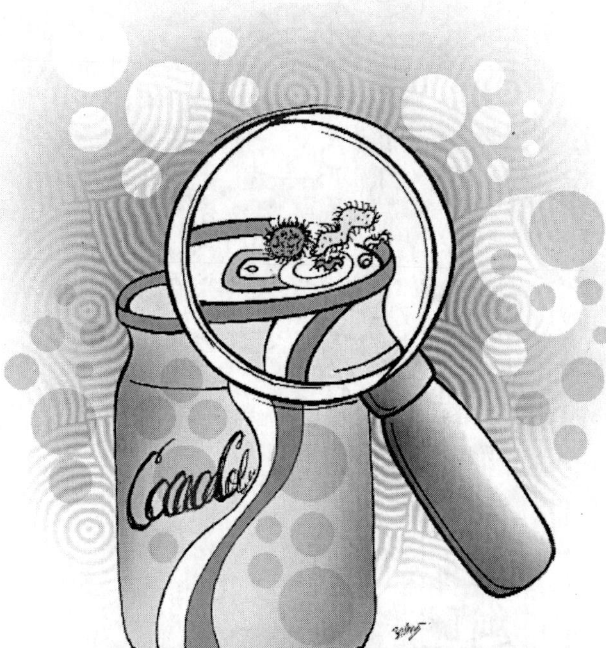

हां। जब बोतलें और कैन गोदाम में रखे होते हैं, तब यह खतरा बराबर बना रहता है कि बोतल-कैन रोग पैदा करने वाले सूक्ष्मजीवों से दूषित हो जाएं। ऐसे दूषित बोतल-कैन को मुंह से लगाने पर कोल्ड ड्रिंक के साथ-साथ हानिकारक सूक्ष्मजीव भी शरीर में पहुंच जाते हैं। इन सूक्ष्मजीवों में लेप्टोस्पाइरा जैसे घातक बैक्टीरिया भी शामिल हैं। उनके शरीर पर धावा बोलने से जान पर बन आ सकती है।

5

## क्या व्रत-उपवास करना स्वास्थ्यवर्धक है?

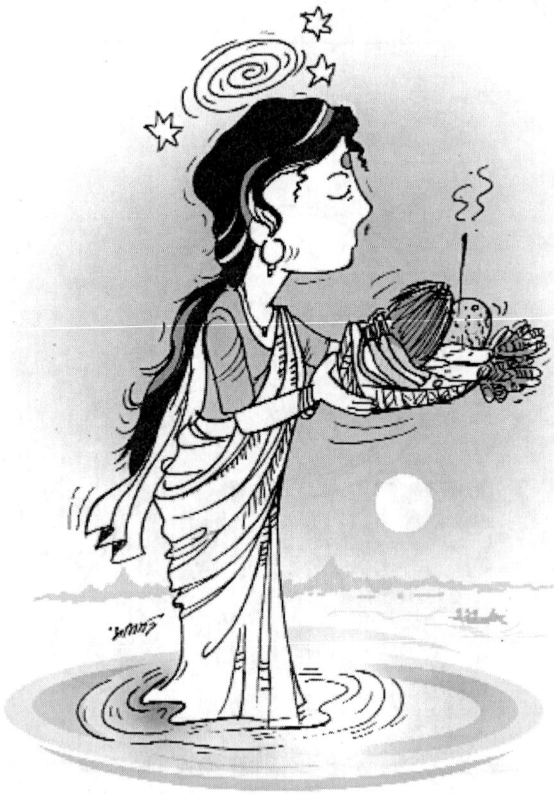

नहीं, अगर मिर्गी, माइग्रेन, गाउट या डायबिटीज हो, तो व्रत-उपवास से बचना चाहिए। उपवास से शरीर में आए जैव रासायनिक परिवर्तनों से मिर्गी और माइग्रेन का दौरा उत्प्रेरित हो सकता है, यूरिक एसिड बढ़ने से गाउट बिगड़ सकता है और डायबिटीज में ब्लड शुगर का संतुलन गड्डमड्ड हो सकता है।

6

## बार-बार बर्फ खाने की तलब उठना किस चीज का लक्षण है?

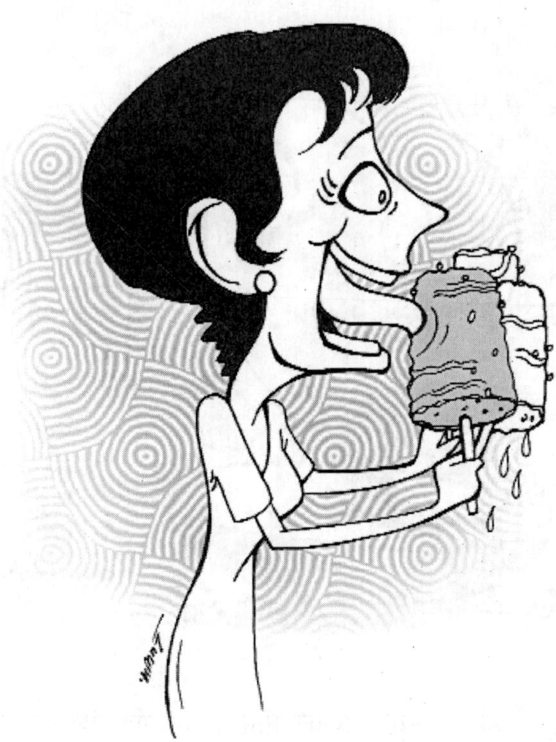

यह तलब बार-बार उठे तो खून में हीमोग्लोबिन की जांच करा लेनी चाहिए। संभव है कि इसका संबंध शरीर में लौह तत्त्व (आयरन) की कमी से हो। यदि जांच कराने पर लौह तत्त्व की कमी की पुष्टि हो जाए, तो डॉक्टरी सलाह से आयरन के कैप्सूल और प्रोटीनयुक्त आहार लें ताकि हीमोग्लोबिन बढ़ सके।

7

## क्या वनस्पति घी का प्रयोग स्वास्थ्य की दृष्टि से उपयुक्त है?

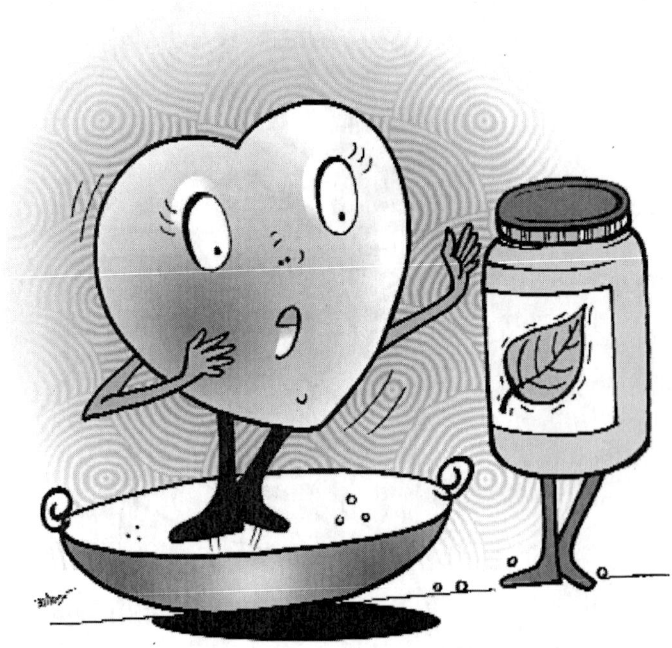

बिल्कुल नहीं! वनस्पति घी का निर्माण वनस्पति तेल के हाइड्रोजनीकरण से होता है। इस से तेल ठोस होकर घी की शक्ल ले लेता है। इस प्रक्रिया में ट्रांस फैटी एसिड बन जाते हैं जो सेहत पर बुरा असर डालते हैं। वनस्पति घी के इस्तेमाल से खून में नुकसानदेह एलडीएल कोलेस्टेरॉल बढ़ने लगता है। धमनियों के अंदर चर्बी जमने से दिल पर बुरा असर पड़ता है।

8

## खाना पकाने के लिए कौन-सा तेल श्रेष्ठ है?

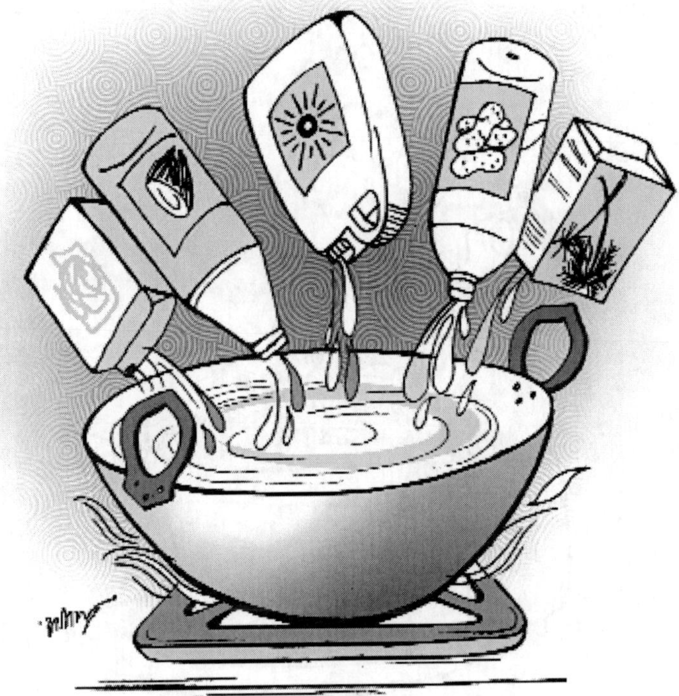

बेहतर है कि कोई एक तेल की बजाय कई तेल अदल-बदलकर इस्तेमाल करें। कुछ चीजें सूरजमुखी या करडी के तेल में, कुछ मूंगफली या सरसों के तेल में, और कुछ शुद्ध घी में बनाएं। इससे शरीर में विभिन्न वसीय अमलों की अनुपात संतुलित बने रहने में मदद मिलेगी और कोलेस्टेरॉल के नुकसानदेह घटक बढ़ने न पाएंगे।

9

## क्या सैकरीन, शुगर-फ्री और दूसरे शुगर-सब्स्टिच्यूट सेहत के लिए हानिकारक है?

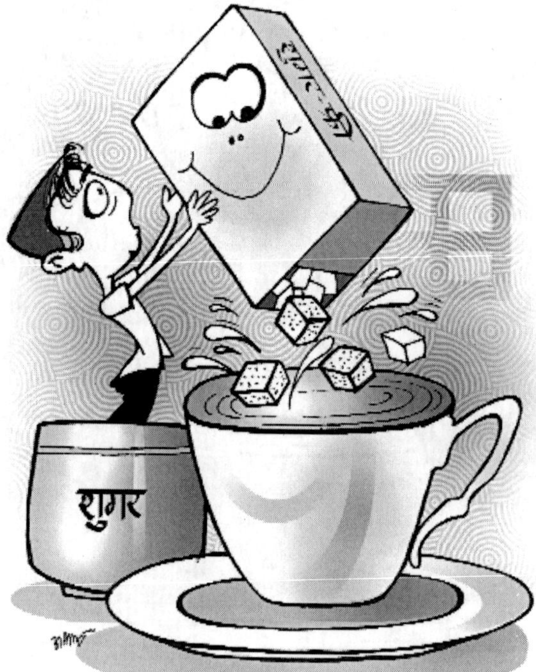


यह सच है कि कुछ अध्ययनों में सैकरीन और एस्परटेम के सुरक्षित होने पर सवाल उठे थे, पर जिस मात्रा में हम इन्हें प्रयोग करते हैं उस से नुकसान होने के कोई साक्ष्य नहीं मिले हैं। यूं भी जहां तक एस्परटेम का प्रश्न है, यह दो प्राकृतिक एमीनो एसिड एस्पार्टिक एसिड और फिनाइलएलानीन के मेल से बना है। उस पर शुबहा करना अनुचित है।

10

## क्या सेहत के लिए कच्चा दूध उबले हुए दूध से बेहतर होता है?

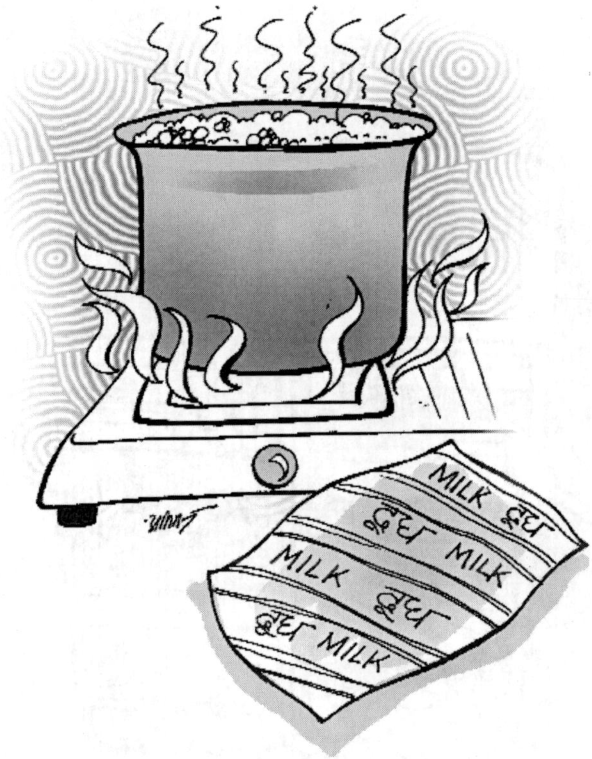


नहीं। कच्चे दूध में अनेक ऐसे बैक्टीरिया उपस्थित हो सकते हैं जिनके आंतों में पहुंचने से रोग लग सकता है। इन रोगों में आंतों की टीबी भी शामिल है। उबाल लेने पर दूध में उपस्थित सभी बैक्टीरिया मर जाते हैं और दूध के पौष्टिक गुण भी कम नहीं होते।

11

## फ्रिज के अंदर अंडे कहां रखने चाहिए?

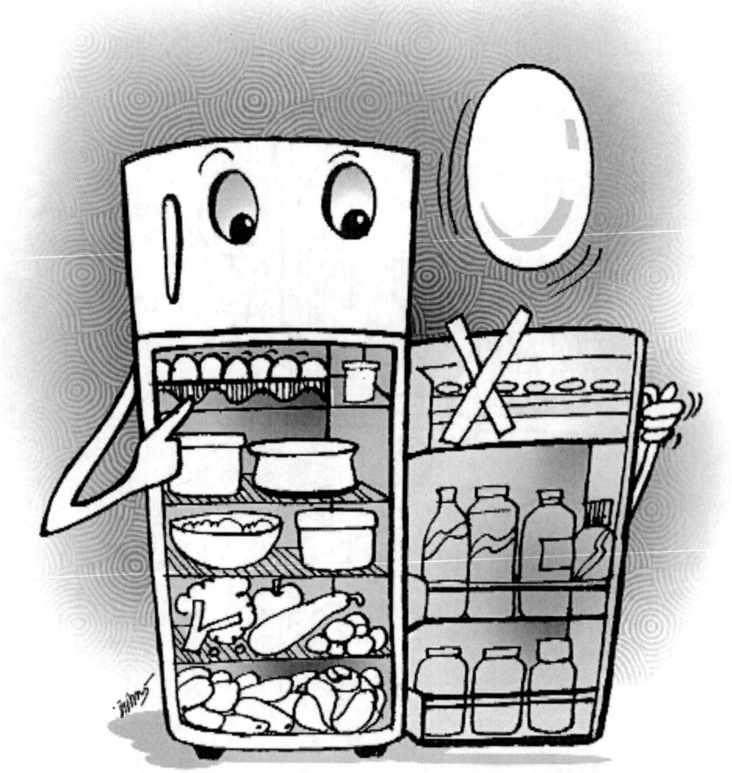

उन्हें फ्रिज के दरवाजे में बनी अंडे रखने की ट्रे में कत्तई न रखें। फ्रिज के इस भाग में तापमान सबसे अधिक होता है। वाजिब है कि उन्हें फ्रिज के ऊपरी ठंडे भाग में रखें, ताकि उनके अंदर कोई रोगाणु न पनप पाए।

12

## क्या भोजन में नमक की मात्रा घटाने पर नया स्वाद जुबान को जिंदगी भर नहीं भाता?

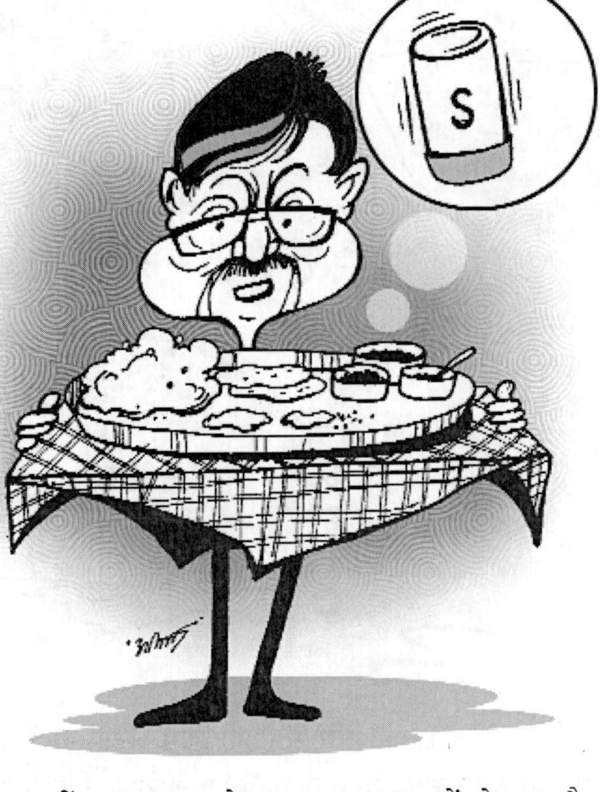


बिल्कुल नहीं! अगर यह परहेज लगातार बनाए रखें तो आठ-नौ हफ्तों में जिह्वा कम नमक के स्वाद की आदी हो जाती है और भोजन दुबारा स्वादिष्ट लगने लगता है। बस, चंद दिनों तक धैर्य बनाए रखने की जरूरत है।

13

## क्या विटामिन कैप्सूल लेने से शरीर की ताकत बढ़ती है?

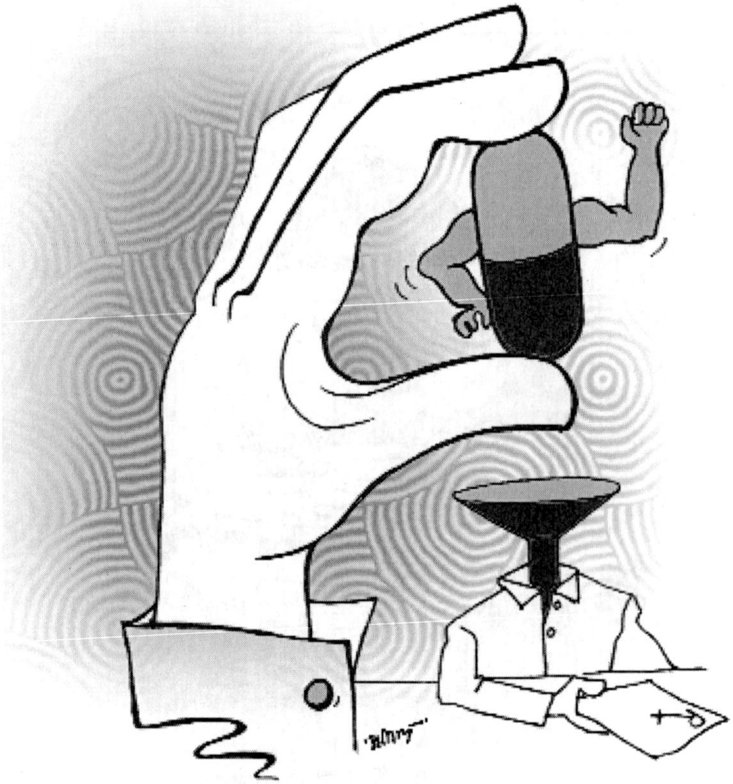

हर्गिज नहीं! जब तक शरीर में किसी खास विटामिन की कमी ही न हो जाए तब तक विटामिन कैप्सूल लेना न सिर्फ अनावश्यक है बल्कि अनुचित भी है। सच तो यह है कि कुछ विटामिन जैसे ए, डी, ई और के की मात्रा अगर शरीर में जरूरत से ज्यादा हो जाए तो यह नुकसानदेह साबित हो सकता है।

14

## कौन-कौन से भोज्य पदार्थ माइग्रेन का दर्द पैदा करने में दोषी पाए गए हैं?

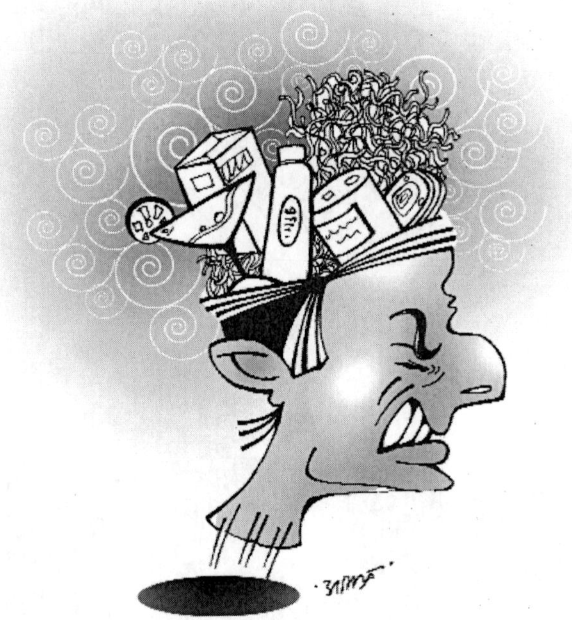

भोज्य पदार्थों और माइग्रेन के बीच का यह संबंध बहुत कुछ व्यक्तिगत होता है। सबसे गहरा संबंध उन डिब्बाबंद उत्पादों के साथ देखा गया है जिनमें फूड प्रीजर्वेटिव के रूप में टार्टराजीन, नाइट्रेट या नाइट्राइट डले होते हैं। पूरे पके हुए केले, सिरके में बनी चीजें, सिट्रस फल, बेकरी का खमीर, चाइनीज फूड, रेड मीट, चॉकलेट, चीज, शैरी और रेड वाइन भी तकलीफ पहुंचाने वाले भोज्य पदार्थों की फेहरिस्त में सबसे ऊपर हैं।

15

## चाइनीज फूड खाने से कुछ लोगों को सिर में दर्द क्यों हो जाता है?

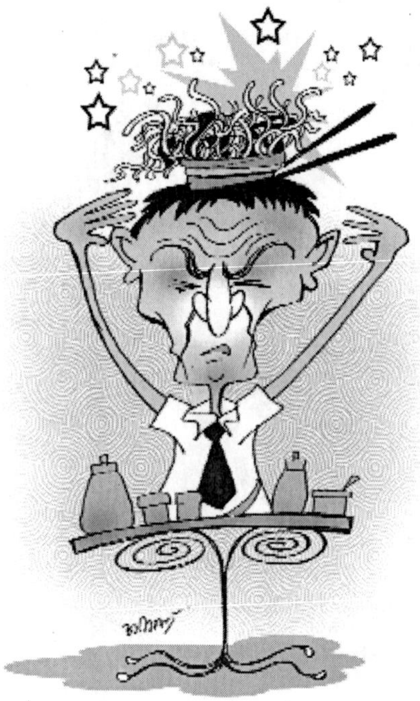

चाइनीज फूड में अक्सर मोनोसोडियम ग्लूटामेट (एमएसजी) सॉस मिली होती है। कई रोगियों में यही एमएसजी माइग्रेन के लिए उत्प्रेरक साबित होता है। शरीर में इस के पहुंचने पर मस्तिष्क की धमनियों में अचानक फैलाव पैदा हो जाता है। नतीजतन उनके साथ चल रही तंत्रिकाओं पर दबाव आ जाता है और सिर में माइग्रेन का तूफानी दर्द उठ खड़ा होता है।

16

## मदिरा के हैंग-ओवर से उबरने के लिए क्या उपाय करने चाहिए?

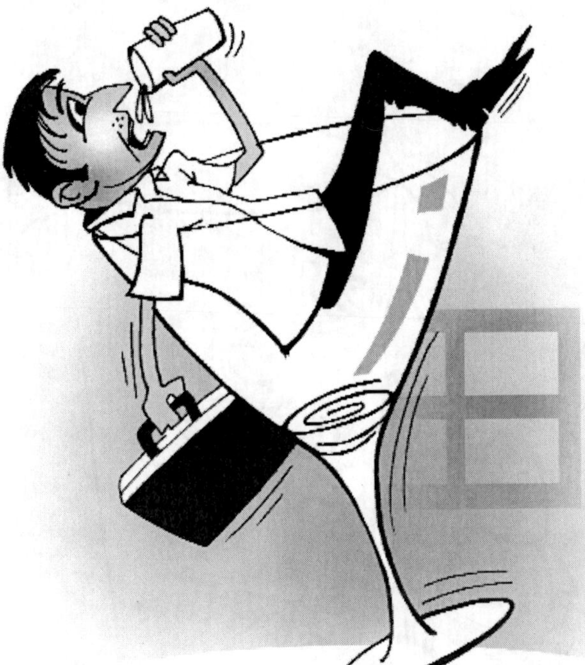

पूरा आराम करें। बिस्तर पर लेटे रहें। खूब मात्र में पानी, सोडा, फलों का जूस और सब्जी या दाल का शोरबा ग्रहण करें ताकि शरीर में पानी की कुल मात्रा फिर से सामान्य हो सके। कोला ड्रिंक्स, चाय, कॉफी और मदिरा से परहेज बरतें। सर दर्द से राहत पाने के लिए पेरासिटामोल की 1-2 गोली ले लें।

17

## दूध में कौन-कौन से पौष्टिक तत्त्व होते हैं?

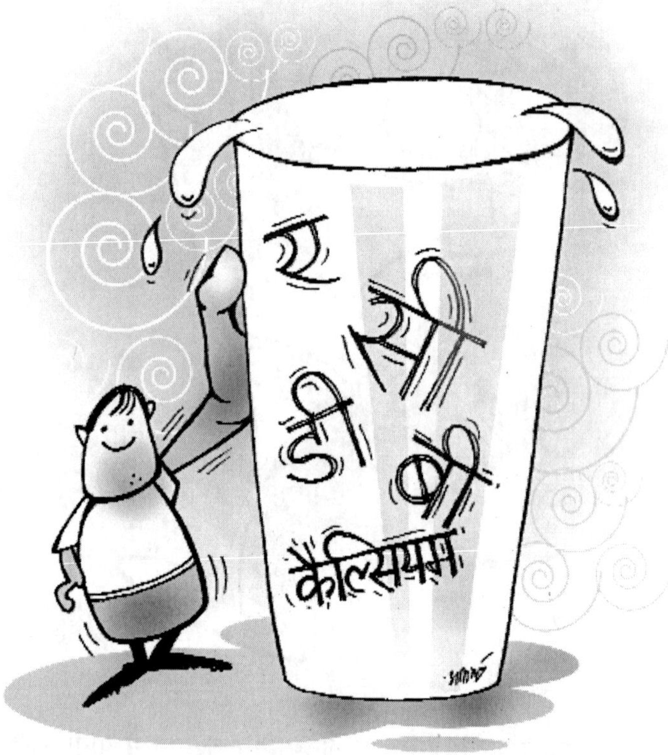


दूध प्रोटीन का बहुत अच्छा स्रोत है। यह विटामिन और खनिज भी देता है और इसमें शर्करा और वसा भी होती है। यह शरीर में विटामिन ए, सी, डी, और बी और कैल्सियम और फासफोरस की भरपाई करता है। बस, इसमें लौह तत्त्व की कमी होती है।

18

## क्या यह सच है कि दूध हर किसी को नहीं पचता?

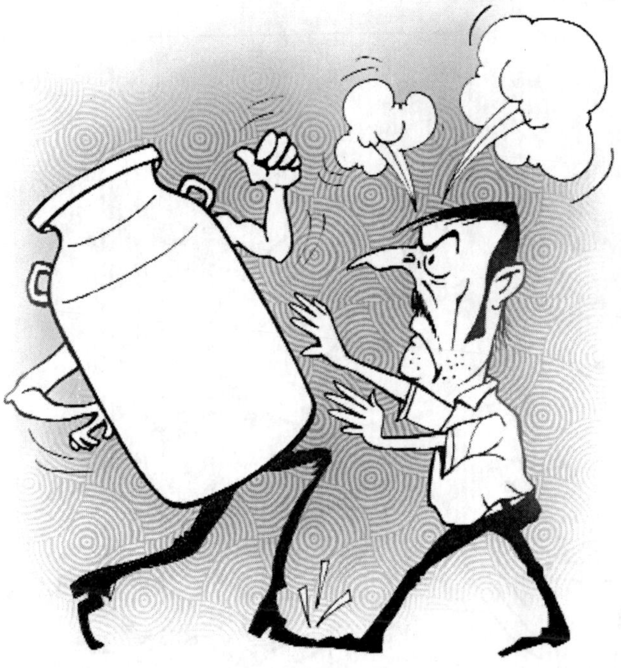

हां, लगभग 50 प्रतिशत एशियाई मूल के लोगों की आंतों में वह जरूरी एन्जाइम नहीं होता जो दूध शर्करा को पचाने के लिए जरूरी है। छोटी आंत की पाचक सतह में तैनात रहनेवाला यह एन्जाइम लैक्टेज है। इसकी कमी हो तो दूध और दूसरे डेयरी उत्पाद ग्रहण करने से कई परेशानियां खड़ी हो जाती हैं: पेट दर्द करने लगता है, गैस बनने लगती है, पेट अफर जाता है, बेचैनी होने लगती है और पेट चल भी सकता है।

19

## दूध हजम न होता हो तो यह कमी कैसे पूरी की जा सकती है?

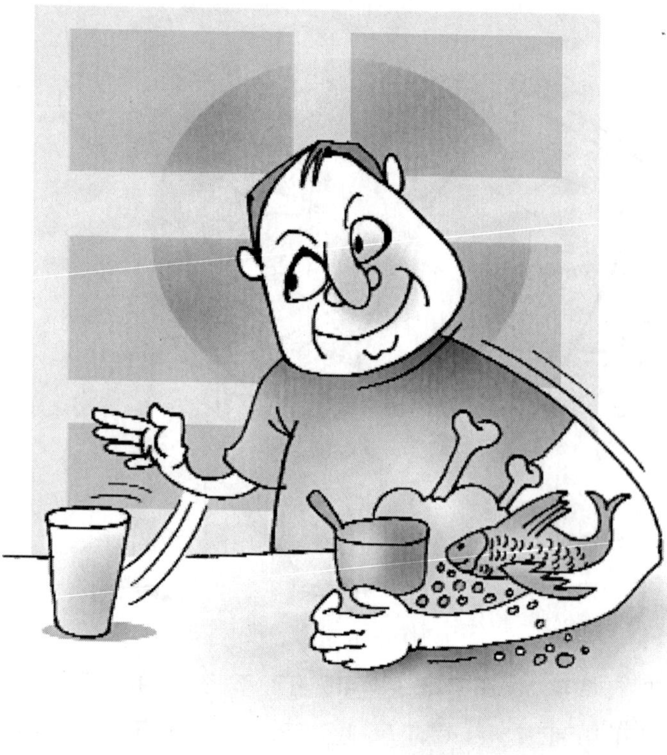

यह विकार होने पर सामान्य दूध की बजाय सोयाबीन का दूध ले सकते हैं। सामान्य दही लेने से भी कोई परेशानी नहीं होती। ये दोनों ही चीजें प्रोटीन, विटामिन और खनिज के अच्छे स्रोत हैं। दालों, अन्न, मछली, गोश्त और मुर्गे में भी शरीर की प्रोटीन की जरूरत पूरी करने की क्षमता होती है।

20

## कोलेस्टेरॉल शरीर के लिए किस-किस प्रकार से उपयोगी है?

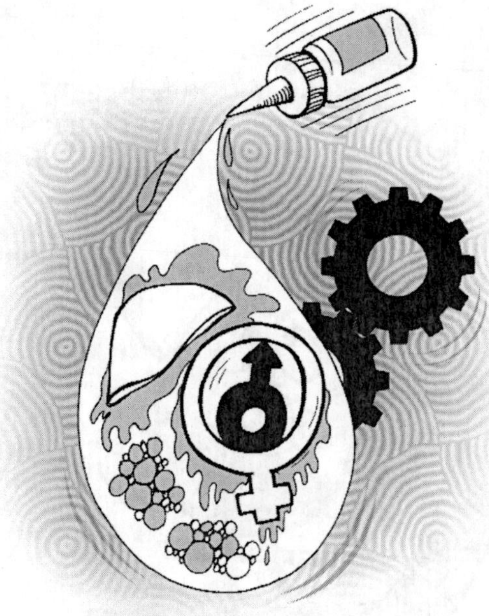

सच है कि खलनायक बना कोलेस्टेरॉल शरीर के लिए कई प्रकार से उपयोगी है। शरीर की रचना करनेवाली हर कोशिका की चारदीवारी (सैल मेंबरेन) की रचना इसके बगैर नहीं हो सकती। कोलेस्टेरॉल से बने माइलिन के आवरण से ही तंत्रिकाओं को इन्सुलेशन मिलती है। स्त्री-पुरुष में सेक्स हार्मोन और कार्टिसाल हार्मोन के निर्माण के लिए भी कोलेस्टेरॉल जरूरी है। यह जिगर में बनने वाले पाचक पित्त (बाइल जूस) का भी महत्त्वपूर्ण घटक है।

21

## रक्त जांच कराने पर कोलेस्टेरॉल की स्वस्थ सीमा क्या है?

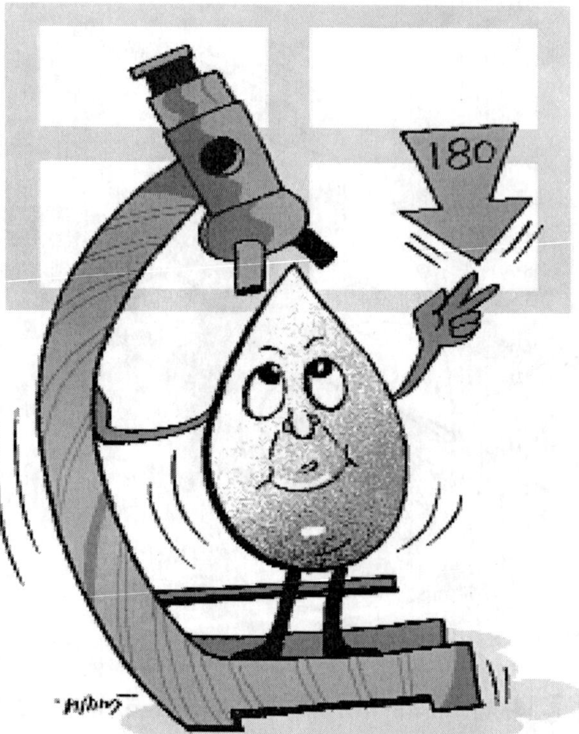


रक्त में कोलेस्टेरॉल का कुल स्तर 180 मिलीग्राम/डेसीलीटर या कम हो, तो उत्तम है। फिर यह जैसे-जैसे बढ़ता है, नुकसानदेह होता जाता है। 200 मिलीग्राम/डेसीलीटर से बढ़ कर 250 मिलीग्राम/ डेसीलीटर हो जाए, तो हृदय रोग का खतरा दुगुना हो जाता है।

22

## खून में ट्राइग्लीसराइड का स्तर घटाने के लिए क्या उपाय करने चाहिए?

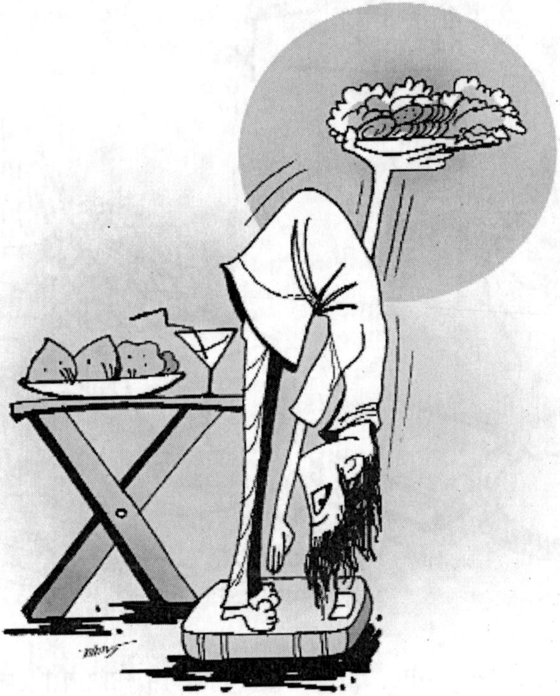

वजन घटाने की पूरजोर कोशिश करें। कम कैलोरी वाला भोजन खाएं और व्यायाम पर जोर रखें। मदिरा पर पाबंदी लगा दें। चाय-नाश्ते में नमकीन, समोसा, मट्ठी जैसे स्नैक्स लेने की आदत को तिलांजलि दे दें। दिन में किसी समय कुछ खाने का मन करे तो फल, कच्ची सब्जियों और सलाद पर जोर रखें। छह महीनों के भीतर ट्राइग्लीसराइड के स्तर में सुधार दिखने लगेगा।

## कैल्सियम किन-किन भोज्य पदार्थों में मिलता है?

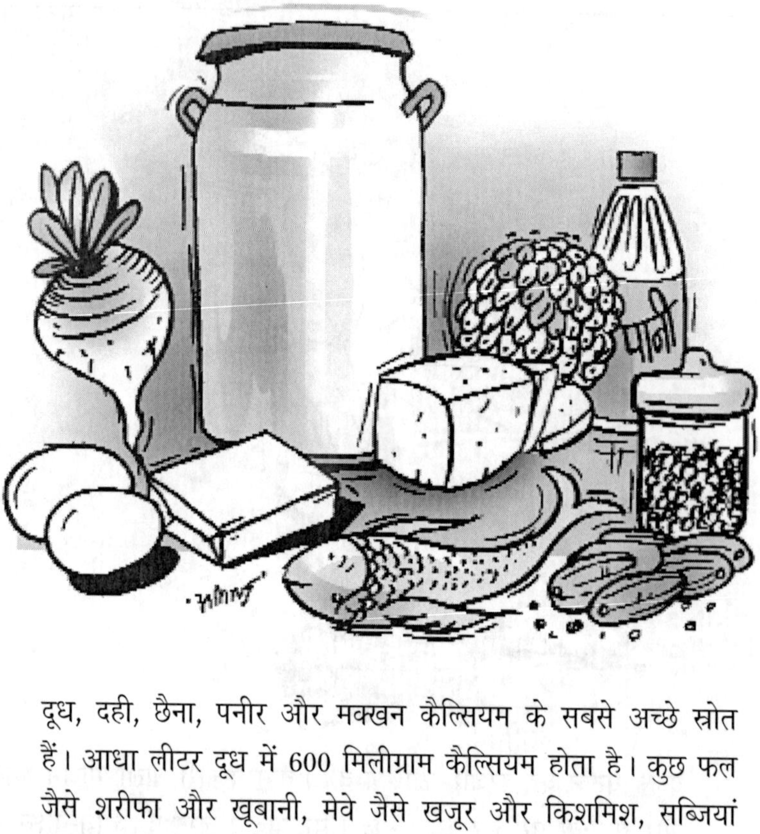


दूध, दही, छैना, पनीर और मक्खन कैल्सियम के सबसे अच्छे स्रोत हैं। आधा लीटर दूध में 600 मिलीग्राम कैल्सियम होता है। कुछ फल जैसे शरीफा और खूबानी, मेवे जैसे खजूर और किशमिश, सब्जियां जैसे शलजम और हरी सरसों, पीने का पानी और अनाज भी शाकाहारियों के लिए कैल्सियम के महत्त्वपूर्ण स्रोत हैं। किंतु मांसाहार से परहेज न हो तो अंडे, मछली, मुर्गे की टांग और बकरे की हड्डियां भी कैल्सियम पाने के उत्तम प्राकृतिक स्रोत हैं।

24

## विटामिन-ए किस-किस भोजन में मिलता है?

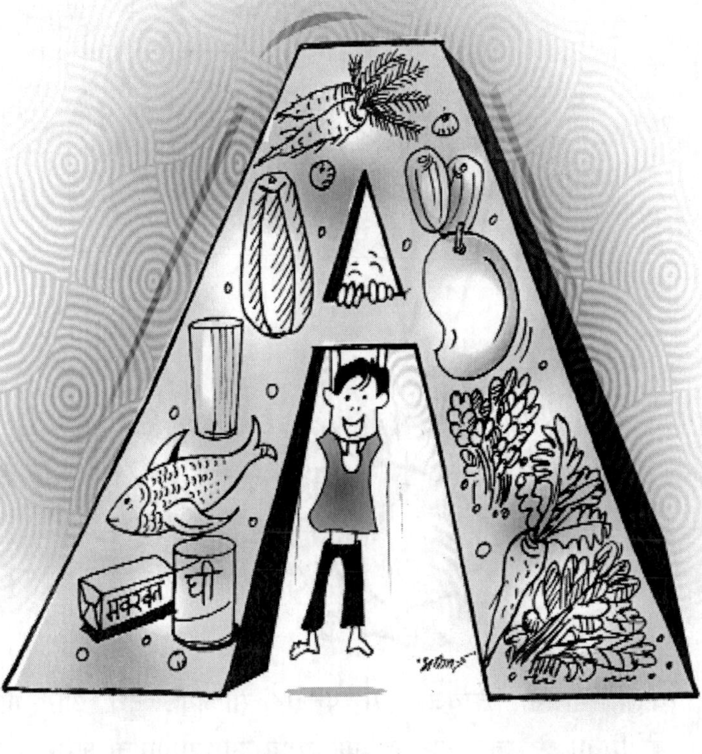


पीली सब्जियां जैसे सीताफल और गाजर, हरी सब्जियां जैसे बथुआ, पालक, चौलाई और मूली के पत्ते, धनिया, कुछ फल जैसे पपीते, आम और बेर, वनस्पति तेल, दूध, मक्खन, घी या अंडे और समुद्री मछलियों के यकृत विटामिन-ए के प्रमुख प्राकृतिक स्रोत हैं।

25

## पोटेसियम किन-किन चीजों में होता है? यह शरीर के किस काम आता है?

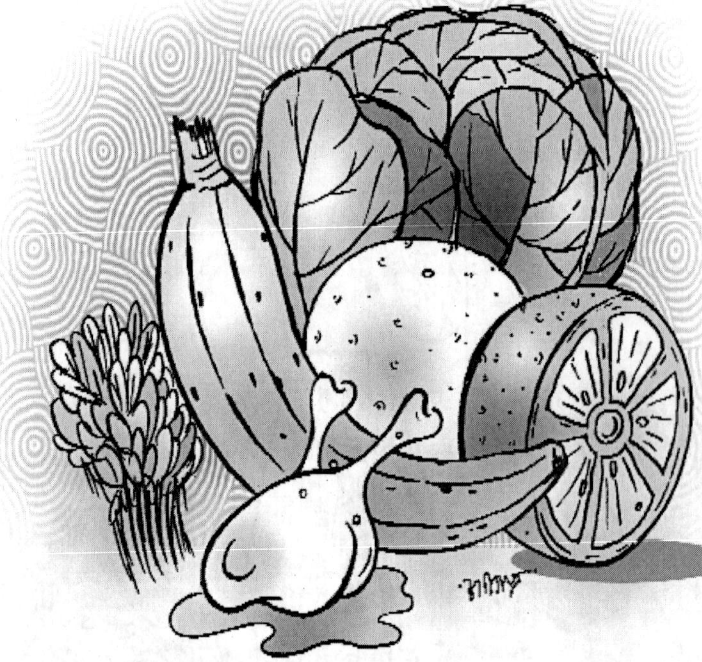

केला, मौसमी, तरबूज, हरी पत्तेदार सब्जियाँ, दूध और गोश्त पोटेसियम के उत्तम स्रोत हैं। पोटेसियम की उपयोगिता शरीर में कई प्रकार से है। यह शारीरिक द्रव्यों और ऊतकों के भीतर अम्ल-क्षारक संतुलन और द्रव संतुलन बनाए रखने में महत्त्वपूर्ण दायित्व पूरा करता है। उसका सामान्य स्तर पर बने रहना तंत्रिकाओं के सामान्य कामकाज के लिए भी जरूरी है।

26

## आयोडीन खानपान की किन-किन चीजों में होती है? यह शरीर में क्या काम करती है?

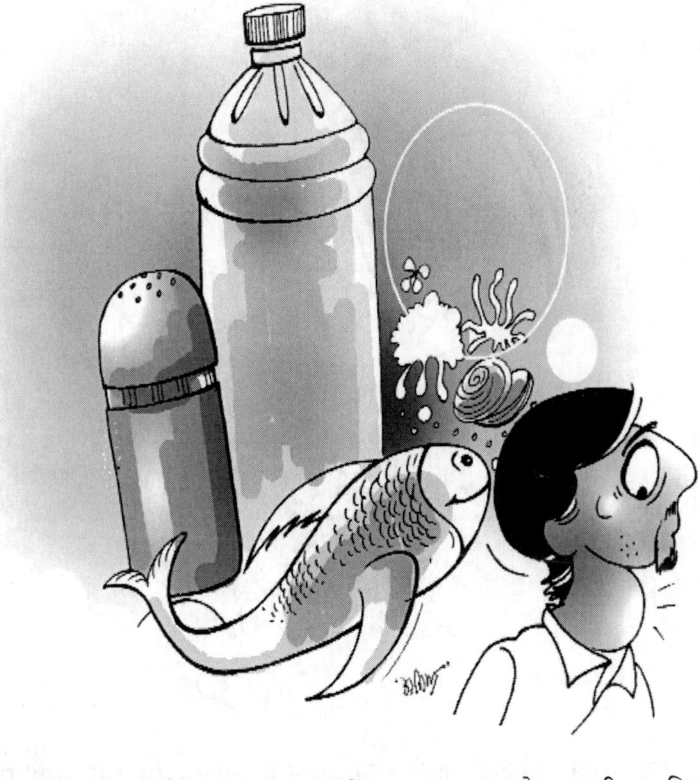

पीने का पानी, वनस्पतियां, आयोडाइज्ड नमक और समुद्री मछलियां आयोडीन के सबसे अच्छे प्राकृतिक स्रोत हैं। गलग्रंथि आयोडीन से ही थायराइड हार्मोन का निर्माण करती है। शरीर में आयोडीन की कमी होने पर गलगंड (घेंघा रोग, गॉयटर) हो जाता है।

27

## लौह तत्त्व (आयरन) की आपूर्ति के लिए क्या-क्या चीजें खानी चाहिए?

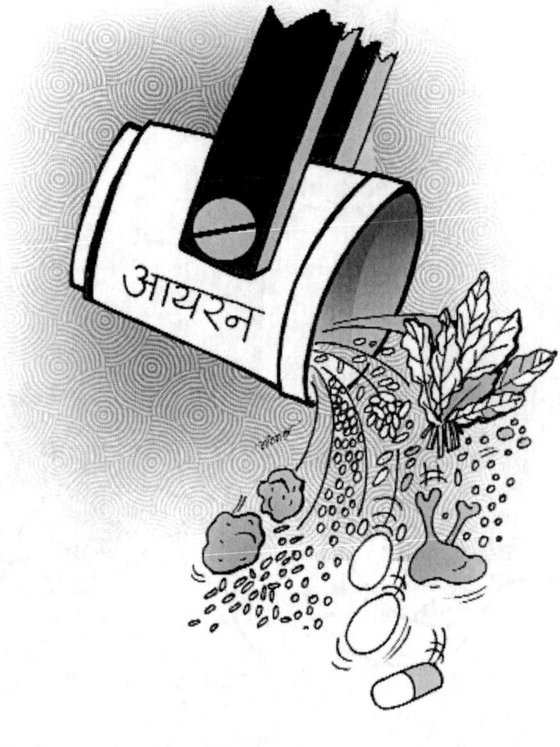


हरी पत्तेदार सब्जियाँ, दालें, अनाज, कुछ मसाले जैसे जीरा, अजवायन और धनिया, गुड़, गोश्त और अंडा लौह तत्त्व में धनी होते हैं। इनके सेवन से शरीर में लौह तत्त्व के भंडार सुरक्षित बने रहते हैं, लेकिन हीमोग्लोबिन अगर कम हो जाए तो डॉक्टर की सलाह से कुछ महीनों के लिए आयरन कैप्सूल लिए जा सकते हैं।

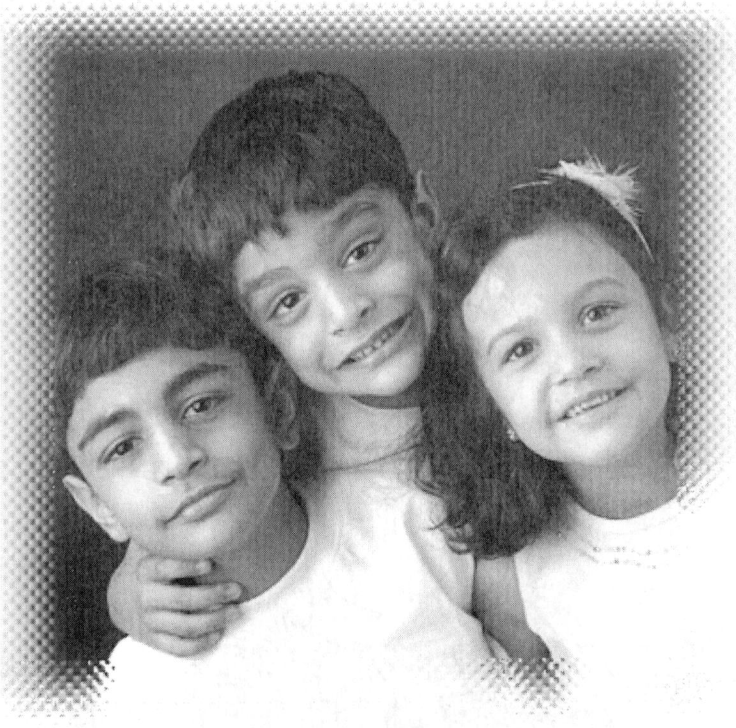

दूसरा खंड

# नटखट बचपन

28

## क्या मोटा-ताजा होने से बच्चा खूबसूरत दिखता है?

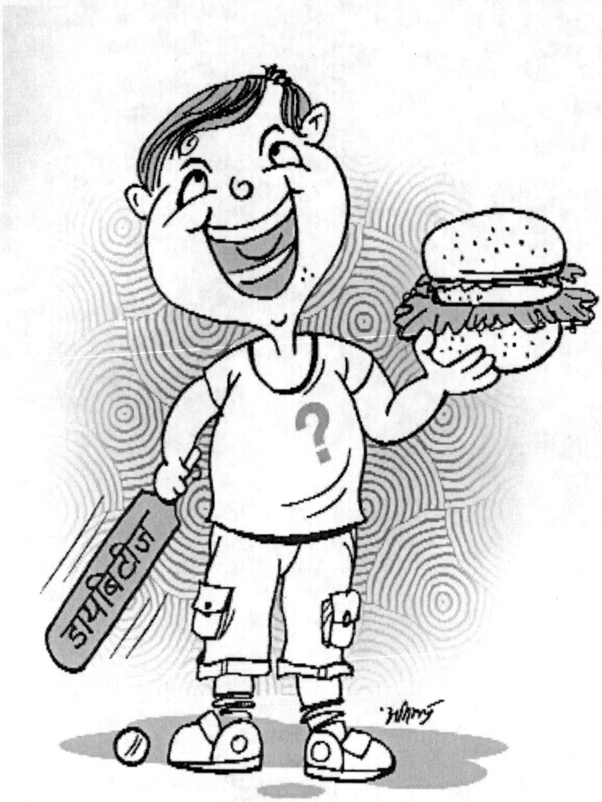


यह सोच बच्चों के लिए नुकसानदेह है। स्कूली बच्चों में हुए अध्ययनों से यह बात साफ है कि यह मोटापा बच्चे के स्वास्थ्य के लिए बहुत बुरा है। इससे बच्चे को कम उम्र में ही डायबिटीज और हाई ब्लड प्रेशर जैसे गंभीर रोग लग सकते हैं। छोटी उम्र में ही दिल का कोरोनरी धमनी रोग भी उपज सकता है।

29

## छोटे बच्चों को मालिश के बाद धूप में लिटाने से उनके स्वास्थ्य पर क्या असर पड़ता है?

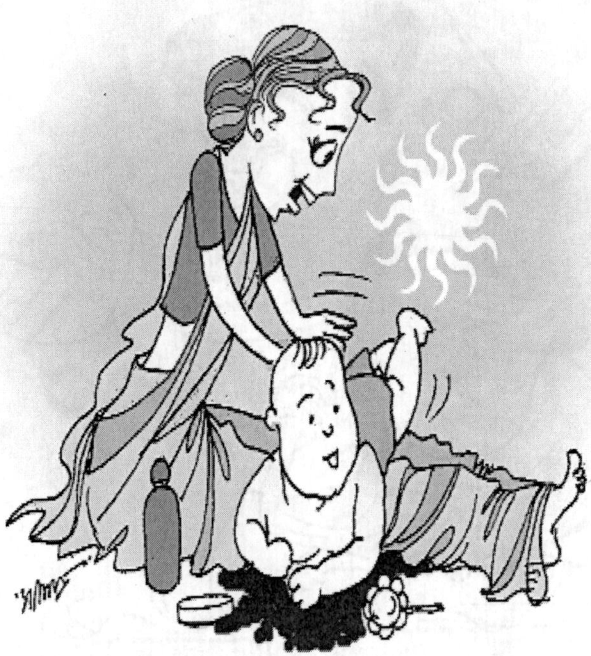

यह पुरानी भारतीय परम्परा बच्चों के लिए बहुत ही स्वास्थ्यवर्धक है। इससे उनके शरीर को विटामिन-डी मिलती है जिससे उनकी हड्डियां मजबूत बनती हैं। मालिश से पेशियां भी दुरुस्त रहती हैं। मां, दादी-नानी या बुआ-मासी के हाथों के स्पर्श से बच्चे के अंतर्मन में सुरक्षा भाव भी उत्पन्न होता है।

30

## क्या बच्चे के माथे को छूकर उसके तापमान का सही अनुमान लगाया जा सकता है?

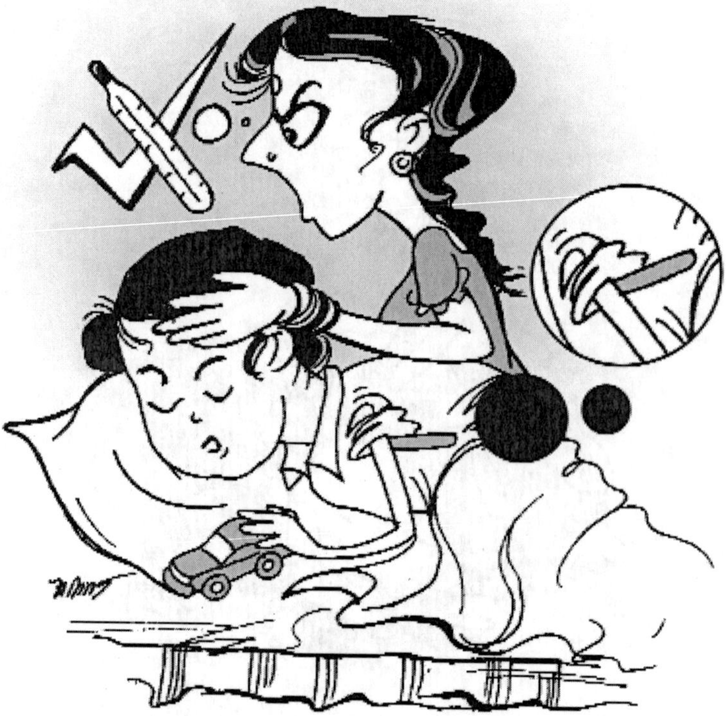

नहीं, बच्चे के माथे या जिस्म को छूकर शारीरिक तापमान का सही अनुमान नहीं लग पाता। ठीक यही है कि उसके मुंह या बगल में क्लीनिकल थर्मामीटर लगाकर उसके तापमान की जांच करें। गुदा में लगाने के लिए विशेष रेक्टल थर्मामीटर भी बनाए जाते हैं।

31

## नवजात बच्चे के लिए शुरू के महीनों में सबसे पौष्टिक आहार क्या है?

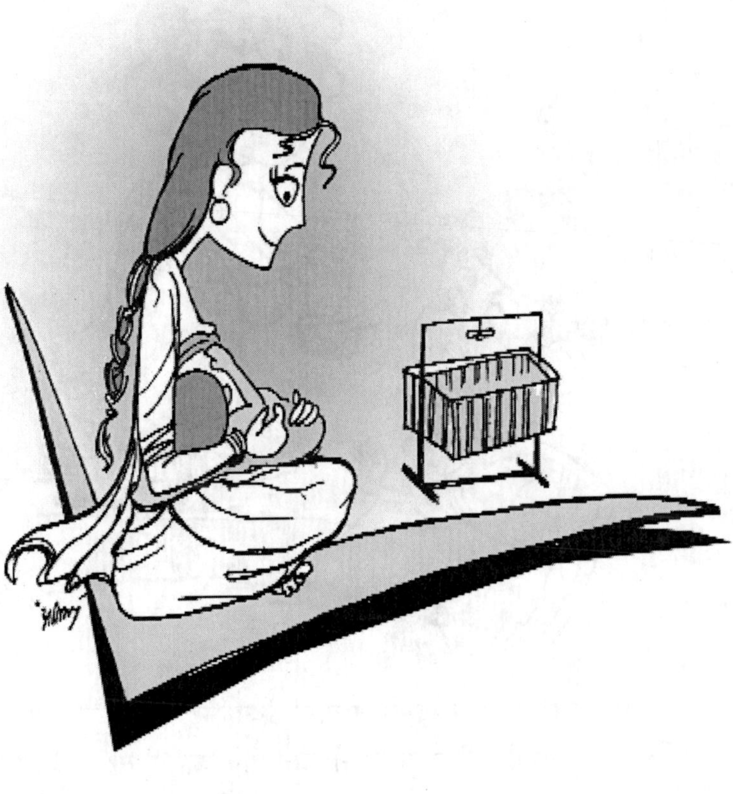

पहले छह महीनों में मां का दूध ही बच्चे के लिए सर्वश्रेष्ठ आहार है। छह महीने पूरे हो जाएं तभी बच्चे को पूरक आहार शुरू करना चाहिए।

32

## बच्चा खाने के मामले में बहुत परेशान करता हो तो क्या करना चाहिए?

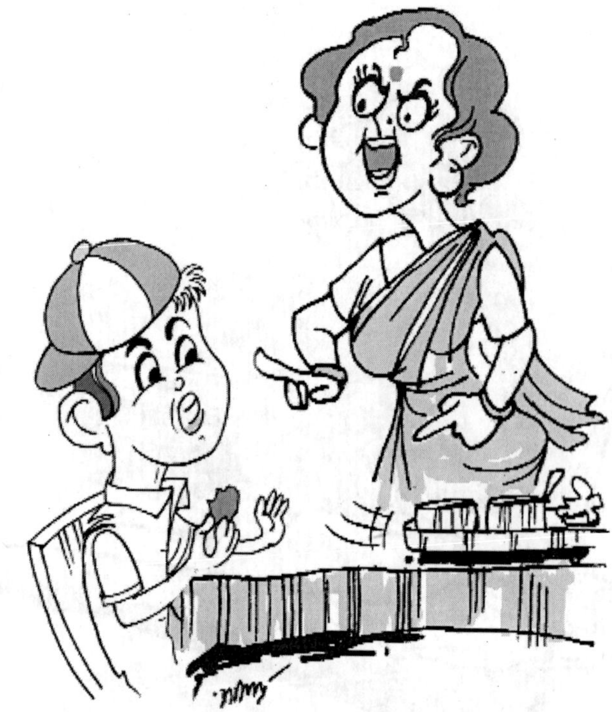

उस पर कत्तई जोर-जबरदस्ती न करें। ब्रेकफास्ट, लंच और डिनर के बीच उसे अधिक स्नैक्स या टिड-बिट्स खाने का अवसर न दें। ऐसी चीजें जो उसे पसंद न हों, उससे दूर रखें। भोजन का समय होने पर उसके मनपसंद व्यंजनों को आकर्षक रूप-आकार में तैयार कर उसकी थाली मे परोसें। जल्द ही परिवर्तन दिखने लगेगा।

33

## क्या डायरिया होने पर भी बच्चे को दूध दिया जाना चाहिए?

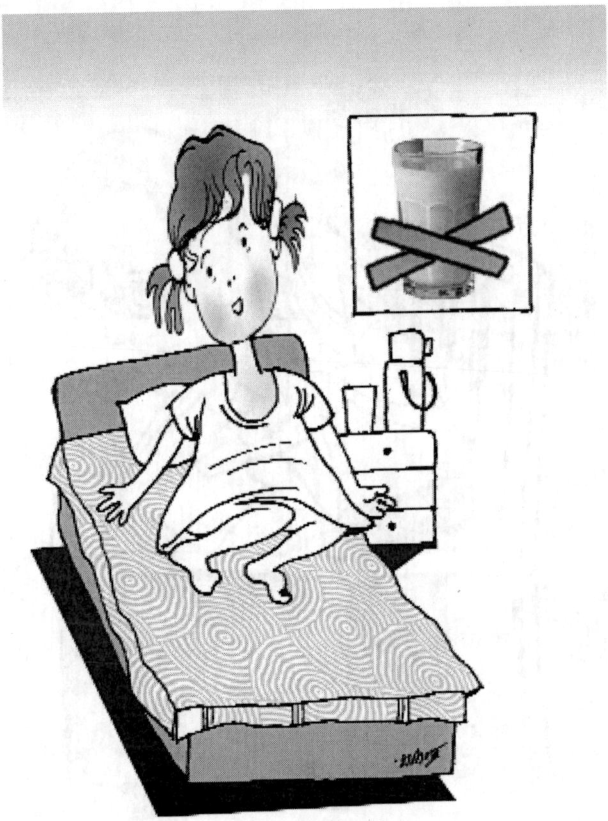

नहीं। डायरिया होने पर छोटी आंत में पाए जाने वाले एन्जाइम लैक्टेस की अस्थायी कमी आ जाती है। अतः बच्चे के लिए दूध पचा पाना मुश्किल हो जाता है। दूध पीने से उसका डायरिया बढ़ सकता है।

34

## बच्चे में डिसलैक्सिया होने पर क्या लक्षण नजर आते हैं?

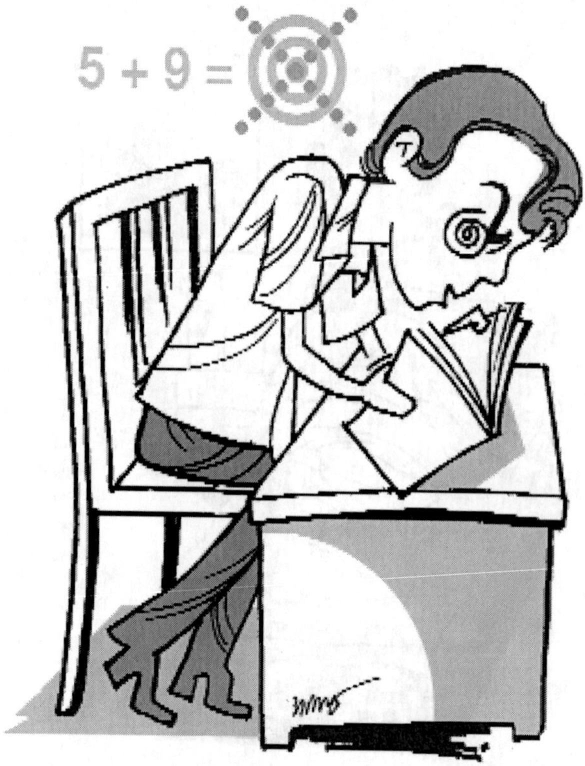


उसे पढ़ने, लिखने और गणित करने में दिक्कत होती है। दाएं और बाएं के बीच भेद करने में परेशानी होती है। उसका सुतंलन सामान्य नहीं होता और उसे खेलकूद तथा व्यायाम में भाग लेने में कठिनाई होती है।

35

## बच्चे के अंगूठे चूसने से उसकी सेहत पर क्या असर पड़ता है?

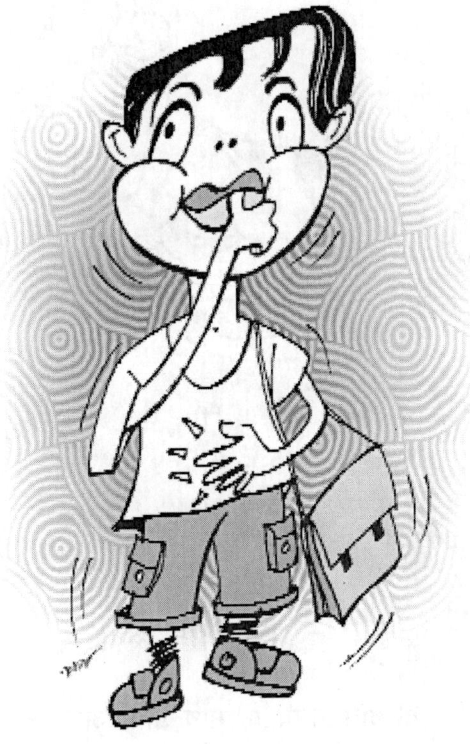

बच्चे में अंगूठा चूसने की आदत अगर पांचवीं सालगिरह के बाद भी बनी रहे तो उसके दांत ऊबड़-खाबड़ आने का अंदेशा रहता है। अंगूठा चूसने से सूक्ष्म रोगकारी जीव उसके पेट में पहुंच उधम भी मचा सकते हैं। पेट खराब हो सकता है, कै हो सकती है, दस्त लग सकते हैं।

**36**

## बच्चे का दूध का दांत हिलने लगे तो क्या उसे दांत के डॉक्टर के पास ले जाना चाहिए?

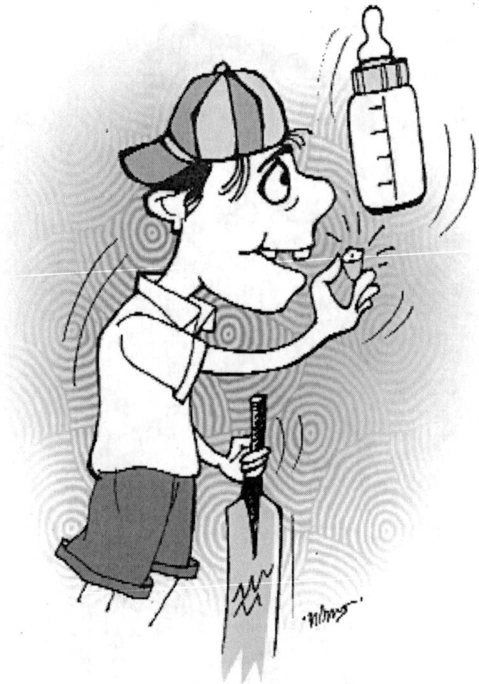

बच्चों में दूध के दांत समय के साथ प्रायः अपने से गिर जाते हैं। जबड़े में नीचे से आ रहा नया दांत जैसे-जैसे ऊपर आता है, दूध के दांत की जड़ें कमजोर होती जाती हैं और वह गिर जाता है। पर कभी-कभी दांत डबल भी हो जाते हैं। दूध के दांत के साथ-साथ नया पक्का दांत अपनी जगह पर न उगकर टेढ़ा निकल आता है। ऐसे में दूध के दांत को जल्द से जल्द निकलवा देना उचित है।

37

## दूध के दांत अगर टेढ़े आएं तो क्या उन्हें डेंटल सर्जरी से सीधा करवाना चाहिए?

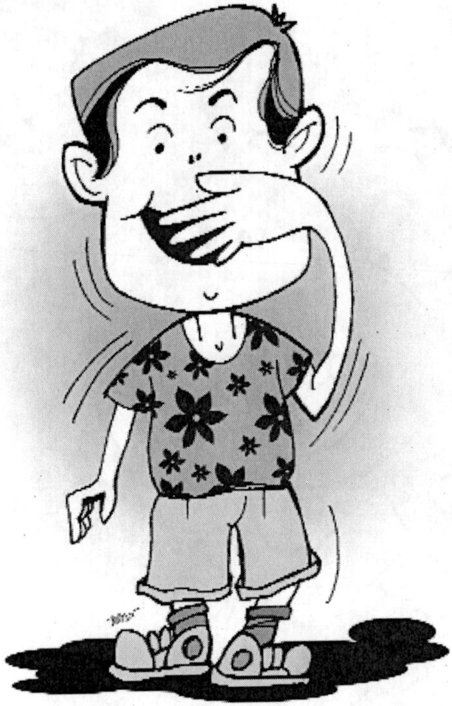

नहीं, ज्यादातर बच्चों में शारीरिक विकास के साथ-साथ जैसे-जैसे जबड़े का आकार बढ़ता है, वैसे-वैसे दांत अपनी सही जगह पर चले जाते हैं। इतना ही नहीं, होठ और जुबान का भी दांतों पर लगातार दबाव पड़ता रहता है जिससे ये धीरे-धीरे खिसक कर अपना सही स्थान पा लेते हैं।

38

## दूध के दांत में कीड़ा लगने पर क्या उसका इलाज जरूरी है?

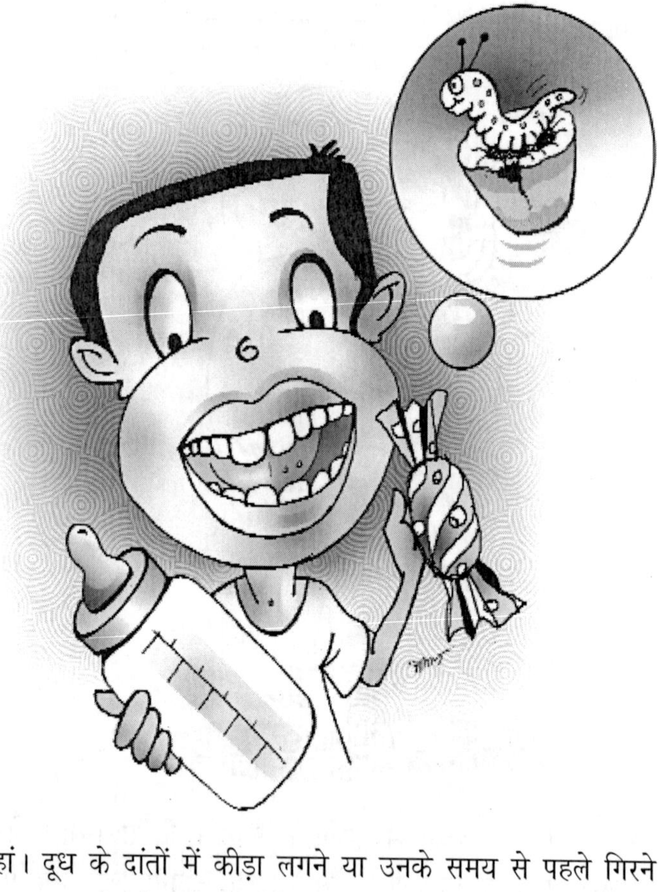

हां। दूध के दांतों में कीड़ा लगने या उनके समय से पहले गिरने से बच्चा अपने भोजन को ठीक से नहीं चबा पाता, जबड़े के स्वस्थ विकास में बाधा आ जाती है, नए दांत ठीक जगह नहीं उगते और संक्रमण दंतमज्जा से जबड़े की हड्डी में फैल सकता है।

39

## बच्चों में नजर की जांच किस उम्र में करवानी चाहिए?

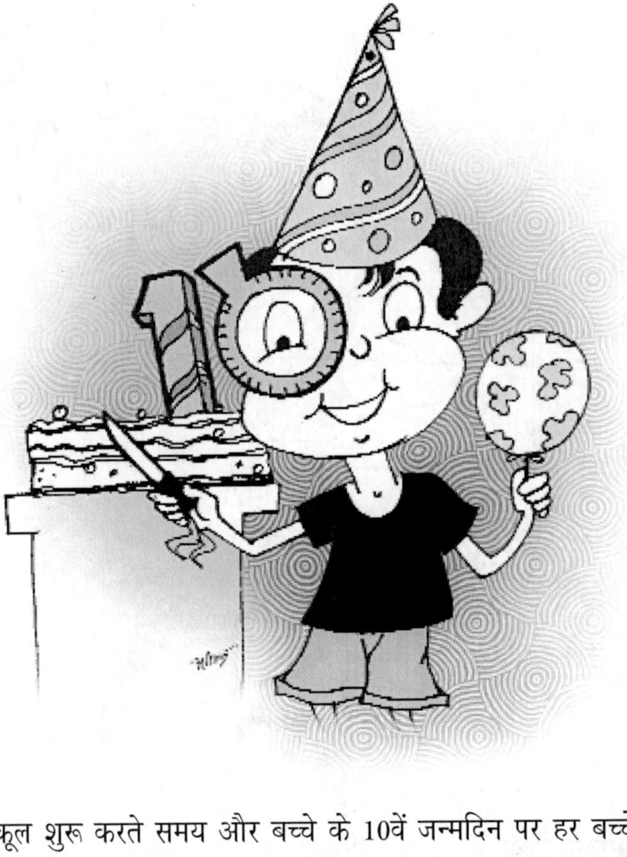

स्कूल शुरू करते समय और बच्चे के 10वें जन्मदिन पर हर बच्चे की नेत्र जाँच जरूर होनी चाहिए। उचित यही है कि यह बाल स्वास्थ्य जांच का अंग हो। यह व्यवस्था स्कूलों में की जानी चाहिए ताकि समय से बच्चे की नजर की कमजोरी का पता लग सके, उसे चश्मा दिया जा सके और उसके विकास में कहीं कोई व्यवधान न पैदा हो।

40

## कितने प्रतिशत स्कूली बच्चों की नजर कमजोर होती है?

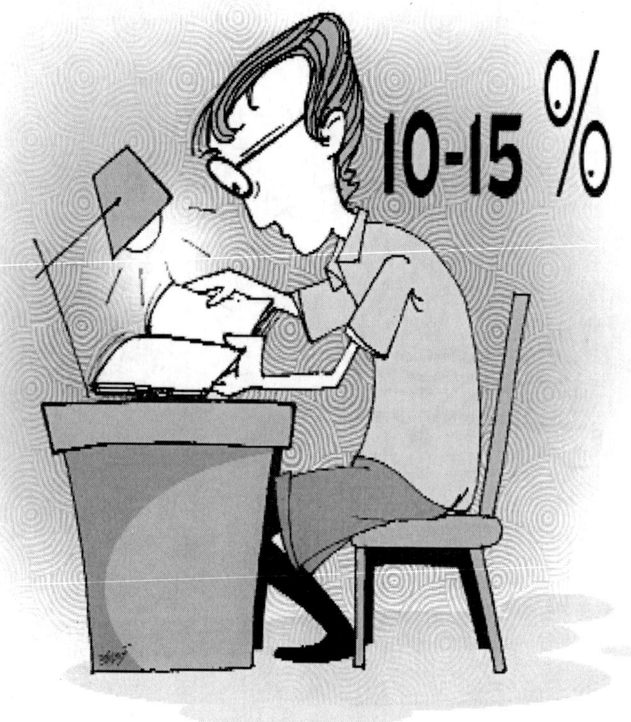


स्कूली बच्चों में 10-15 प्रतिशत बच्चों की नजर कमजोर होती है। दो-तिहाई को मायोपिया होता है, और उनकी दूर की नजर कमजोर होती है। बाकी में पास की नजर कमजोर होती है; या उन्हें ऐस्टिग्मेटिज़्म होता है, यानी आंख की फोकसीय प्रणाली असमतल होने से नजर धुंधली होती है।

41

## बच्चों में दूर की नजर कमजोर होने पर क्या-क्या परेशानियां होती हैं?

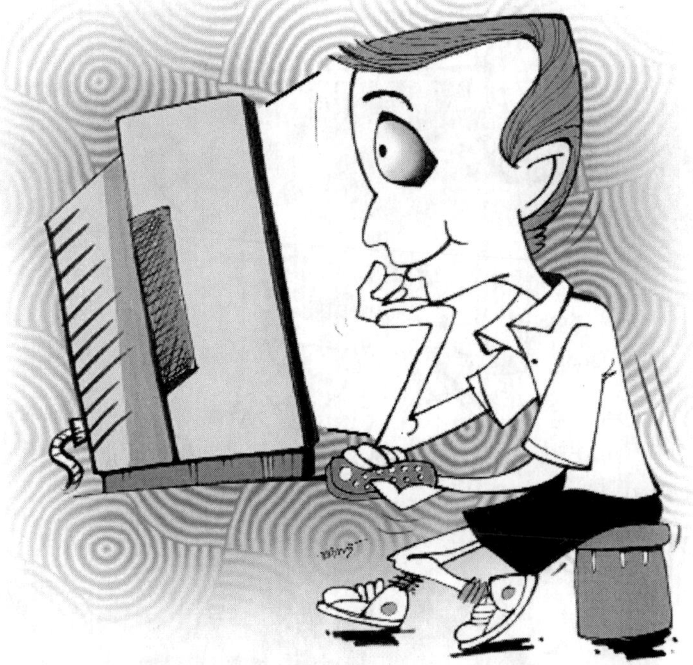

बच्चा कॉपी-किताब को बहुत पास से पढ़ता है। वह टेलीविजन देखते हुए उसके साथ सटकर बैठना पसंद करता है। क्लास में उसे ब्लैकबोर्ड साफ नहीं दिखाई देता। मैदान में खेले जानेवाले खेलों में उसकी दिलचस्पी कम होती जाती है। दूर की चीजें देखने के लिए उसे आंखें भींचनी पड़ती हैं। इसीलिए वह अधिक अंतर्मुखी हो जाता है।

42

## स्कूली बच्चों में चश्मे का नम्बर बढ़ने के पीछे दोष किसे जाता है? क्या पढ़ाई का जोर ही तो आंखों को कमजोर नहीं बनाता?

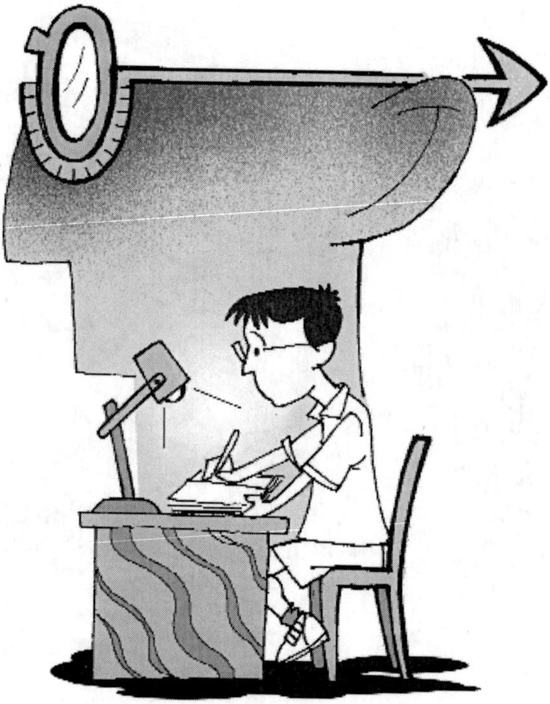

कत्तई नहीं। चश्मे का नम्बर बच्चे के पढ़ने से नहीं बढ़ता, बल्कि यह वृद्धि आंख की भीतरी लम्बाई बढ़ने से जुड़ी है। नेत्रव्यास की लम्बाई 18-20 साल की उम्र में शारीरिक विकास पूरा होने पर बढ़नी बंद हो जाती है। तभी से चश्मे का नम्बर बढ़ना भी बंद हो जाता है। बच्चे को चश्मा लगा हो तो उसे पढ़ने से कत्तई न रोकें।

43

## बच्चे की आंख का भेंगापन (स्क्वींट) दूर करने का ऑपरेशन किस उम्र में कराना चाहिए?

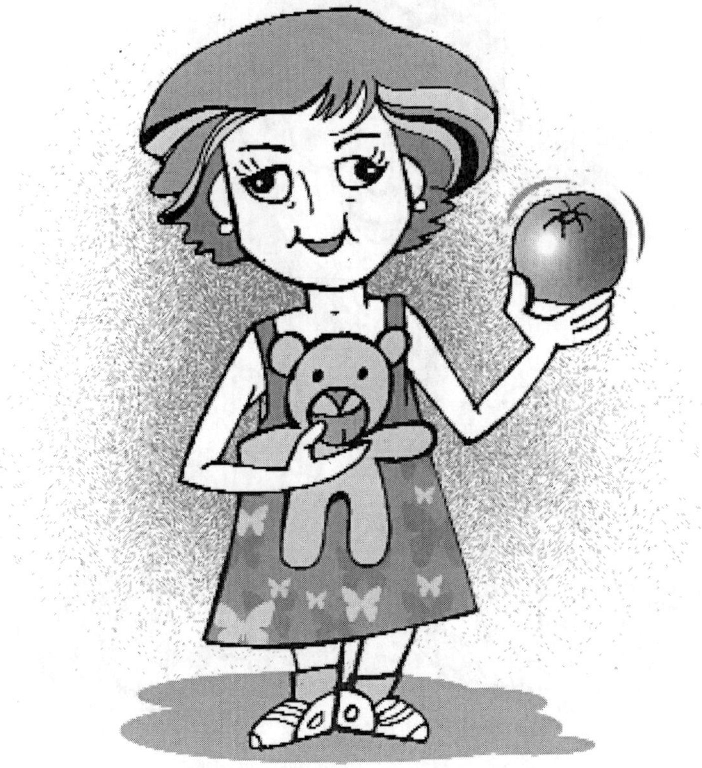

यह ऑपरेशन बचपन में ही हो जाने चाहिए। 5-7 साल की उम्र में ऑपरेशन होने पर नेत्रदृष्टि सामान्य होने की पूरी संभावना रहती है। यह उम्र पार हो जाए तो ऑपरेशन से कॉस्मेटिक सुधार ही हो पाता है, द्विनेत्रीय दृष्टि यानी बाइनोकुलर विजन नहीं मिल पाता।

44

## बच्चे की आंख से स्क्वींट मिटाने का क्या रास्ता है?

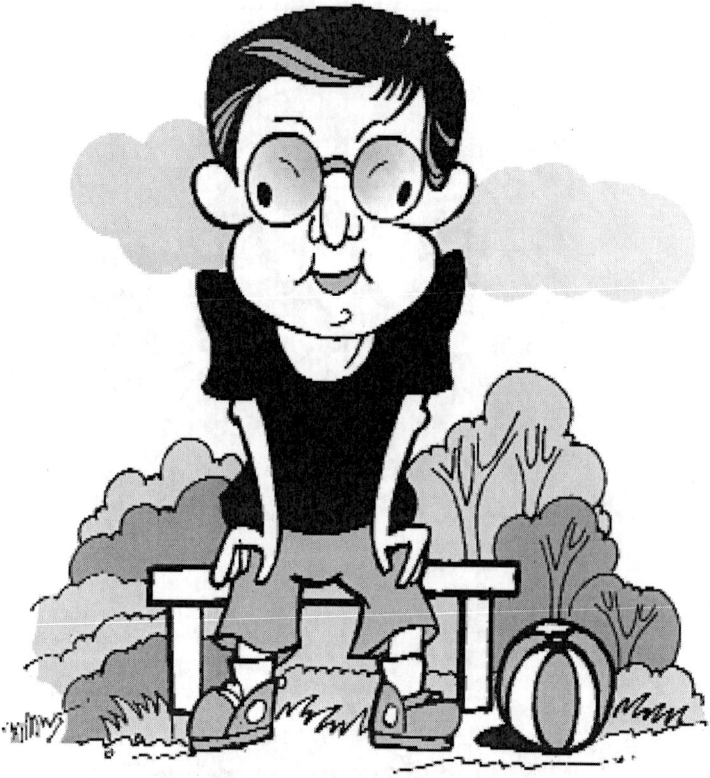

यह दोष पर निर्भर करता है। अगर बच्चे की आंख अंदर की ओर घूमती है तो 80-90 प्रतिशत संभावना यह है कि उसकी पास की नजर कमजोर है। छोटी उम्र में ही चश्मा लग जाए तो इसी से बच्चे की आंख ठीक हो सकती है।

45

## स्क्वींट के कारण बच्चे की आंख बाहर की ओर घूमती है तो उसका क्या इलाज है?

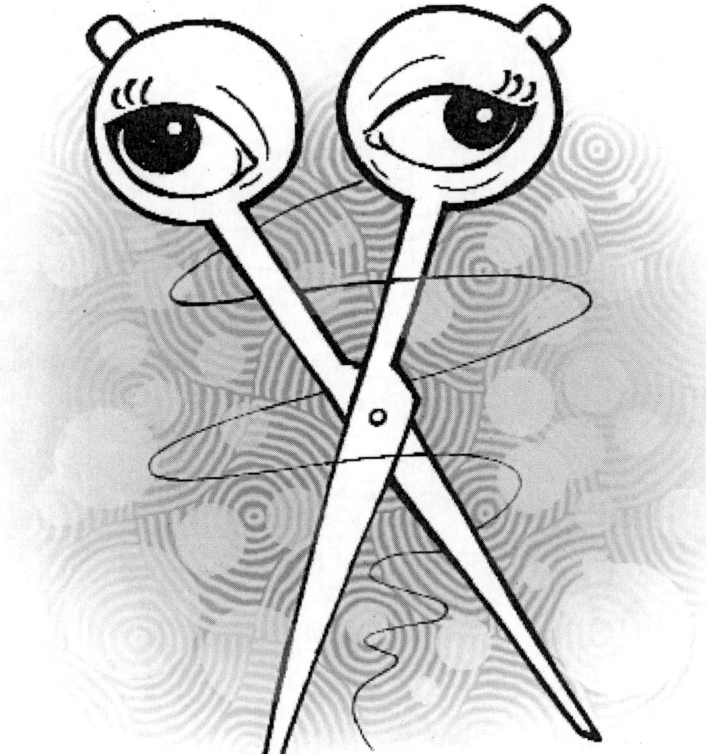

ऐसे में छुटपन में ही बच्चे की नेत्र जांच करवा लें। ज्यादातर मामलों में 5-6 साल की उम्र में नेत्र पेशियों के ऑपरेशन से बच्चे की आंख में अनिवार्य सुधार किया जा सकता है।

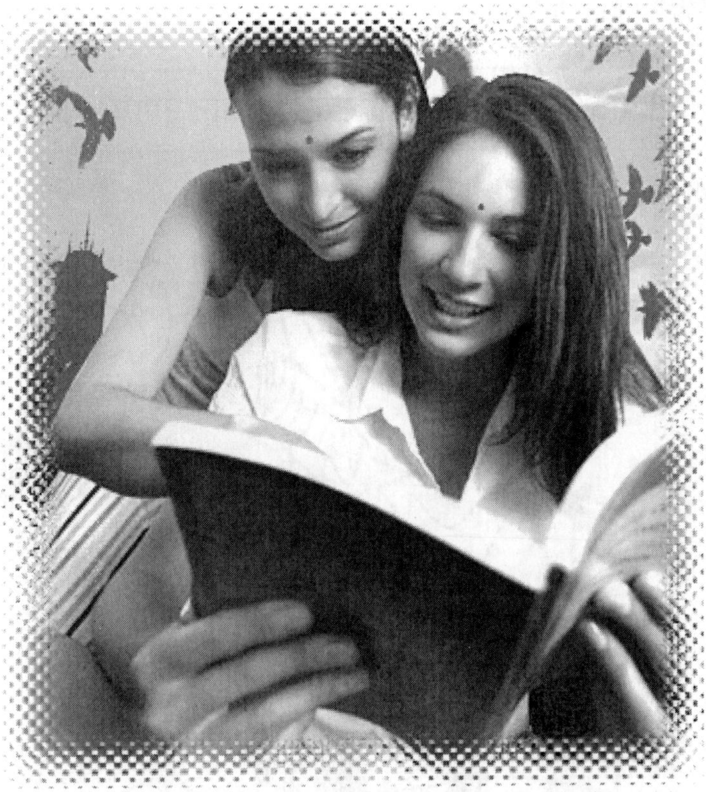

तीसरा खंड

# किशोर और युवा मन की उलझनें

46

## किसी पाठ को याद करने का सबसे आसान उपाय क्या है?

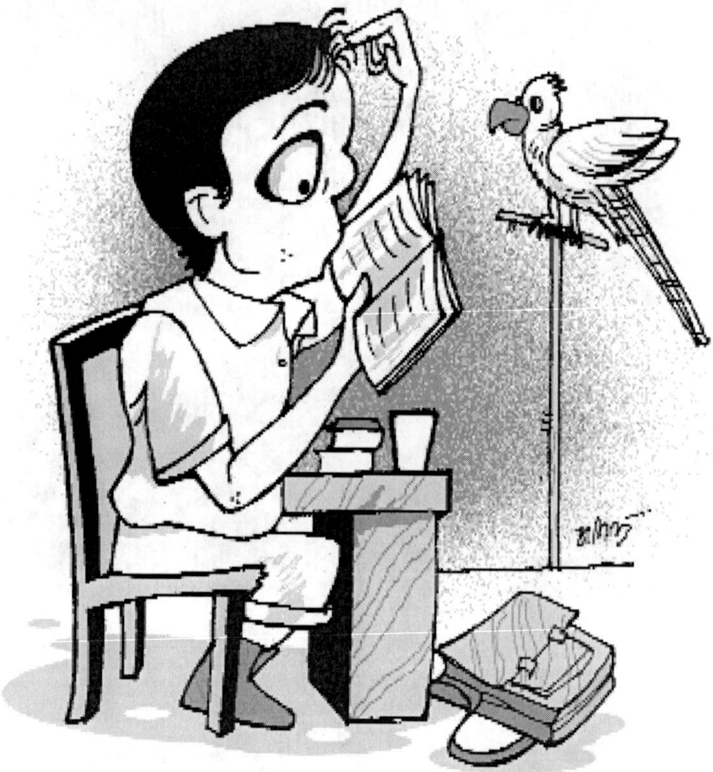

जो कुछ पढ़ें, उसे ठीक से समझें। रट्टा लगाना ठीक नहीं। पढ़ते समय पाठ में आने वाले खास-खास तथ्य पेंसिल से रेखांकित कर लें, कॉपी में नोट्स लिखें और 24 घंटों के भीतर पाठ के प्रमुख बिंदु एक बार दोहरा लें। हफ्ते भर बाद पूरा पाठ फिर एक बार देख लें। इससे यह पाठ लंबे समय तक स्मृति में अंकित रहेगा।

47

## लड़के-लड़कियों की लंबाई किस उम्र तक बढ़ती है?

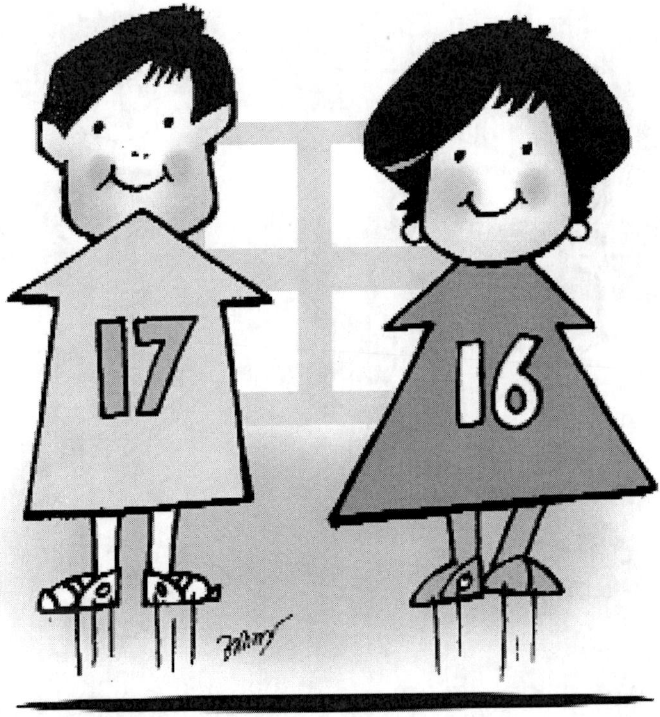


लंबाई बढ़ने की उम्र लड़के-लड़कियों में अलग-अलग होती है। जंघा और दूसरी हड्डियों के अधिवर्ध (वृद्धि-प्रेरक छोर) जब बंद हो जाते हैं तो लंबाई बढ़नी रुक जाती है। लड़कियों में यह परिवर्तन 16-17 साल की उम्र में और लड़कों में 17-18 साल की उम्र में अपने से आ जाता है। उसके बाद लंबाई बढ़ाने की लाख कोशिश कर लें, लाभ नहीं होता।

48

## लंबाई बढ़ाने के लिए युवा उम्र में क्या-क्या करना चाहिए?

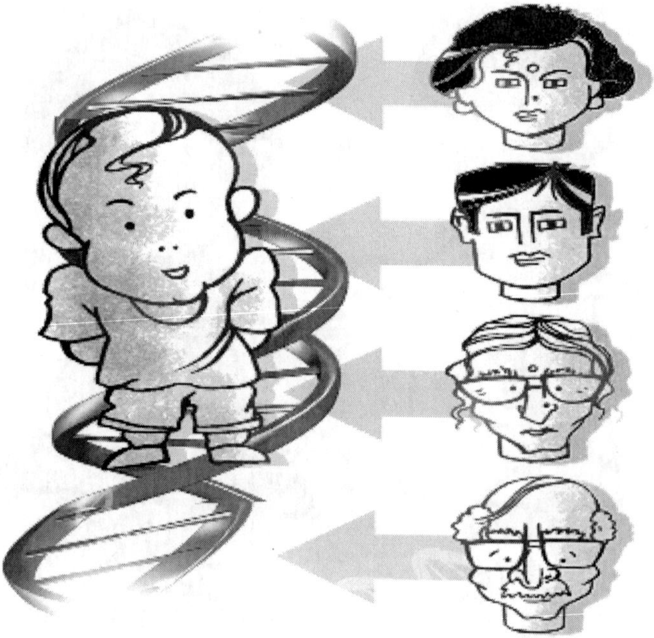

लंबाई का गणित जींस से जुड़ा है। माता-पिता, दादा-दादी, नाना-नानी और पूर्वजों में सभी छोटे कद के हैं तो राम ही भली करे! पर जेनेटिक कोड में जितना लंबा होना लिखा है, उतनी लंबाई पाने के लिए जरूरी है कि अपने स्वास्थ्य पर ध्यान दें, कोई रोग हो जाए तो उसका इलाज करवाएं, नित्य शारीरिक व्यायाम करें, पौष्टिक आहार लें और पूरी 7 घंटे की नींद लें। इन चीजों पर ध्यान देंगे तो पीयूष ग्रंथि से ग्रोथ हार्मोन का स्राव स्वस्थ मात्रा में होता रहेगा और लंबाई बढ़ने में कोई अड़चन नहीं होगी।

49

## क्या क्रासबार पर रोज लटकने से लंबाई बढ़ने में मदद मिलती है?

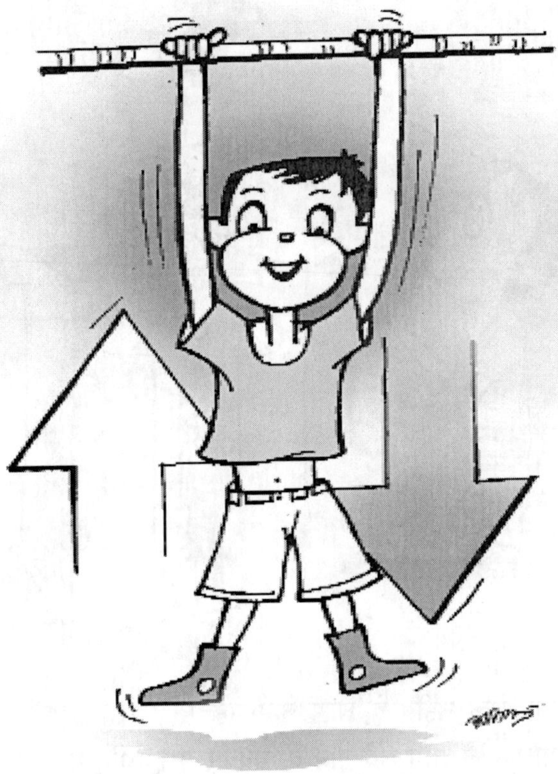

किशोर उम्र में नित्य व्यायाम करने का यह लाभ अवश्य है कि ग्रोथ हार्मोन थोड़ा अधिक मात्रा में स्रवित होता है। पर यह लाभ लेशमात्र ही होता है। क्रासबार पर लटकने से एक्सट्रा लंबाई नहीं बढ़ती। कोई भी मनचाहा व्यायाम उतना ही फलदायी है।

50

## विज्ञापित की जाने वाली लंबाई बढ़ाने वाली दवाओं का सच क्या है?

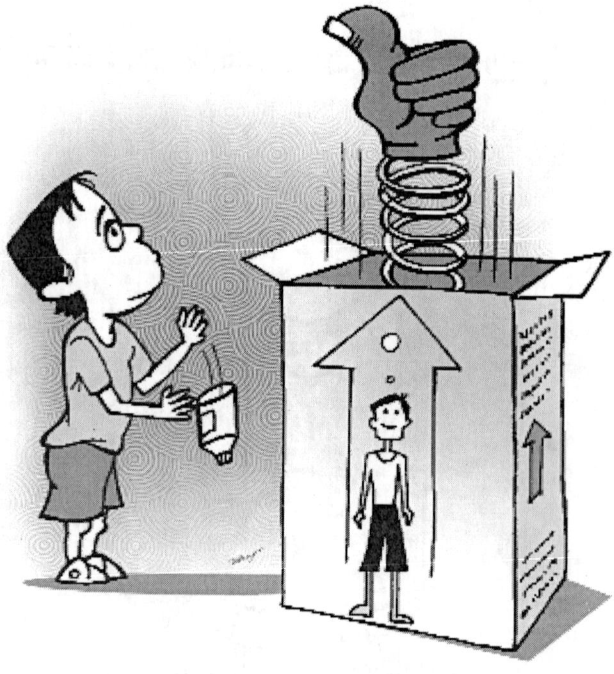

उन्हें लेना ठीक नहीं। ये लाभ नहीं पहुंचातीं, परंतु इसलिए बिकती हैं कि भोले-भाले लोग लंबे होने के चक्कर में इन विज्ञापनों पर मोहित हो जाते हैं। और जब लाभ नहीं पहुंचता तो थक-हार कर बैठ जाते हैं। कुछ युवाओं को इन दवाओं से शारीरिक समस्याएं होने की घटनाएं भी हुई हैं। अतः ऐसे विज्ञापनों पर कभी ध्यान नहीं देना चाहिए।

51

## क्या लंबे होने के लिए ग्रोथ हार्मोन के टीके लगवाना उचित है?

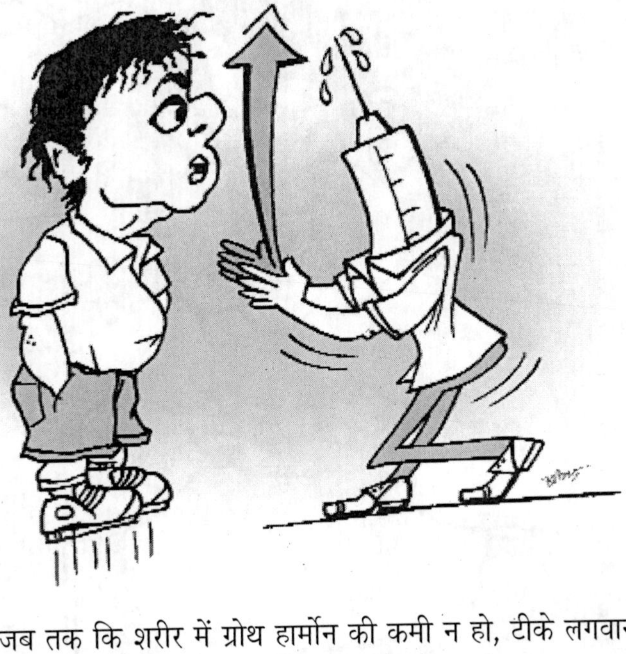

उहूं, जब तक कि शरीर में ग्रोथ हार्मोन की कमी न हो, टीके लगवाना गलत होगा। न सिर्फ ये टीके बहुत महंगे होते हैं, बल्कि इनके अनुचित प्रयोग से शरीर को गंभीर दुष्परिणाम भुगतने पड़ सकते हैं। पानी सर को पार कर सकता है और डायबिटीज भी हो सकती है। प्रभावशाली व्यक्तित्व के लिए लंबा होना कोई जरूरी नहीं, जरूरत अपने बोलचाल, पहनावे और भाव-भंगिमा पर ध्यान देने की है, अपने अंदर आत्मविश्वास और रचनात्मक दृष्टिकोण विकसित करने की है।

52

## क्या मोटे बच्चे अधिक लंबे होते हैं ?

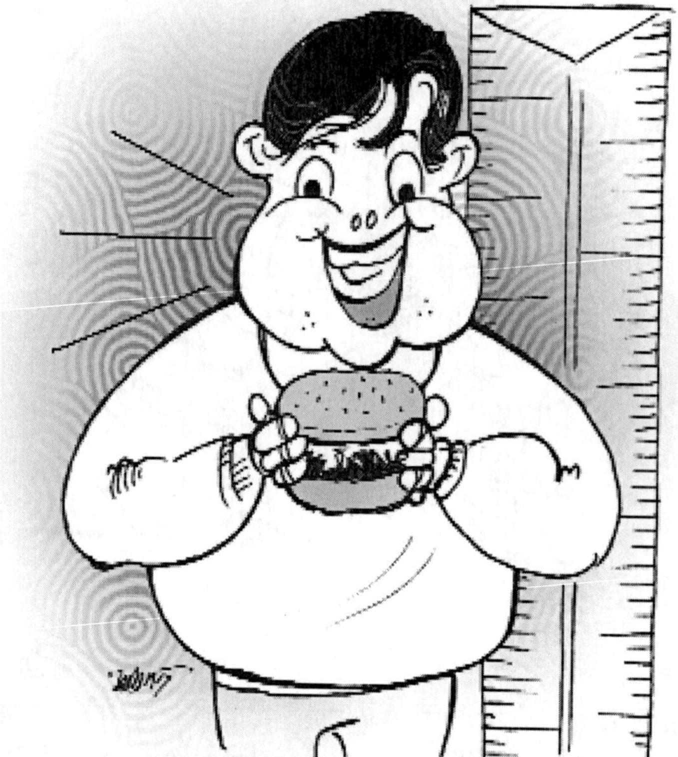

नहीं। शुरू में बेशक गोलमोल बच्चा अपने साथी बच्चों से अधिक लंबा दिख सकता है, पर सच्चाई यह है कि मोटे होने पर बच्चे की हड्डियों के बढ़ने वाले छोर कम उम्र में ही बढ़ने बंद हो जाते हैं। इससे उसके लंबे होने पर जल्द ताला लग जाता है।

53

## क्या अंडग्रंथियों का ऊपर-नीचे होना किसी गड़बड़ी का लक्षण है?

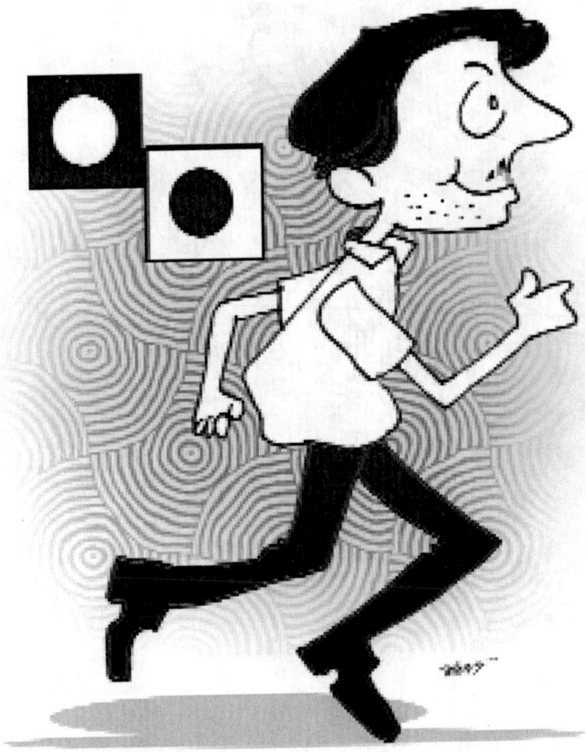

नहीं। प्रकृति ने पुरुष की अंडग्रंथियों को जान-बूझकर इस प्रकार रचाया-बिठाया है कि एक की तुलना में दूसरी जरा सी ऊपर रहे ताकि दौड़ते-भागते दोनों अंडग्रंथियां आपस में न टकराएं। इस असमानता को विकार के रूप में नहीं देखना चाहिए।

54

## क्या किशोरपन में युवकों के स्तन में वृद्धि होना सामान्य है?

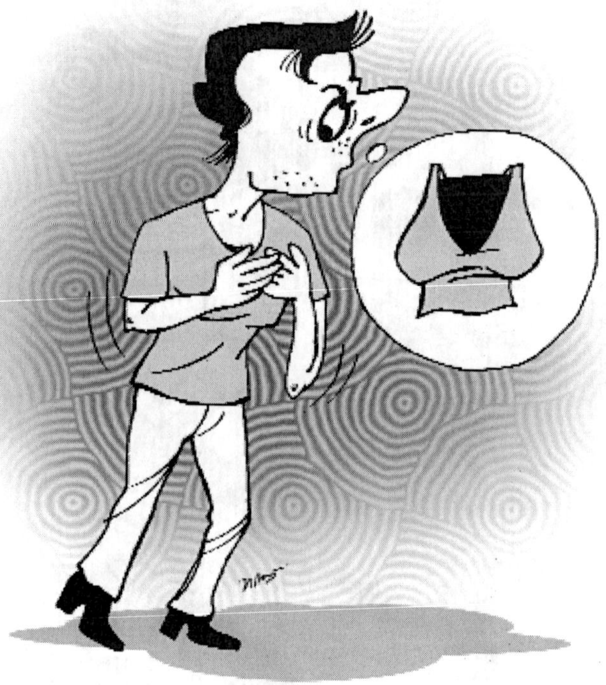

तारुण्य में यौन हार्मोन स्रवित होने से कुछ युवकों के वक्षस्थल में उभार आ जाता है। यह वृद्धि गाइनेकोमेस्टिया कहलाती है। अधिकतर युवकों में यह वृद्धि 15-16 साल की उम्र तक अपने से दूर हो जाती है। लेकिन यह उभार अगर 18-20 साल की उम्र तक भी बना रहे तो किसी सर्जन से सलाह लें। एक छोटे से ऑपरेशन से वक्षस्थल का स्वरूप सामान्य बनाया जा सकता है।

55

## क्या हस्तमैथुन स्वास्थ्य के लिए नुकसानदेह है?

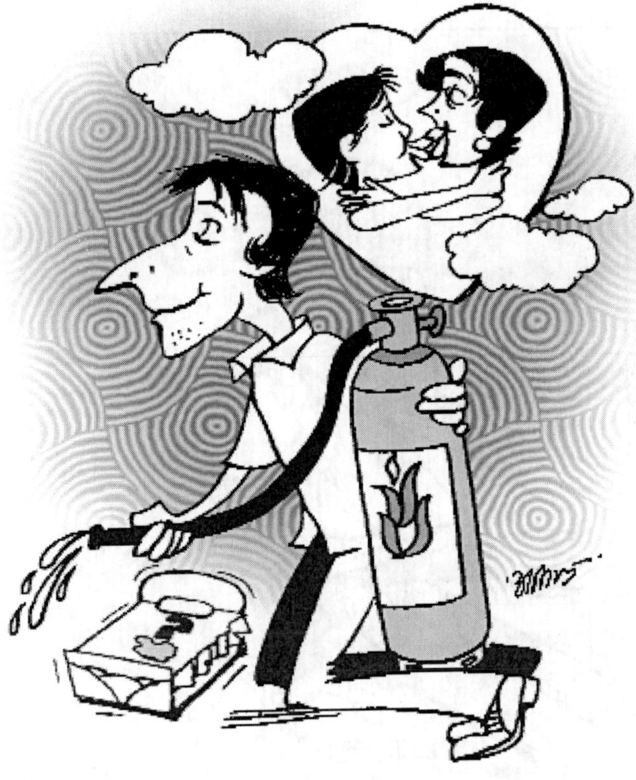

अगर कोई हड़बड़ी में अपराध बोध के साथ हस्तमैथुन करे तो उसे परेशानी उठानी पड़ सकती है, वरना हस्तमैथुन तो वयस्क यौन जीवन की पूर्व तैयारी है, कामेच्छा की पूर्ति का एक सुगम उपाय है, स्वास्थ्यकारी क्रिया है जिससे मर्यादा में रहकर भीतर उफन रहा ज्वार शांत किया जा सकता है।

**56**

## क्या स्वप्नदोष होने पर किसी डॉक्टर या वैद्य-हकीम से इलाज कराना चाहिए?

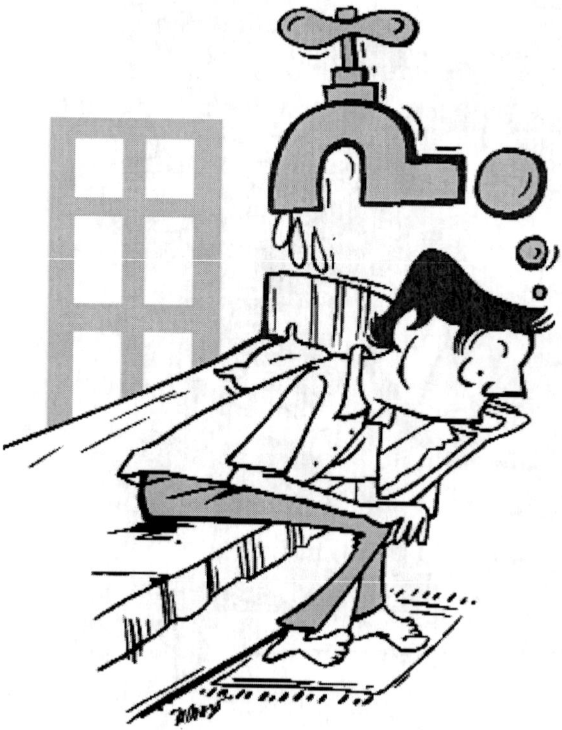

नहीं। यह विकार नहीं, सामान्य शारीरिक क्रिया है। तरुण से लेकर वृद्ध तक हर उम्र के पुरुष में स्वप्नदोष होता है। सच तो यह है कि इसे स्वप्नमैथुन कहना उचित होगा, चूंकि इसका जुड़ाव कामसंबंधी सपनों से होता है। यह कामेच्छाओं के निकास का कुदरती रास्ता है, इसे विकार का दर्जा देना ठीक नहीं।

57

## क्या यह सच है कि बचपन में मम्पस होने से पुरुष नामर्द हो जाता है?

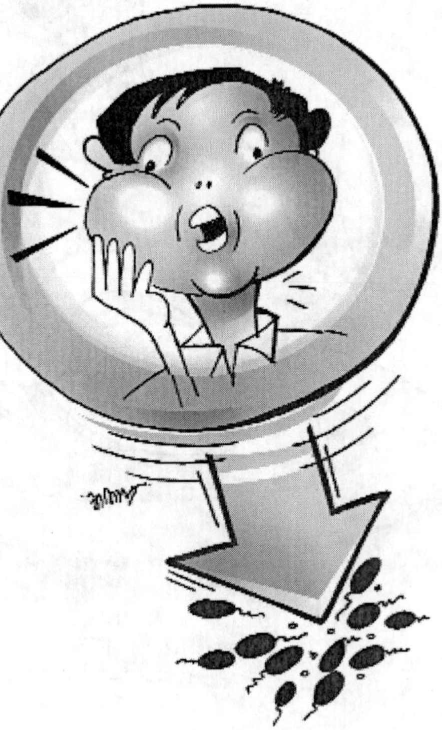

यह विपदा मम्पस के कुछ पुरुष रोगियों के ऊपर ही आती है। मम्पस के सिर्फ 3-17 प्रतिशत रोगियों में दोनों अंड ग्रंथियां में सूजन आती है। इनमें से भी आधे से कम रोगियों की अंडग्रंथियां स्थायी सिकुड़न से गुजरती हैं। सिर्फ इन्हीं पुरुषों के यौन-सामर्थ्य और प्रजनन क्षमता पर बुरा असर पड़ता है।

58

## कन्याओं में मासिक धर्म शुरू होने की सामान्य उम्र क्या है?

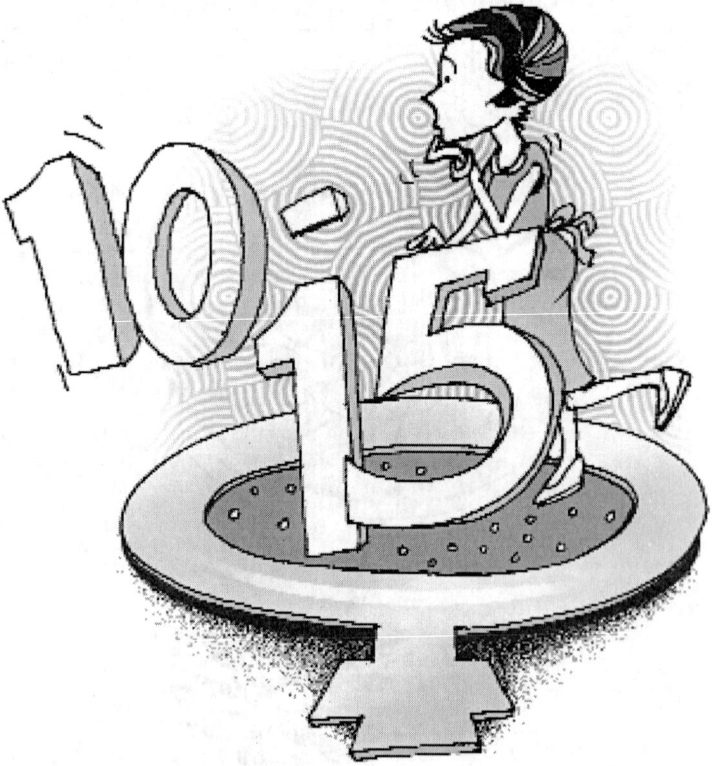


ज्यादातर भारतीय कन्याएं 10-15 साल की उम्र में रज से हो जाती हैं। यदि 15वें जन्मदिन तक शरीर में तरुणाई के परिवर्तन न नजर आएं तो मां या बड़ी बहन से बात कर डॉक्टर से परामर्श लेना चाहिए। शारीरिक जांच, अल्ट्रासाउंड, हार्मोन और जेनेटिक टेस्ट से स्थिति का सही आकलन किया जा सकता है।

59

## युवतियों में मासिक धर्म के समय कष्ट होने की समस्या कितनी आम है?

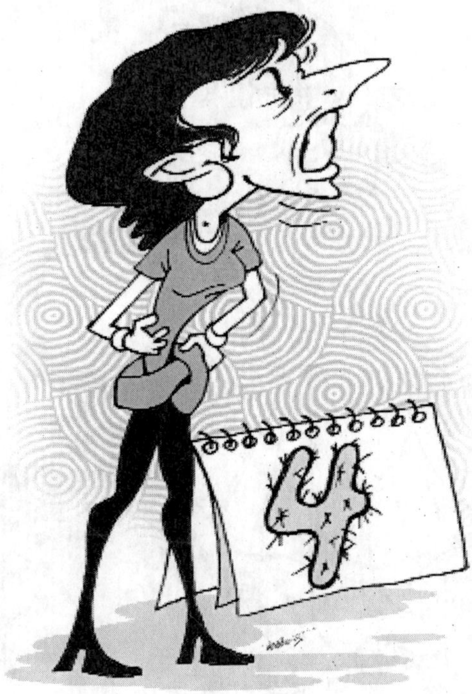

18 से 25 वर्ष के बीच की उम्र की 10 प्रतिशत युवतियां मासिक स्राव के पहले दिन पेट के निचले भाग और कमर में तेज दर्द अनुभव करती हैं। यह दर्द गर्भाशय की पेशियों में खिंचाव उत्पन्न होने के कारण पैदा होता है। यह दर्द विवाह के बाद और खासकर मां बनने पर अपने से धीरे-धीरे कम होता जाता है।

**60**

## लड़कियों में मासिक धर्म के दिनों में पेट में दर्द उठने का क्या मायने है?

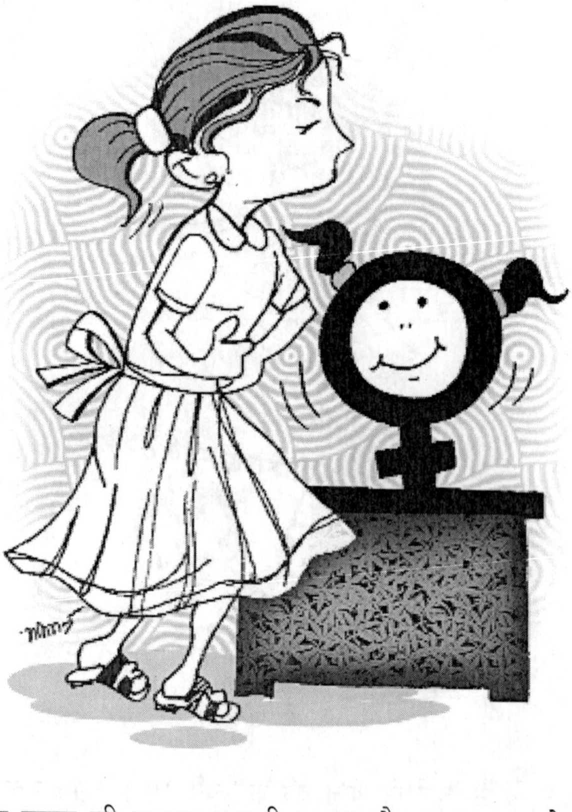

यही कि कन्या की प्रजनन प्रणाली स्वस्थ और सुचारु रूप से काम करने लगी है। उसकी डिंब-ग्रंथियों में हर महीने डिंब पकने लगा है और छूटने लगा है और अब उसमें गर्भधारण की क्षमता विकसित हो चुकी है।

**61**

## मासिक धर्म के दिनों में उठे पेट दर्द के समाधान के लिए क्या उपाय करने चाहिए?

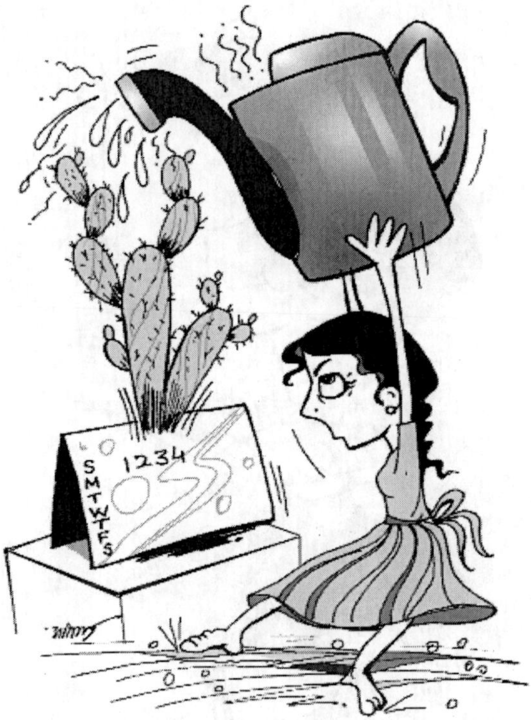


गुनगुने पानी में कटि-स्नान करें। संतुलित और पौष्टिक आहार लें। नियम से व्यायाम करें। कब्ज से बचकर रहें। दर्द से उबरने के लिए कोई सामान्य दर्द-निवारक दवा जैसे डायक्लोफेनेक, इब्यूप्रोफेन या मेफटल स्पास की गोली ले लें। अधिक कष्ट हो तो दवा की गोली दिन में 2 से 3 मर्तबा लेने से आराम मिलता है।

62

## लड़कियों को रूबेला का टीका लगना क्यों जरूरी है?

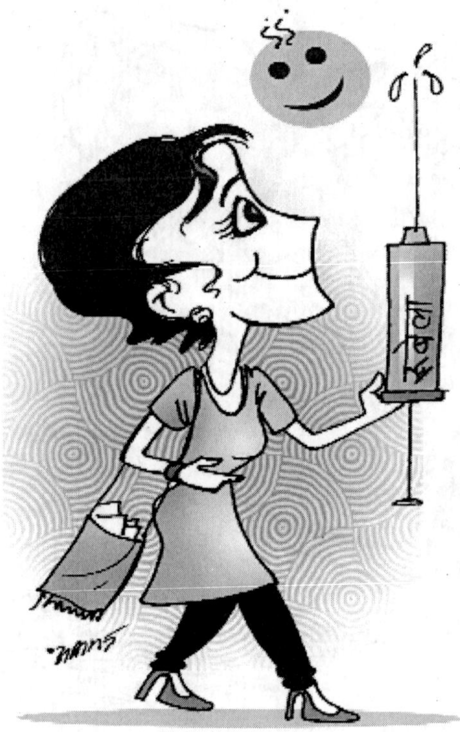

रूबेला वायरस से उपजने वाला खसरा जैसा रोग है। बचपन में इसका टीका लग जाए तो रोग होने का जोखिम खत्म हो जाता है। जिन लड़कियों को टीका नहीं लगा होता, उन्हें विवाह के बाद गर्भ से होने पर अगर रूबेला घेर ले तो बच्चे में बहुत से जन्मजात विकार उत्पन्न हो जाते हैं।

63

## क्या किसी दवा, क्रीम या व्यायाम से स्तन उन्नत किए जा सकते हैं?

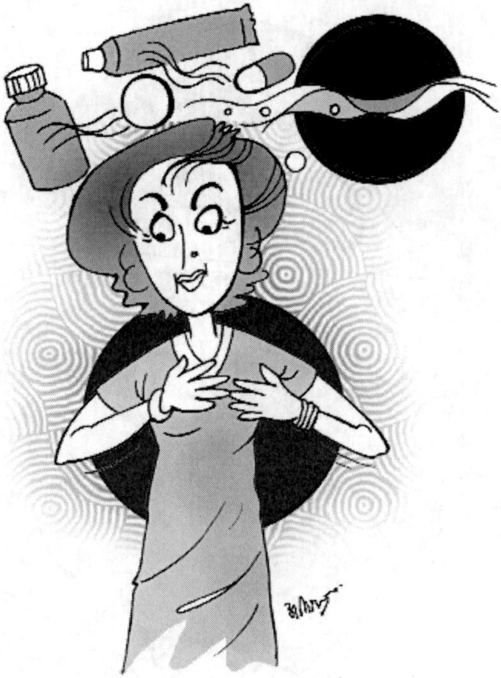

नहीं। दवा कंपनियों के तमाम विज्ञापनों के बावजूद कोई क्रीम या दवा वक्ष का आकार बढ़ा पाने में कामयाब नहीं है। व्यायाम से भी वक्ष का साइज नहीं बढ़ सकता, चूंकि स्तन किसी प्रकार की पेशियों से नहीं बल्कि दुग्ध ग्रंथियों और वसा से बने हुए हैं। हां, नित्य व्यायाम से छवि को आकर्षक अवश्य बनाया जा सकता है।

64

## तारुण्य में स्तन अगर बहुत भारी हो जाएं तो क्या उपाय किया जा सकता है?

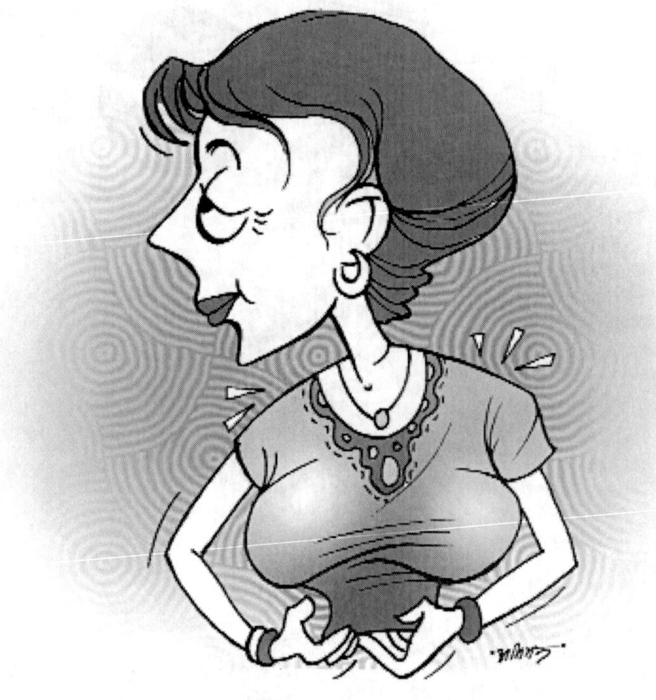

अगर उभार बहुत असामान्य है तो वक्ष का आकार रिडक्शन मेमोप्लास्टी ऑपरेशन से सुघड़ रूप में ढाला जा सकता है। यह सर्जरी मात्र शारीरिक सौंदर्य की पूर्ति के लिए नहीं, बल्कि स्वास्थ्य की दृष्टि से भी उपयोगी है। लापरवाही बरतने से कंधों पर जोर पड़ता है। वक्ष के नीचे के भाग में त्वचा के छिजने का भी डर रहता है।

65

## क्या चुंबन से एड्स पैदा करने वाला वायरस दूसरे व्यक्ति में जा सकता है?

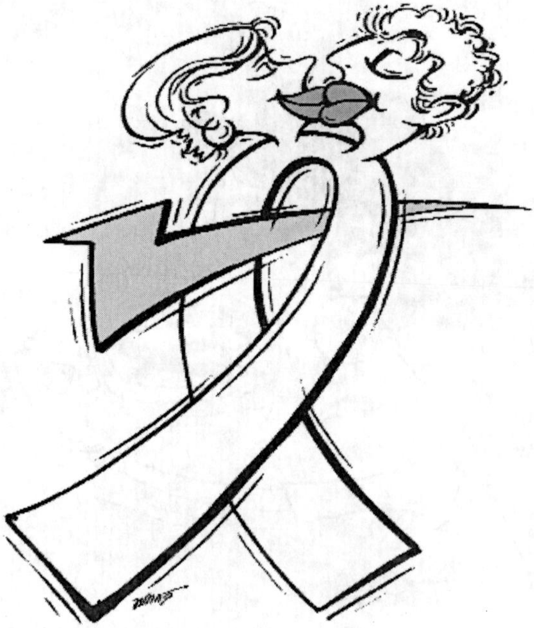

यह जोखिम न के बराबर होता है। पहली बात तो यह कि लार में वायरस-रोधी तत्त्व मौजूद होते हैं जो वायरस को चबाने का दमखम रखते हैं; दूसरी यह कि लार में वायरस की संख्या बहुत कम होती है। इसीलिए संक्रमण का खतरा न के बराबर होता है। पर किसी एचआईवी संक्रमित व्यक्ति के मुंह में जख्म हो और वह चुंबन के समय दूसरे का होठ काट ले तो हयूमन इम्यूनोडेफिशियंसी वायरस दूसरे में जा सकता है।

66

## क्या ओरल सेक्स से एड्स का रोग हो सकता है?

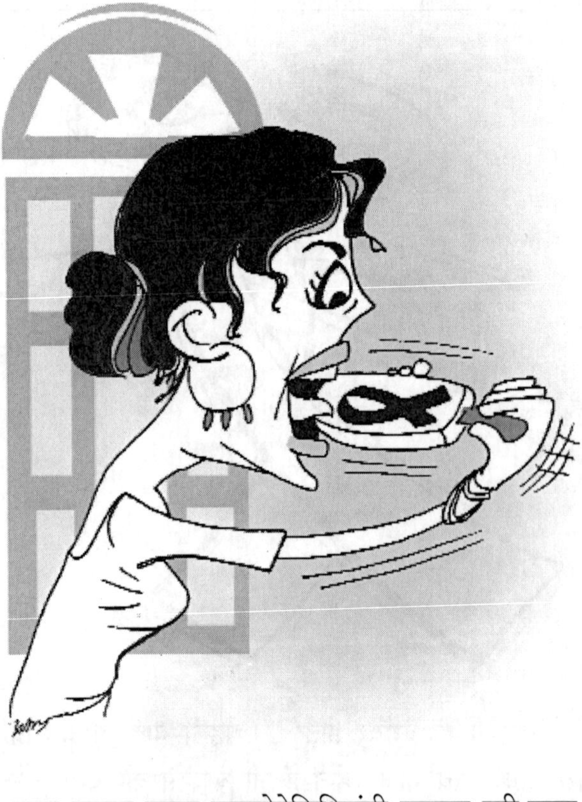

हां, एड्स कारक ह्यूमन इम्यूनोडेफिशियंसी वायरस स्त्री-पुरुष के बीच मुख मैथुन से भी आ-जा सकता है। यह वायरस एचआईवी संक्रमित पुरुषों के वीर्य रस और एचआईवी संक्रमित स्त्रियों के योनि स्राव और गर्भाशयग्रीवा के कोशिकीय नमूनों में मौजूद होता है और मुख मैथुन के समय यौनसाथी के शरीर में दाखिला पा सकता है।

67

## क्या मच्छर के काटने से एचआईवी संक्रमण हो सकता है?

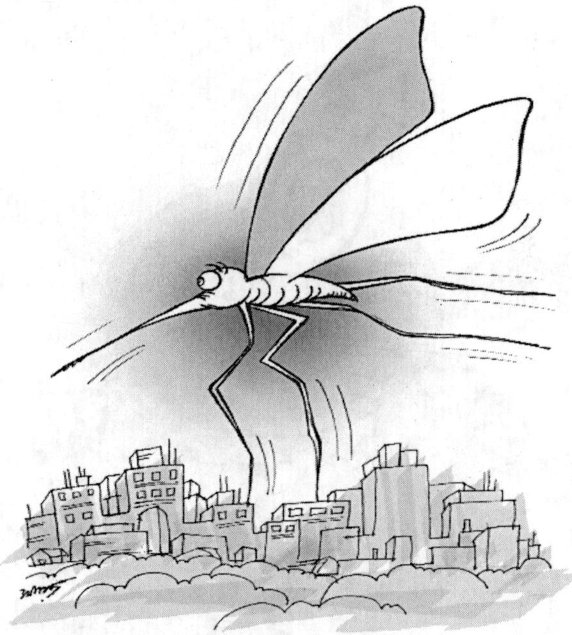

नहीं। खुदा-न-खास्ता मच्छर किसी एचआईवी पॉजीटिव व्यक्ति को काट भी ले, तब भी उसकी लार ग्रंथि में ह्यूमन इम्यूनोडेफिशियंसी वायरस इतनी बड़ी संख्या में नहीं पहुंचते कि मच्छर एचआईवी को दूसरों में फैला सके। यह सचमुच मनुष्य जाति की खुशकिस्मती है कि एचआईवी इतना बहुबल विषाणु नहीं है कि कम गिनती में भी चढ़ाई कर लेता। प्रकृति ने यहां विराम लगाकर मनुष्य जाति के साथ रहमदिली की है, वरना तो एचआईवी एड्स कभी का मानव आबादी पर हावी हो चुका होता।

68

## क्या वीर्यपात से पहले पुरुष के अलग हो जाने से बगैर गर्भनिरोध भी काम चल सकता है?

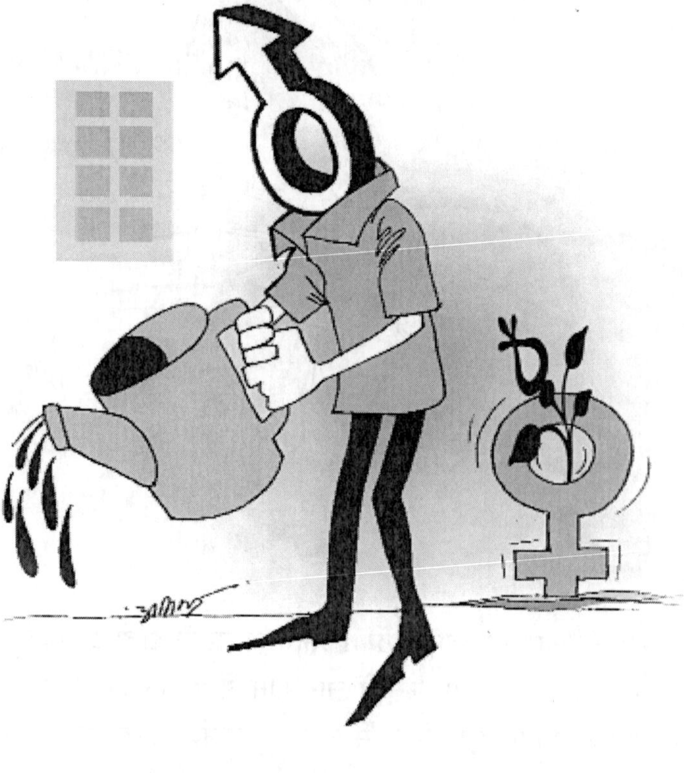

गर्भनिरोध की दृष्टि से यह युक्ति बहुत विश्वसनीय नहीं है। इसमें भूल होने का हमेशा खतरा बना रहता है। स्खलन से पहले अलग न होने से शुक्राणु भीतर उत्सर्जित हो सकते हैं और अवांछित गर्भ से जुड़ी समस्याएं झेलनी पड़ सकती हैं।

69

## क्या स्वास्थ्य की दृष्टि से एकल रहना विवाहित होने से बेहतर है?

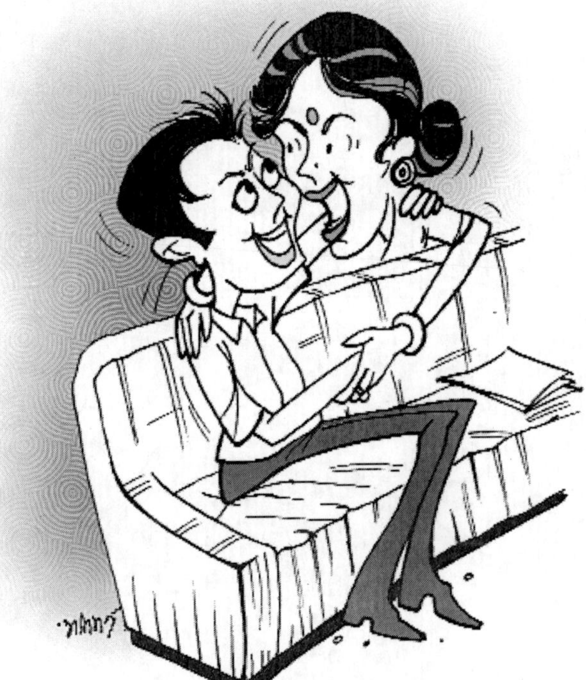

नहीं। सामुदायिक अध्ययनों से यह निचोड़ निकला है कि एकल पुरुषों की तुलना में विवाहित पुरुष अधिक स्वस्थ होते हैं और उन्हें कोरोनरी हृदय रोग, डिप्रेशन और कैंसर कम होता है। यह भी देखा गया है कि विवाहित पुरुष एकल पुरुषों के मुकाबले अधिक जीते हैं।

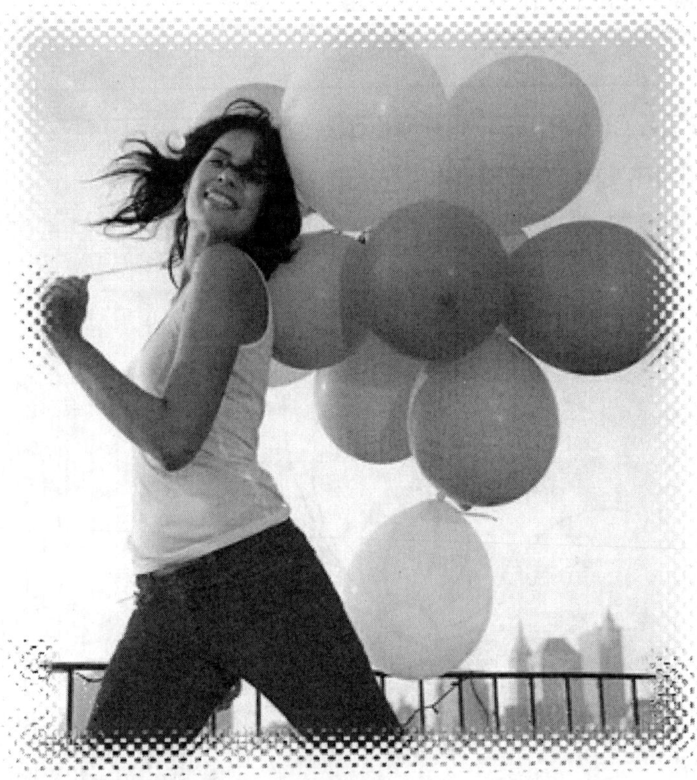

चौथा खंड

# स्त्री लोक

**70**

## विवाह और मासिक धर्म की तारीख पास-पास होने पर क्या मासिक धर्म की तिथि बदली जा सकती है?

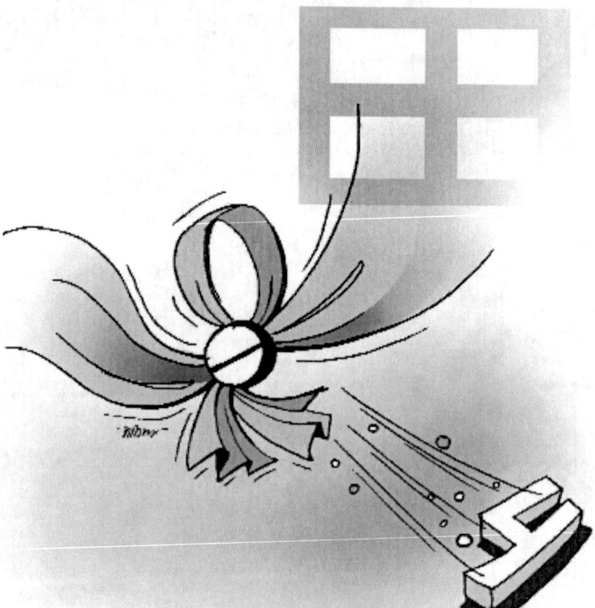

हां। डाक्टर की सलाह से कोन्ट्रासेप्टिव पिल शुरू कर मासिक धर्म की तिथि बहुत आसानी से आगे बढ़ाई जा सकती है। पर यह निर्णय पहले से लेना पड़ता है। कोन्ट्रासेप्टिव पिल बंद करने के तीसरे-चौथे दिन मासिक शुरू हो जाता है। इसी हिसाब से डॉक्टर कोन्ट्रासेप्टिव पिल को शुरू और बंद करने की सलाह देती हैं। मासिक धर्म जितने दिन चाहें, आगे खिसक सकता है।

71

## क्या विवाह के तुरंत बाद मासिक चक्र में असंतुलन आना सामान्य है?

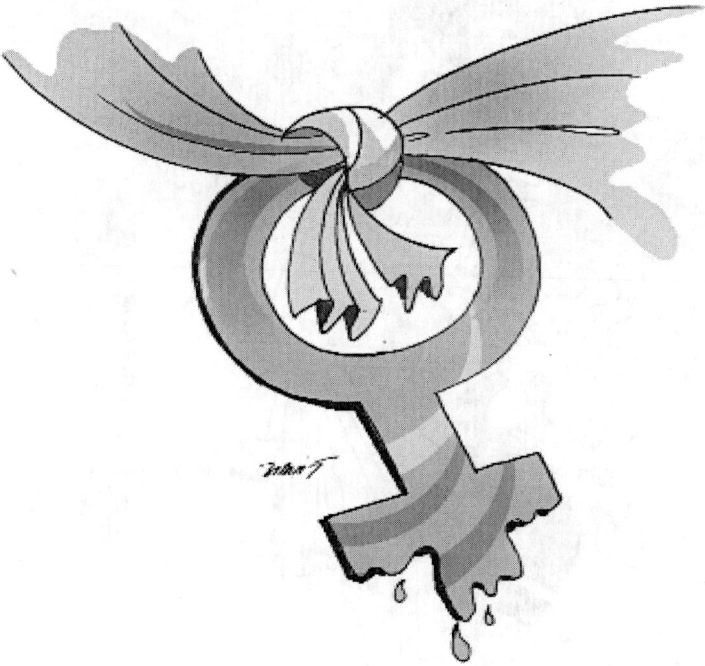

हां। कई स्त्रियों को विवाह के ठीक बाद कुछ दिनों तक समय से महीना नहीं होता। दिनों में घट-बढ़ होने के साथ-साथ स्राव की मात्रा भी कम-बढ़ हो सकती है। इस फेरबदल का संबंध नए सामाजिक परिवेश और उसमें उपजने वाली मानसिक उथल-पुथल से होता है। नया घर, नए लोग, नई परिस्थितियां—सभी शरीर की हारमोनल प्रणाली पर गहरी छाप डालते हैं।

72

## योनि से पानी पड़ना किस चीज का लक्षण है?

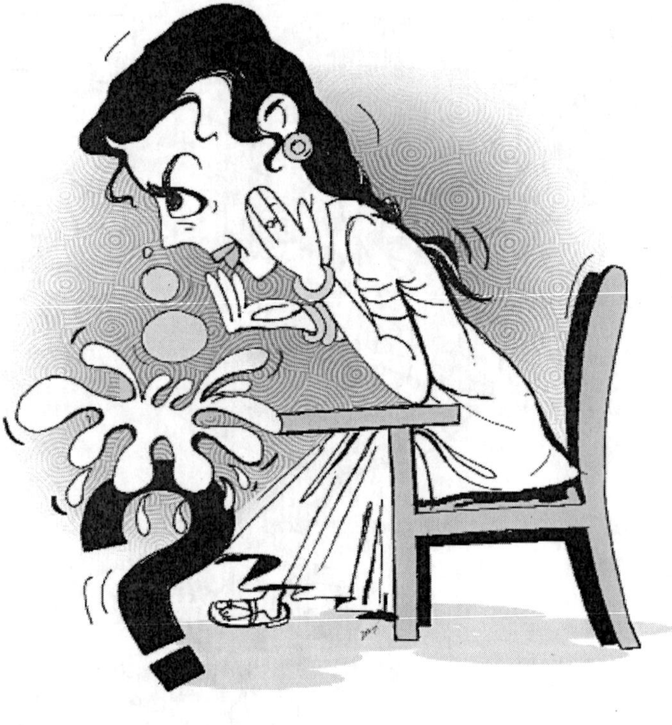

यह योनि से जाने वाले पानी के रंग, गंध और प्रकृति पर निर्भर करता है। जैसे सफेद चिकना स्राव अनेक सामान्य स्थितियों में भी जा सकता है। पर दुर्गंधयुक्त स्रात या तो योनि के किसी संक्रामक रोग या भीतर के किसी गंभीर विकार का लक्षण है। रक्तचिह्नित स्राव खतरे की सबसे बड़ी घंटी है। ऐसे में डॉक्टर से तुरंत जांच करा लेने में ही भलाई है।

73

## योनि-स्राव को असामान्य कब समझना चाहिए?

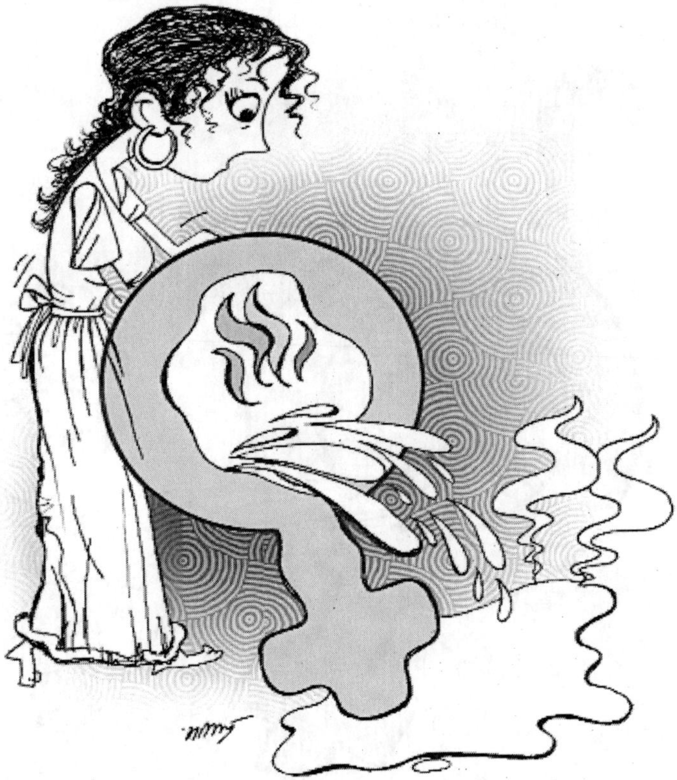

योनि से स्राव गिरता रहे, उसका रंग हरा, पीला या दही समान हो, उसमें दुर्गंध हो, योनि में वेदना, सूजन, खिंचावट या खुजली हो, मैथुन कष्टप्रद बन जाए, या लघुशंका से निवृत्त होते समय जलन महसूस हो, तो यह समझ लें कि स्राव असामान्य है और डॉक्टर से राय लेना जरूरी है।

74

## हरा-पीला पतला झागदार दुर्गंधमय योनिस्राव किस रोग का सूचक है?

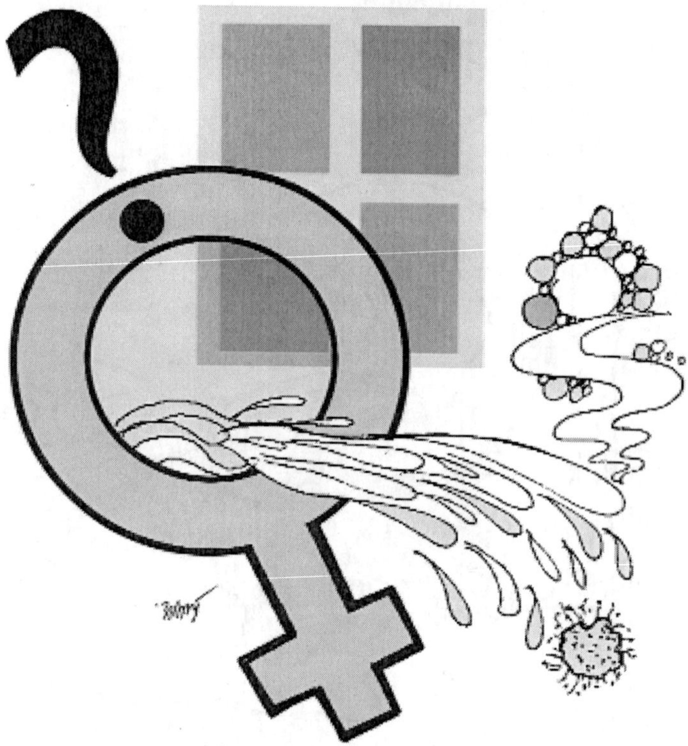

यह योनि में खास किस्म के सूक्ष्मजीवी ट्राइकोमोनास से हुई इंफेक्शन का लक्षण है। ऐसे में लघुशंका के समय जलन होती है, योनि में खुजली होती है, जननांग में दर्द होता है और भीतर सूजन हो जाती है।

75

## क्या ल्यूकोरिया में फार्मेसियों द्वारा विज्ञापित दवाएं प्रभावकारी साबित होती हैं?

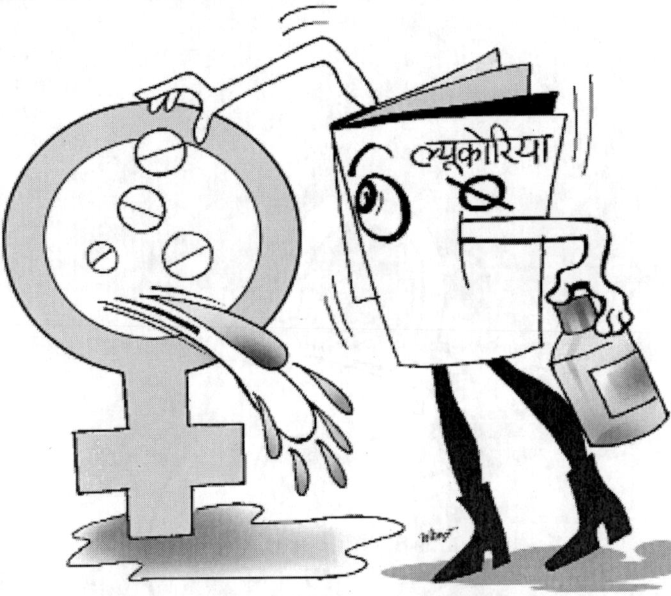


कत्तई नहीं। श्वेत प्रदर अपने में कोई रोग नहीं है। जब तक उसका मूल कारण पता न चले तब तक उसकी दवा चुन पाना संभव नहीं। फिर भी कुछ दवा निर्माता इस सत्य को ताक पर रख हर प्रकार के श्वेत प्रदर को एक ही दवा से ठीक करने का दावा करते हैं। सच यह भी है कि योनि से साफ या दूधिया दुर्गंधरहित स्राव कुछ स्थितियों में सामान्य तौर पर भी आ सकता है। यौन उत्तेजना के क्षणों में, मासिकधर्म से कुछ रोज पहले, डिंबग्रंथि से डिंब के छूटनेवाले दिन और गर्भावस्था में यह स्राव बिल्कुल सामान्य है। कब्ज होने और योनि बार-बार धोने से भी स्वच्छ स्राव हो सकता है। ऐसे में किसी दवा की जरूरत नहीं होती।

76

## पॉलीसिस्टिक ओवेरियन डिजीज (पीसीओडी) होने पर क्या लक्षण दिखाई देते हैं?

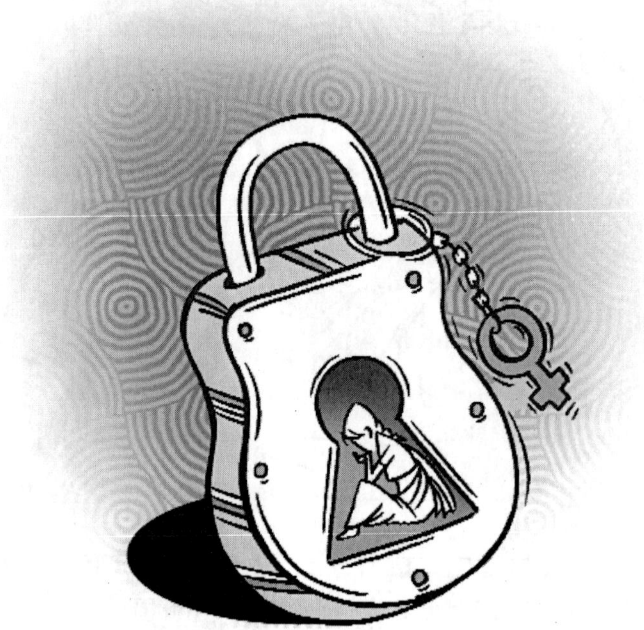

पॉलीसिस्टिक ओवेरियन डिजीज खास किस्म का हार्मोनल विकार है। इसमें महीना या तो देर से आता है या आना बंद हो जाता है, चेहरे पर बाल उग आते हैं, शरीर पर चर्बी जमने लगती है और डिंबग्रंथियों से डिंब छूटना बंद हो जाता है। नतीजतन स्त्री की गर्भधारण क्षमता पर ताला लग जाता है। इस विकार की पुष्टि पैल्विक अल्ट्रासाउंड और हार्मोनल टेस्ट से की जा सकती है।

77

## पॉलीसिस्टिक ओवेरियन डिजीज की पुष्टि करने का सबसे विश्वसनीय तरीका क्या है?

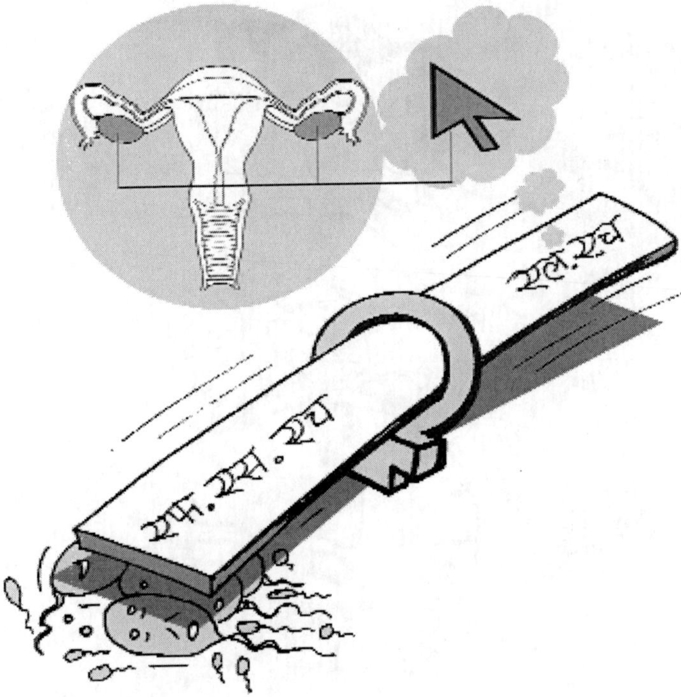


पॉलीसिस्टिक ओवेरिज की पुष्टि हार्मोन टेस्ट से की जाती है। रक्त में ल्यूटनाइजिंग हार्मोन (एलएच) बढ़ जाता है और फॉलीकल स्टीमूलेटिंग हार्मोन (एफ.एस.एच.) घट जाता है, जिससे एस्ट्रोजन और एंड्रोजन के उत्पादन में उथल-पुथल मच जाती है। डिंबग्रंथियों से डिंब नहीं छूटता और इस कारण स्त्री गर्भधारण नहीं कर पाती।

78

## मासिक होने से चंद दिन पहले हर माह स्तनों में भारीपन और दर्द होना क्या संकेत करता है?

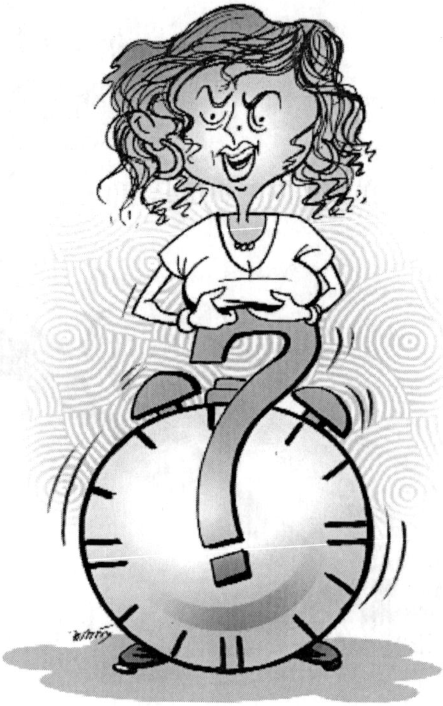

यह चक्रनुमा दर्द मासिक चक्र के साथ शरीर में होने वाले यौन हारमोनों में आने वाले परिवर्तनों से जुड़ा होता है। यह दर्द मासिक से 3-4 दिन पहले शुरू होता है और स्राव के शुरू होने पर थम जाता है। वक्ष हिलने-डुलने पर यह दर्द बढ़ जाता है। यह स्थिति फाइब्रो-एडिनोसिस कहलाती है। इसका कैंसर से कोई संबंध नहीं होता।

79

## स्तनों में फाइब्रोएडिनोसिस के कारण उठने वाले मासिक दर्द से कैसे निजात पाया जा सकता है?

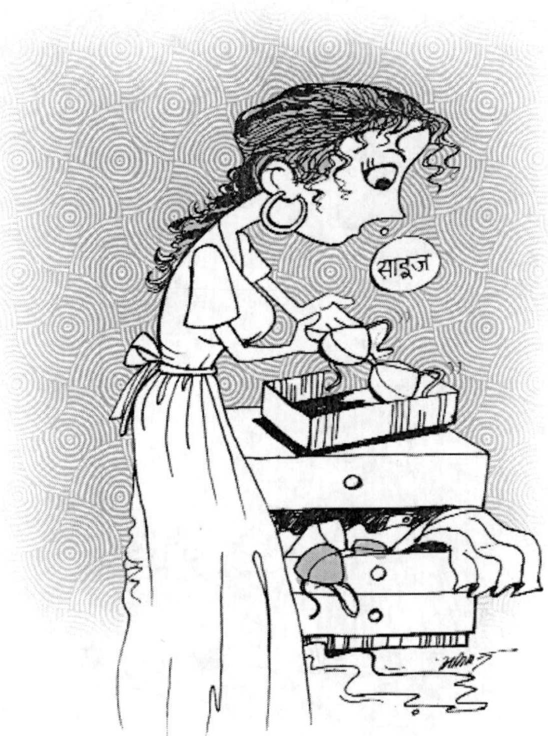


दिन-रात चौबीसों घंटे बिल्कुल सही साइज की ब्रेजियर पहनें ताकि वक्ष को पूरा सहारा मिल सके। अधिक दर्द हो तो कोई साधारण दर्द निवारक दवा, जैसे पैरासिटामोल या इब्यूप्रोपफेन ले लें। यदि इससे बात न बने तो किसी सर्जन से मिलें। वह विटामिन ई या हार्मोनल दवाएं दे सकता है।

80

## स्तन में फाइब्रोएडिनोमा की गांठ के कैंसर में तब्दील होने का क्या खतरा होता है?

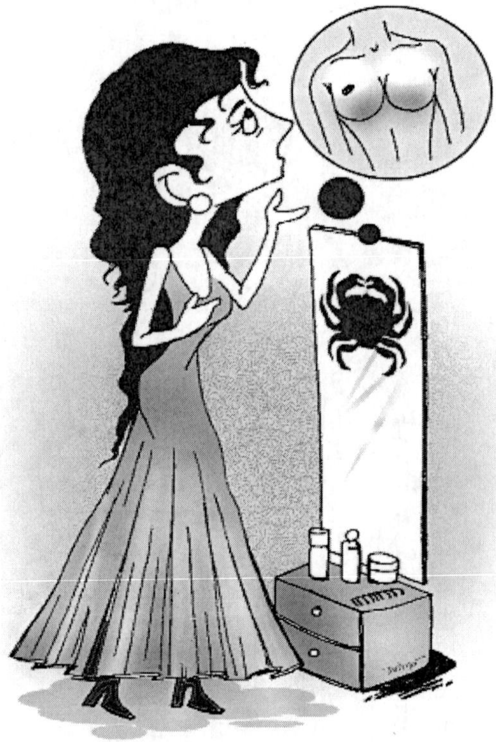

अगर गांठ बहुत बड़ी न हो तो उसके कैंसर में तब्दील होने का जरा भी खतरा नहीं है। बहुत-सी स्त्रियों में उम्र के साथ यह गांठ धीरे-धीरे छोटी हो जाती है। इसके कारण वैवाहिक जीवन और बाद में मां बनने पर बच्चे को अपना दूध देने में कोई परेशानी नहीं होती।

81

## किस प्रकार के खानपान से स्तन कैंसर का जोखिम बढ़ता है?

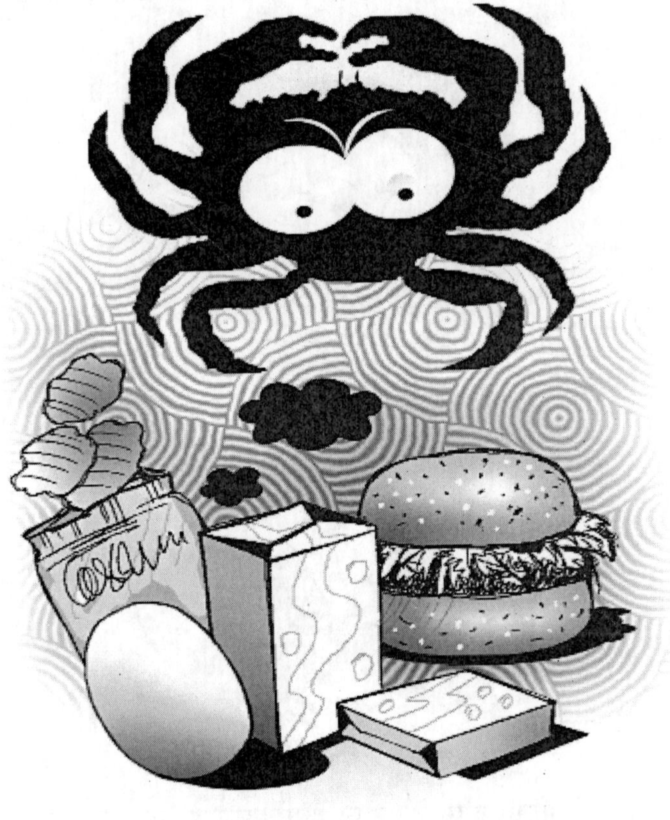

अधिक वसीय भोजन स्तन कैंसर के जोखिम को बढ़ावा देता है। इस दृष्टि से तले हुए व्यंजन, जंक फूड, मांसाहार, अंडे, घी-मक्खन सभी पर रोक रखना अच्छा है। स्वस्थ शारीरिक वजन और संतुलित कोलेस्टेरॉल नपे-तुले खानपान के सबसे स्पष्ट संकेत हैं।

82

## स्तन कैंसर के प्रति किन स्त्रियों को अतिरिक्त रूप से सावधान बने रहना जरूरी है?

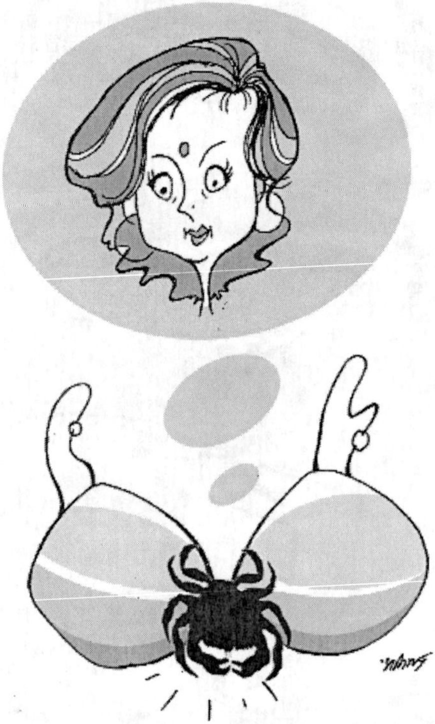

अगर मां, मौसी, बहन को स्तन कैंसर हुआ है, या पहले एक स्तन में स्वयं को कैंसर हो चुका है, तो स्तन कैंसर होने की संभावना बढ़ जाती है। बड़ी उम्र में पहली बार मां बनने और बच्चे को अपना दूध न पिलाने वाली स्त्रियों का भी विशेष रूप से सावधान बने रहना जरूरी है।

83

## मां या बहन को स्तन कैंसर हुआ हो तो किस उम्र से रोग के प्रति सजग हो जाना चाहिए?

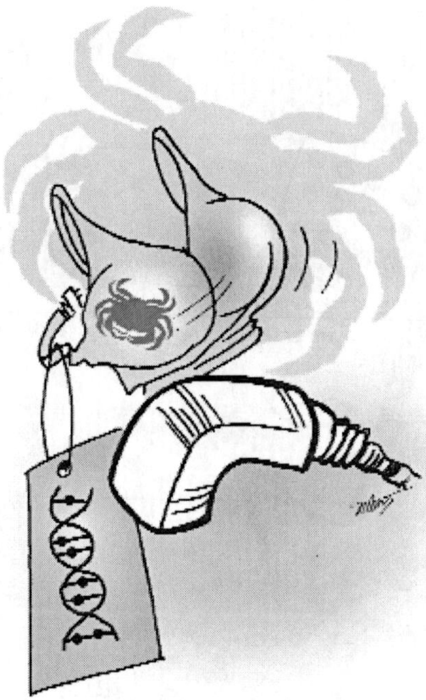

जिस उम्र में मां या बहन को स्तन कैंसर हुआ उससे पांच साल पहले से मैमोग्राफी, स्तन अल्ट्रासाउंड या एमआरआई कराना वांछनीय है। हर माह अपने से स्तन जांच कराने में भी ढील नहीं बरतनी चाहिए और सालाना डॉक्टरी जांच भी कराते रहनी चाहिए। इन उपायों से रोग होने पर अंदर ही अंदर बढ़ता नहीं रहता, बल्कि आरंभिक अवस्था में ही पकड़ में आ जाता है।

84

## गर्भ-निरोधक के रूप में ओरल कोन्ट्रासेप्टिव पिल लगातार कितने समय तक ली जा सकती हैं?

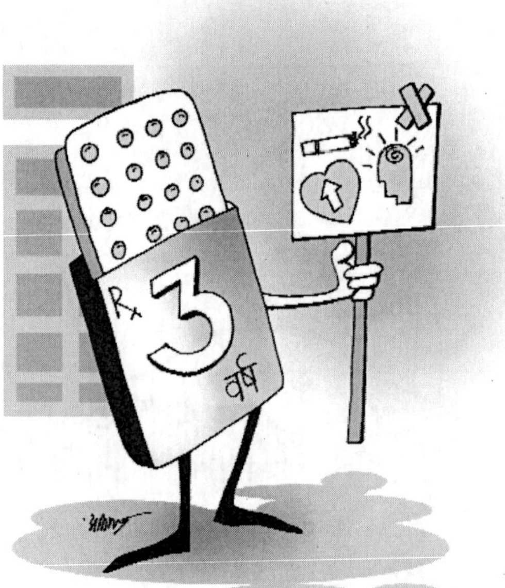


कोई स्त्री चाहे तो 2-3 साल तक लगातार यह गर्भनिरोधक विधि अपनाए रख सकती है। पर कोन्ट्रासेप्टिव पिल शुरू करने से पहले अपने डॉक्टर से सलाह लेना जरूरी है। कुछ विशेष स्थितियों में जैसे मिर्गी, माइग्रेन, डायबिटीज या उच्च रक्तचाप होने, धूम्रपान करने, मासिक ठीक से न होने, खून में चर्बी की मात्रा अधिक होने या नस में थक्का बनने की पूर्व घटना होने पर कोन्ट्रासेप्टिव पिल लेना मुनासिब नहीं होता।

85

## क्या हरेक स्त्री गर्भ-निरोधक गोलियां ले सकती है?

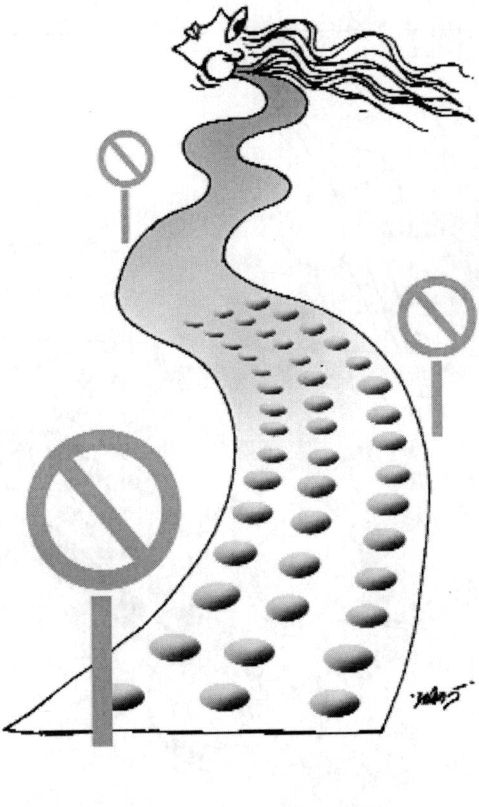

नहीं। किसी को माइग्रेन, मिरगी, दमा, मधुमेह, उच्च रक्तचाप या हृदयरोग हो, स्तन या जननांगों का कैंसर हो, पिछले 6 महीनों में पीलिया हुआ हो, पहले कभी शिराओं में खून जम गया हो, या योनि से खून गिरे तो गर्भ-निरोधक गोलियां लेना ठीक नहीं। बच्चे को अपना दूध दे रही मां के लिए भी गर्भनिरोधक गोलियां लेना मना है।

86

## क्या कोई दवा गर्भ-निरोधक गोलियों के असर को घटा सकती है?

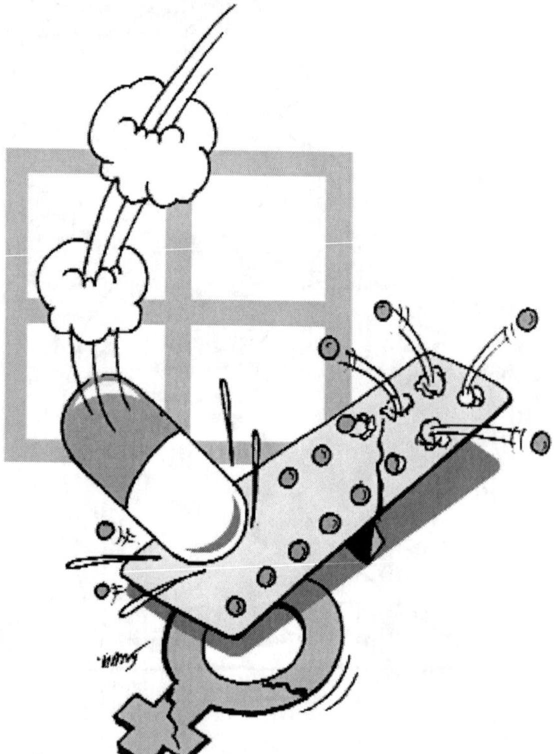

हां। टीबी की दवाएं, मिर्गी रोधक दवाएं, सेडेटिव दवाएं और कुछ ऐंटिबायटिक दवाएं गर्भ-निरोधक गोलियों के असर को कमजोर कर देती हैं। अतः यदि इन दवाओं की जरूरत पड़े तो गर्भ-निरोधक गोलियां छोड़ कोई दूसरा गर्भ-निरोधक साधन अपना लेना बेहतर रहता है।

87

## कॉपर-टी किन महिलाओं को लगवानी चाहिए?

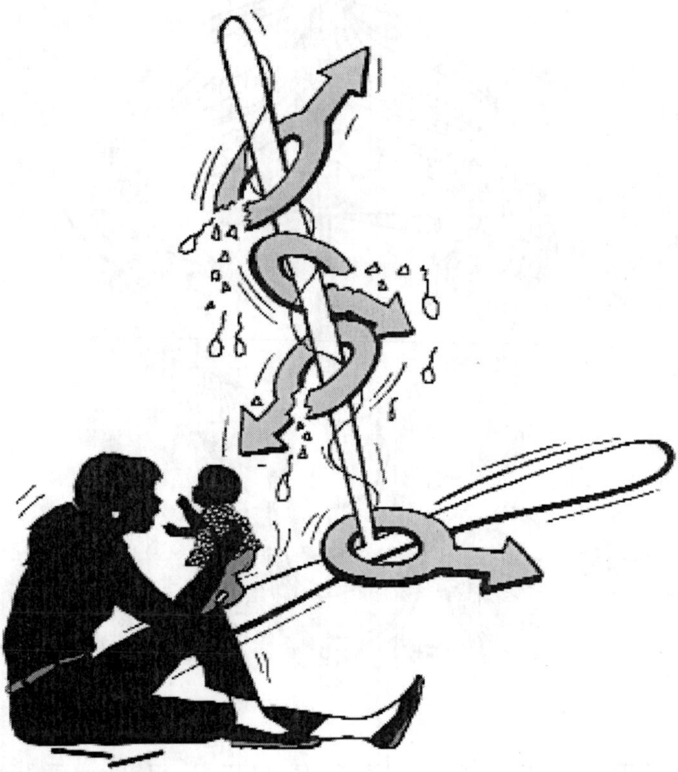

कॉपर-टी उन स्त्रियों के लिए गर्भ-निरोध का उपयुक्त साधन है जो कम-से-कम एक बार संतान धारण कर चुकी हैं। नव विवाहिताओं के लिए यह ठीक नहीं, चूंकि इससे श्रोणि (पेल्विस) में सूजन होने का डर रहता है जिससे भविष्य में गर्भधारण करने में कठिनाई हो सकती है। इसे बच्चों के बीच फासला रखने के लिए इस्तेमाल करना चाहिए।

88

## किन महिलाओं को कॉपर-टी नहीं लगवानी चाहिए?

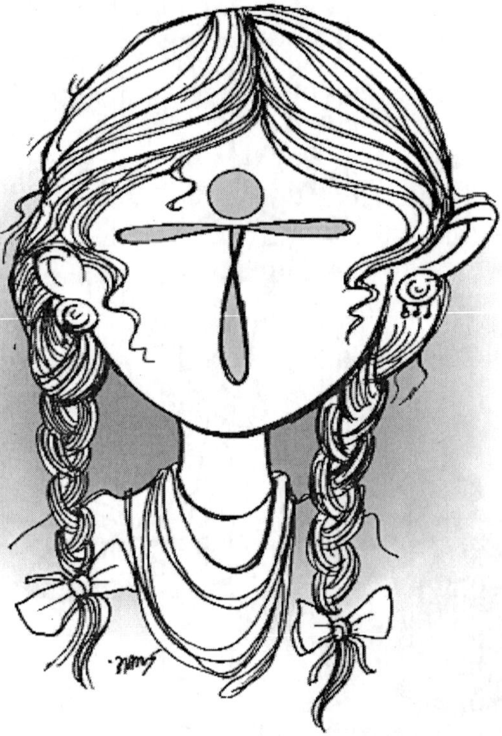

जिन्हें पेडू की सूजन हो, पेडू में दर्द रहता हो, मासिक-स्राव भारी या अनियमित होता हो, गर्भाशय की रसौली हो, बच्चेदानी की सूजन हो, खून की कमी हो, कभी पहले अनुपयुक्त अंश में गर्भ ठहरा हो (एक्टोपिक प्रेगनेंसी हुई हो) या जिनका सीजेरियन ऑपरेशन हुआ हो, उनमें कॉपर-टी नहीं लगवानी चाहिए। नव-विवाहिताओं के लिए भी यह ठीक नहीं।

89

## कॉपर-टी की गर्भ-निरोधक क्षमता कितने समय तक बनी रहती है?

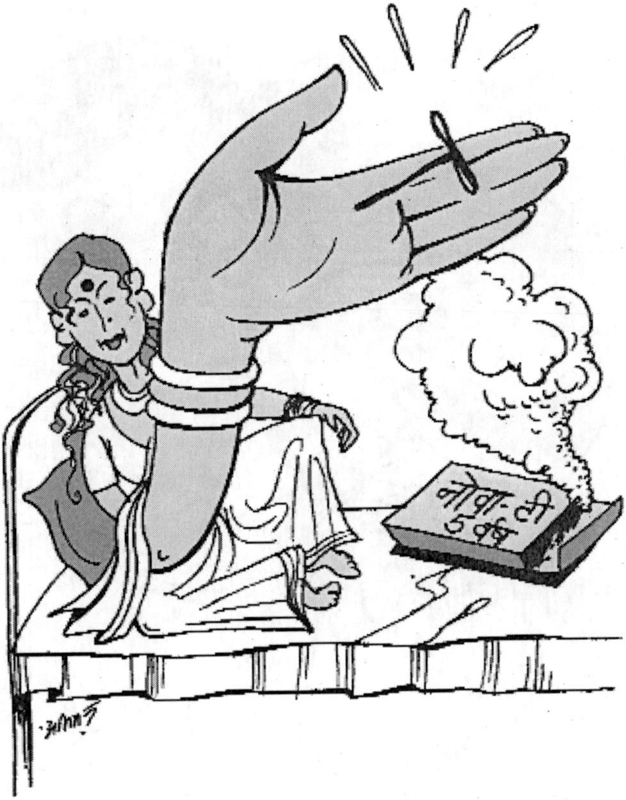


अस्पतालों में सामान्य रूप से लगाई जानेवाली कॉपर-टी का प्रभावी जीवनकाल तीन वर्ष का है। उसके बाद उसे बदलवा लेना चाहिए। लेकिन कॉपर-टी की ही तरह इस्तेमाल होने वाली नोवा-टी पांच साल तक काम करती है।

90

## रजोनिवृति के बाद कब तक गर्भ-निरोधक साधन अपनाना जरूरी है?

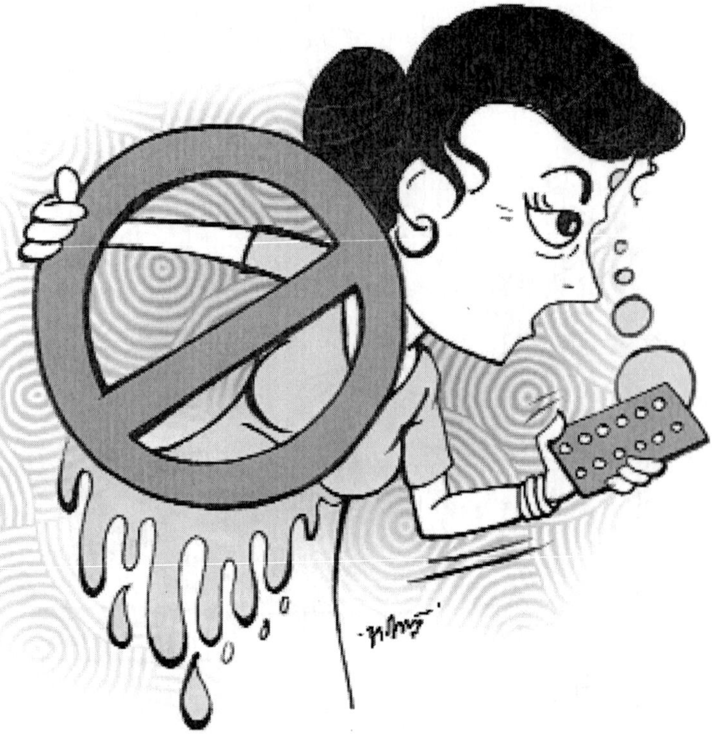

जब मासिक धर्म बंद हुए पूरा एक साल गुजर जाए तो समझ लें कि अब गर्भनिरोध साधन इस्तेमाल करने की जरूरत नहीं रही। लेकिन रह-रहकर अगर महीना आता रहे तो सतर्क रहने में ही बेहतरी है। ऐसे में कभी भी असमय डिम्ब छूटने से गर्भ ठहर सकता है।

91

## क्या मासिक धर्म से छुट्टी पा लेने के बाद स्त्री का वजन कुदरतन बढ़ता है?

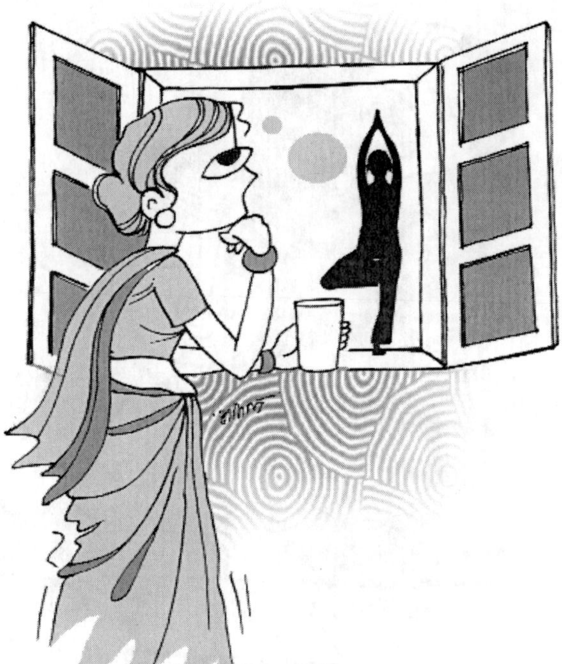

उम्र बढ़ने पर शरीर का मेटाबॉलिज्म कुछ धीमा पड़ जाता है। नतीजतन कैलोरी की दैनिक खपत भी कुछ कम हो जाती है। इस जैविक तथ्य के प्रति सजग रहें तो मध्यम वय के मुटापे से बचा जा सकता है। नित्य व्यायाम और कम कैलोरी जीवन के मंत्र बन सकें तो पेट पर चर्बी बढ़ने की क्रिया को रोका जा सकता है।

**92**

## क्या रजोनिवृत्ति के बाद हार्मोन रिप्लेसमेंट थैरेपी लेना स्वास्थ्य के लिए उत्तम है?

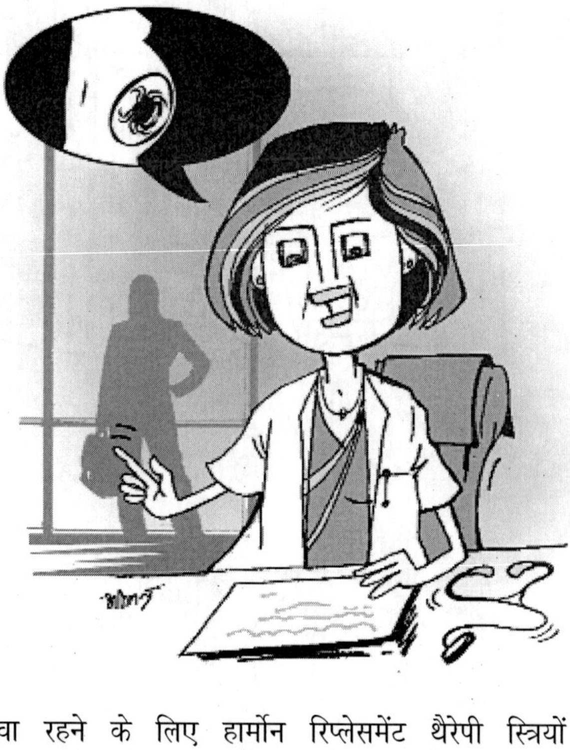

चिरयुवा रहने के लिए हार्मोन रिप्लेसमेंट थैरेपी स्त्रियों और गाइनेकोलोजिस्ट्स के बीच किसी समय बहुत लोकप्रिय हुई थी। लेकिन कुछ समय बाद पता चला कि इसे लंबे समय तक लगातार लेने से गर्भाशय का कैंसर होने की आशंका कई गुना बढ़ जाती है। स्तन कैंसर को भी यह बढ़ावा दे सकती है। डायबिटीज के प्रति सदा सजग रहना चाहिए। ये तीनों जोखिम के लक्षण हैं।

93

## क्या बच्चेदानी की रसौली गंभीर रोग है?

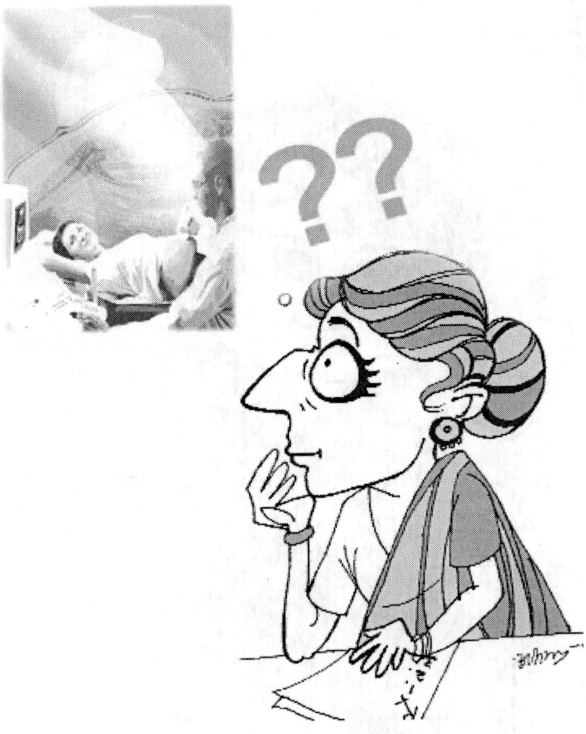

35वें जन्मदिन मना चुकी हर चौथी-पांचवीं महिला को यह रसौली होती है। इसे फाइब्रॉयड कहते हैं। कुछ में यह इतनी छोटी होती है कि अल्ट्रासाउंड जांच हुए बिना इसका पता नहीं चलता। 99.5 प्रतिशत महिलाओं में यह कोई गंभीर उत्पात नहीं मचाती, पर रसौली बड़ी हो तो मासिक के समय अधिक रक्तस्राव होने के कारण इसे निकालना पड़ सकता है।

94

## क्या बच्चेदानी निकलवा देने से शरीर में कमजोरी आ सकती है ?

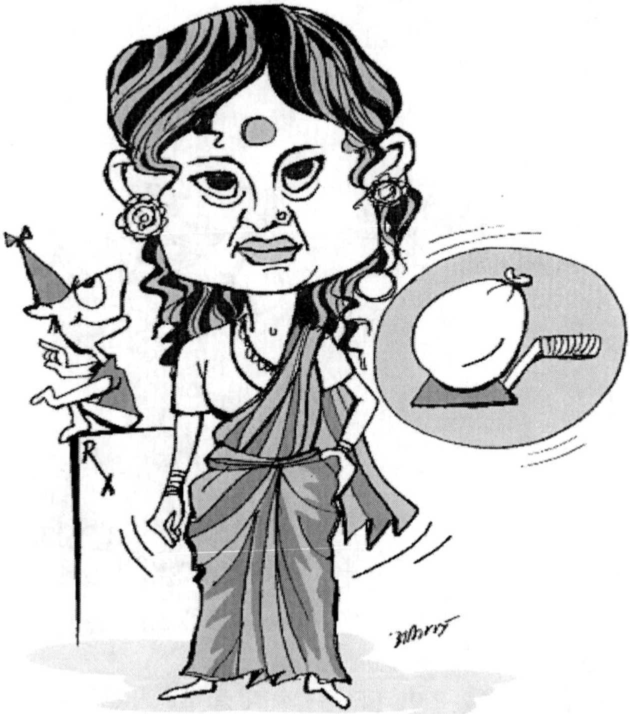

नहीं। अगर समस्याएं आती हैं तो वे मनोवैज्ञानिक स्तर पर ही होती हैं। गर्भाशय निकाल दिए जाने से स्वास्थ्य पर कोई प्रतिकूल प्रभाव नहीं पड़ता, न ही स्त्री के यौन जीवन पर कोई उलट प्रभाव पड़ता है। हां, सिर्फ जनन-क्षमता खत्म हो जाती है।

95

## किन स्त्रियों को डायबिटीज के प्रति विशेष रूप से सावधान रहना चाहिए?

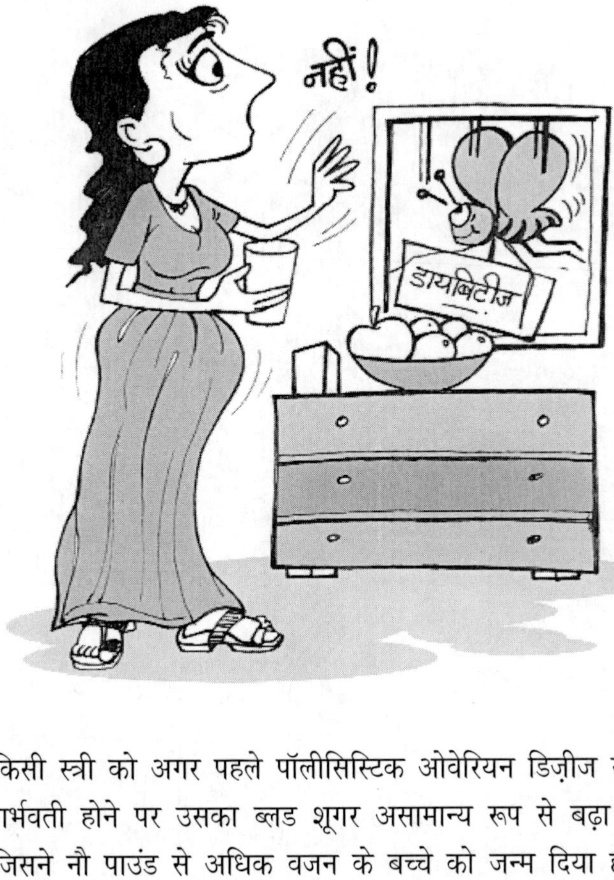


किसी स्त्री को अगर पहले पॉलीसिस्टिक ओवेरियन डिज़ीज रही हो, गर्भवती होने पर उसका ब्लड शूगर असामान्य रूप से बढ़ा हो या जिसने नौ पाउंड से अधिक वजन के बच्चे को जन्म दिया हो, उसे जीवन में डायबिटीज के प्रति सदा सजग रहना चाहिए। ये तीनों जोखिम के लक्षण हैं।

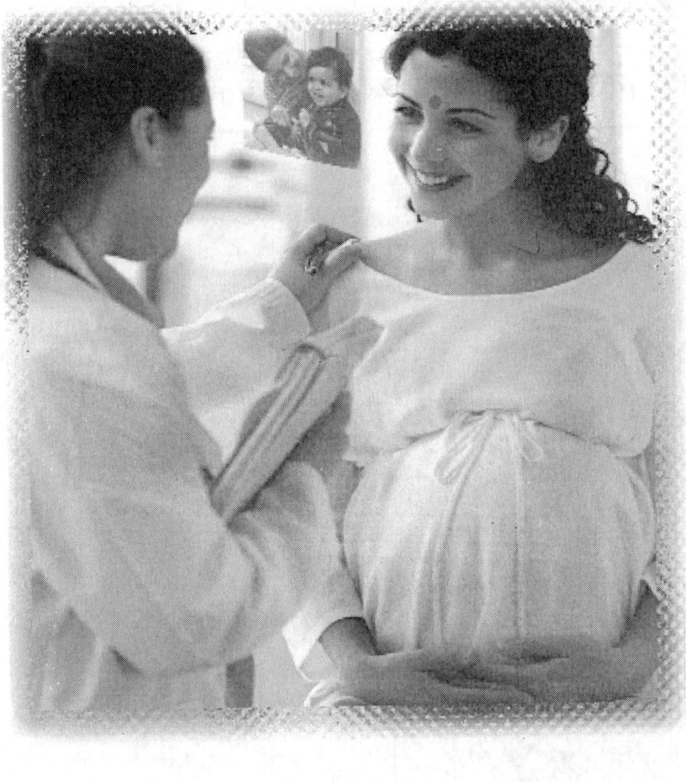

पांचवां खंड

# मातृत्व पर्व

96

## मां बनने के लिए सबसे अच्छी उम्र क्या है?

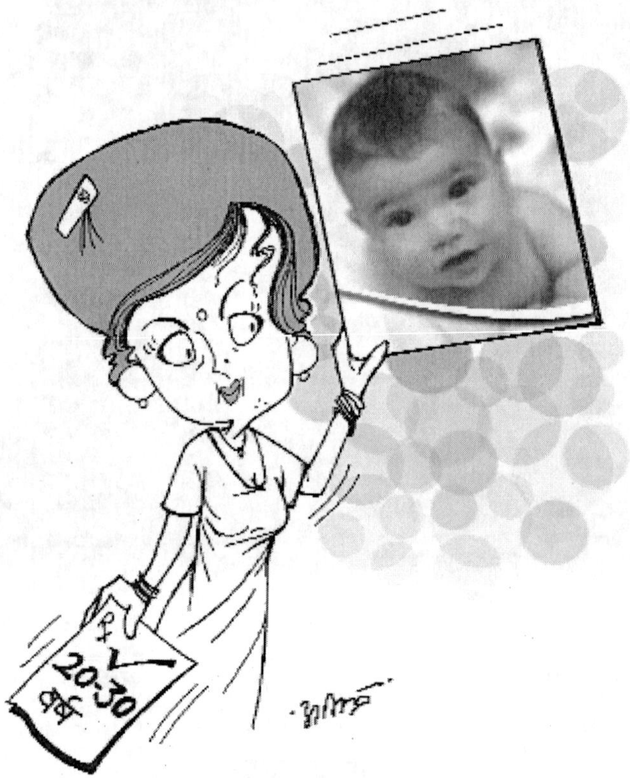


20-30 साल के बीच स्त्री की प्रजनन-क्षमता चरम पर होती है। इस उम्र में गर्भ ठहरने में आसानी होती है। गर्भावस्था में भी परेशानी आने की कम संभावना होती है और प्रसव भी आसान होता है। जैसे-जैसे उम्र बढ़ती जाती है, प्रजनन-क्षमता घटती जाती है और पेचीदगियां बढ़ती जाती हैं।

97

## क्या बड़ी उम्र में मां बनने से बच्चे की सेहत पर कोई बुरा असर पड़ता है?

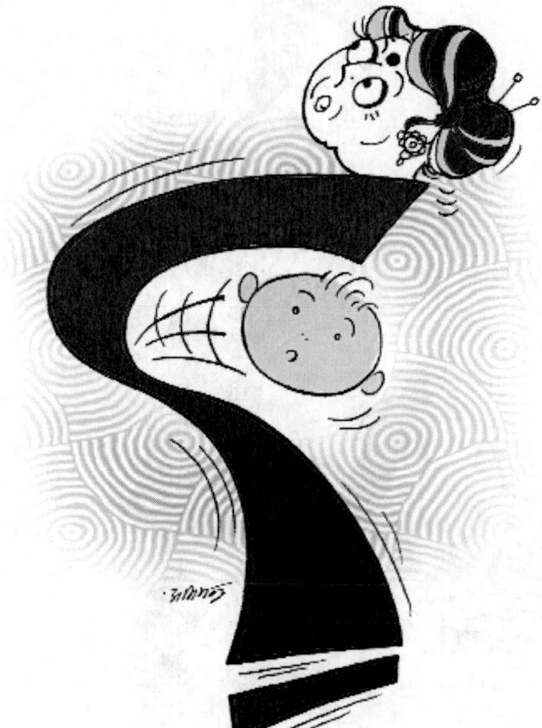

हां, जैसे-जैसे स्त्री की उम्र बढ़ती है, उसकी कोख से जन्म लेने वाले बच्चे में जन्मजात विकार होने के आसार बढ़ते जाते हैं। 35 साल से अधिक उम्र की मांओं के बच्चों में डाउन सिन्ड्रॉम और दूसरे जीन-प्रेरित विकारों की दर अधिक पाई गई है।

98

## शुरू के महीनों में कितने गर्भ अपने से गिर जाते हैं?

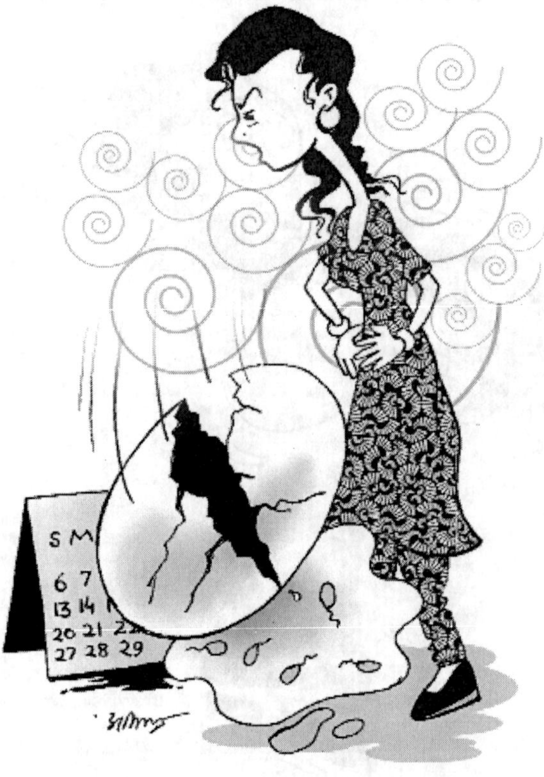


यह समस्या काफी आम है। पहली तिमाही में एक-चौथाई गर्भ अपने से गिर जाते हैं। ऐसा गर्भ के स्वस्थ विकास में अड़चन होने से होता है। संतान बीज की जेनेटिक रचना में कोई ऐसी कमी होती है कि गर्भ ठीक से बढ़ नहीं पाता। यह प्रकृति का छंटनी करने का निराला तरीका है ताकि स्वस्थ बच्चे ही जन्म लें।

**99**

## गर्भ धारण के समय क्या-क्या सावधानियां बरतने से स्वस्थ बच्चा पैदा होने की संभावना बढ़ती है?

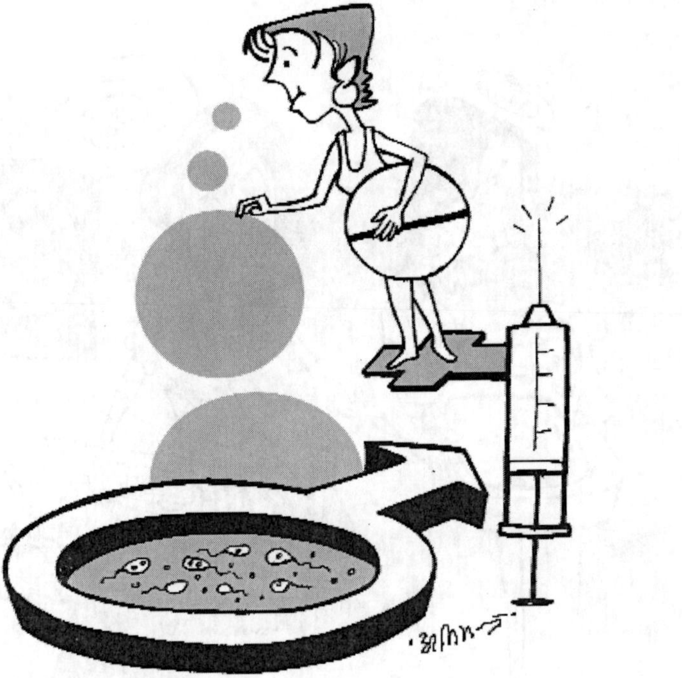

शुरू से ही फोलिक एसिड की गोली लेना आरंभ कर दें। इससे बच्चे में न्यूरल ट्यूब से संबंधित जन्मजात विकार होने की आशंका घट जाती है। बचपन में रूबेला का टीका लगा होने से गर्भावस्था में रूबेला होने का खतरा नहीं रहता। धूम्रपान और मदिरा से परहेज बरतना भी जरूरी है। जिन दिनों शहर में कोई संक्रमण फैला हो, उन दिनों सार्वजनिक स्थलों पर जाने से बचें।

100

## गर्भधारण करने पर सुबह जी मिचलाता हो तो क्या करना चाहिए?

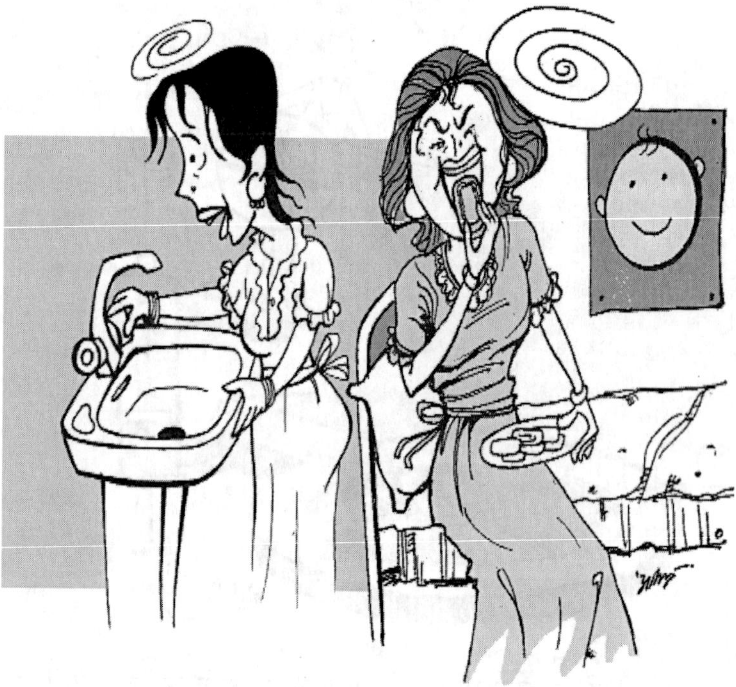

सुबह नींद खुलने पर बिस्तर छोड़ने से पहले सूखा टोस्ट या बिस्कुट ले लें। जिन चीजों से जी मिचलाता है उनसे परहेज बरतें। अगर बहुत परेशान हैं तो डॉक्टर से सलाह लें। यह समस्या प्रायः गर्भ ठहरने के चौथे हफ्ते में शुरू होती है और 12वें-14वें हफ्ते तक तंग करती है। कुछ स्त्रियों को परेशानी 20वें हफ्ते तक भी बनी रहती है।

101

## प्रेगनेंसी में खुजली से बचने के लिए कौन-कौन से उपाय किए जा सकते हैं?

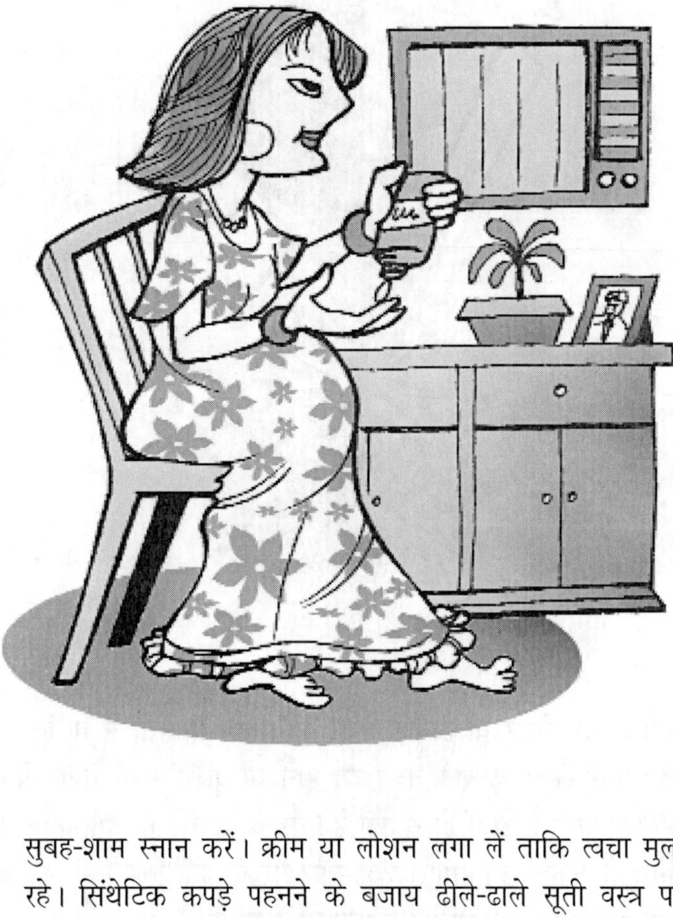

सुबह-शाम स्नान करें। क्रीम या लोशन लगा लें ताकि त्वचा मुलायम रहे। सिंथेटिक कपड़े पहनने के बजाय ढीले-ढाले सूती वस्त्र पहनें। जहां तक हो सके, गर्मी और उमस से बचें।

**102**

## क्या प्रेगनेंसी के दौरान अवांछित बालों से छुटकारा पाने के लिए लेजर थैरेपी करवाना सुरक्षित है?

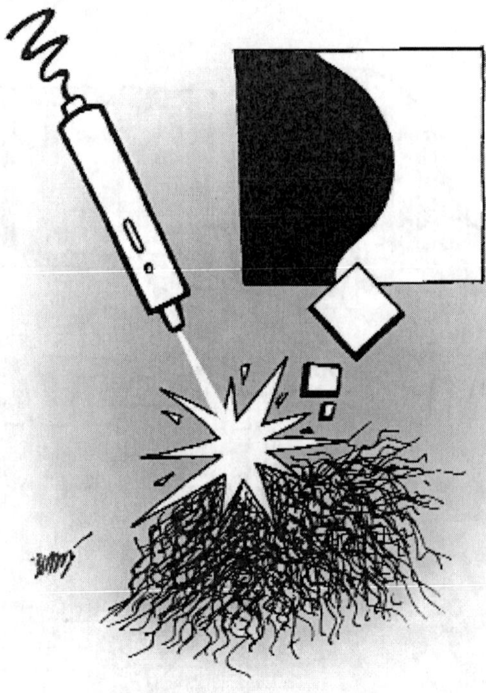

एनडी याग लेजर या डायोड लेजर का प्रयोग प्रेगनेंसी में वर्जित नहीं है। मगर लेजर करवाते वक्त दर्द होने या दुश्चिंता या तनाव प्रेरित होने से समस्या खड़ी हो सकती है। पहली तिमाही में कभी-कभी गर्भ गिर भी सकता है। इसीलिए आमतौर पर गर्भवती स्त्रियों में अवांछित बालों के लिए लेजर चिकित्सा नहीं की जाती।

103

## प्रसूति के बाद स्त्रियों के बाल क्यों झड़ते हैं ?

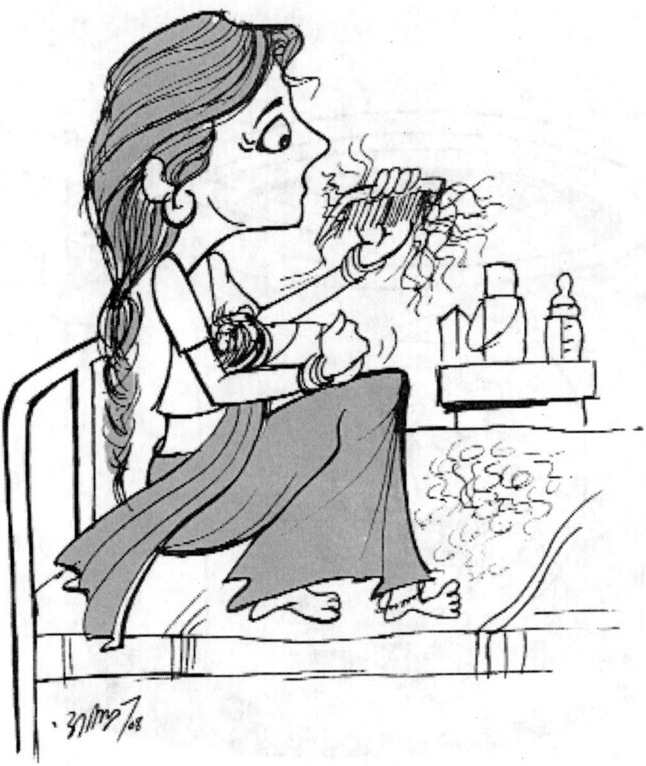

गर्भावस्था में हार्मोनल परिवर्तन आने से बालों के गिरने की सामान्य क्रिया थम जाती है। शिशु-जन्म के तीन माह बाद जब यह क्रिया अपने रेले पर लौटती है तो अचानक खूब बाल झड़ने लगते हैं। यह स्वाभाविक क्रिया है। इसमें किसी उपचार की जरूरत नहीं होती। बाल बहुत जल्द ही अपने सामान्य चक्र में लौट जाते हैं।

104

## क्या डिब्बाबंद दूध मां के दूध से अधिक ताकतवर होता है?

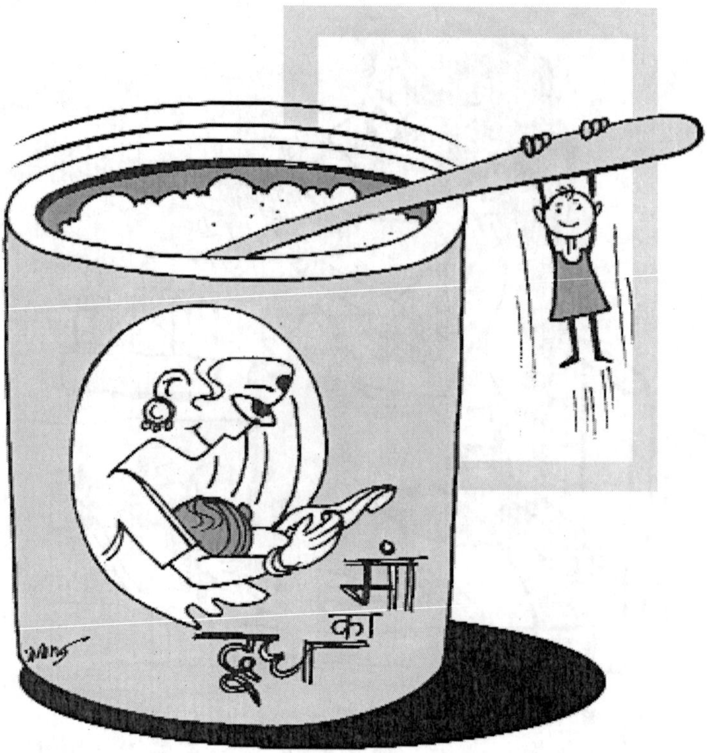


नहीं। शिशु के लिए मां के दूध से बेहतर दूसरा कोई दूध नहीं। एक तो उससे बच्चे का पेट खराब होने का कोई डर नहीं होता, दूसरा बच्चा उसे आसानी से पचा लेता है, तीसरा उसमें वह अधिकांश पौष्टिक तत्त्व होते हैं जिनकी इस उम्र में बच्चे को जरूरत होती है।

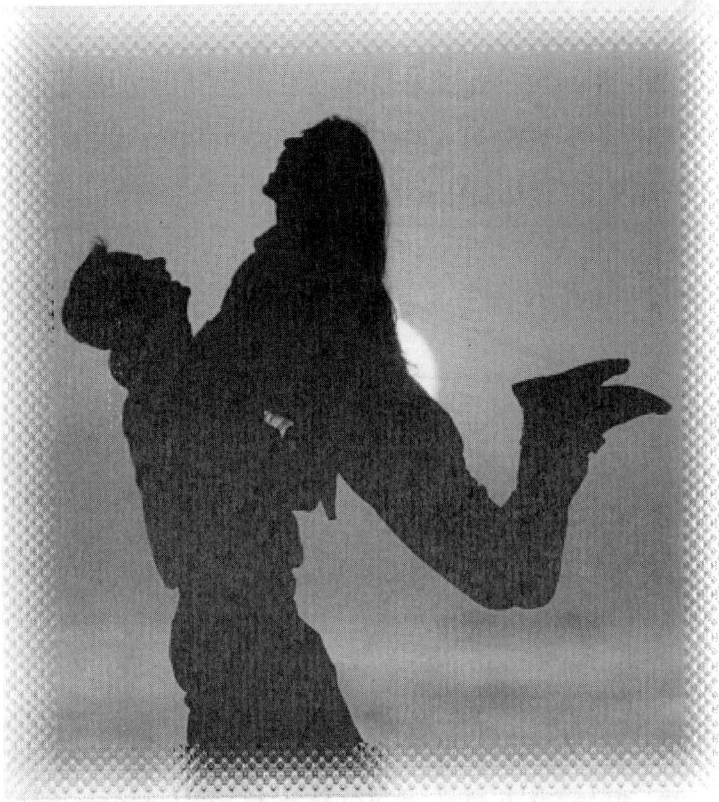

छठा खंड

# दांपत्य विज्ञान

**105**

## विवाह-सूत्र में बंधने से पहले वर-वधू की स्वास्थ्य कुंडली में किन-किन चीजों का मिलान करना सार्थक है?

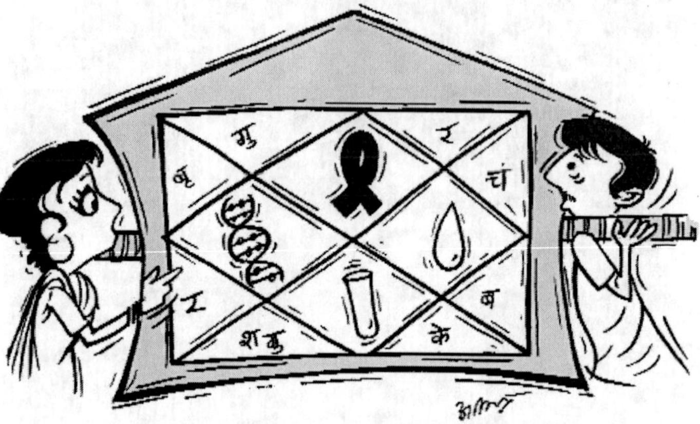

दोनों की जेनेटिक पृष्ठभूमि, ब्लड ग्रुप और एचआईवी स्टेटस का! अगर वर-वधू में से किसी के भी परिवार में कोई आनुवंशिक विकार है तो यह देख लेना जरूरी है कि उस विकार की जड़ें दूसरे के परिवार में भी तो नहीं हैं। अगर कोई विकार दोनों परिवारों में हो तो आपस में विवाह करना जेनेटिक दृष्टि से उचित नहीं, चूंकि विवाह होने पर भावी पीढ़ियों में विकार की दर बढ़ जाती है। इसी प्रकार वधू रीहसस नेगेटिव ब्लड ग्रुप की हो और वर रीहसस पॉजीटिव हो तो विवाहोपरांत वधू के गर्भवती होने पर अधिक सावधानी बरतने की जरूरत होती है। एचआईवी स्टेटस की भी वर्तमान युग में विशेष उपयोगिता है। कहीं ऐसा न हो कि कोई भोला-भाला व्यक्ति किसी एचआईवी पॉजीटिव से विवाह कर जीवन से ही हाथ धो बैठे।

106

## क्या ममेरे-मौसेरे भाई-बहनों या मामा-भांजी के बीच विवाह जेनेटिक दृष्टि से सही है?

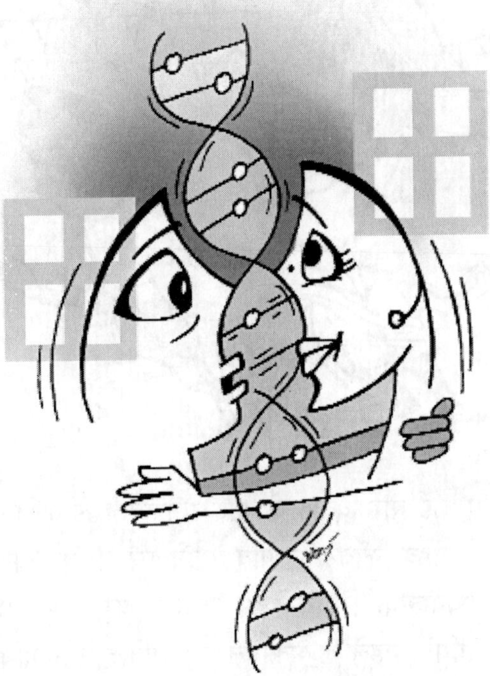

नहीं। रक्त-संबंधियों में विवाह होने से भावी पीड़ियों में जेनेटिक विकार होने की दर बढ़ जाती है। उनमें ऐसे रोग उत्पन्न होने का रिस्क बढ़ जाता है, जिनके जीन माता या पिता में छुपे हुए होते हैं। ममेरे-मौसेरे भाई-बहनों या मामा-भांजी के बीच विवाह होने पर दोनों के छुपे हुए जींस संतान में आ सकते हैं जिससे रोग मुखर हो जाता है।

107

## क्या विवाह करने के बाद मनोरोग अपने से दूर हो जाता है?

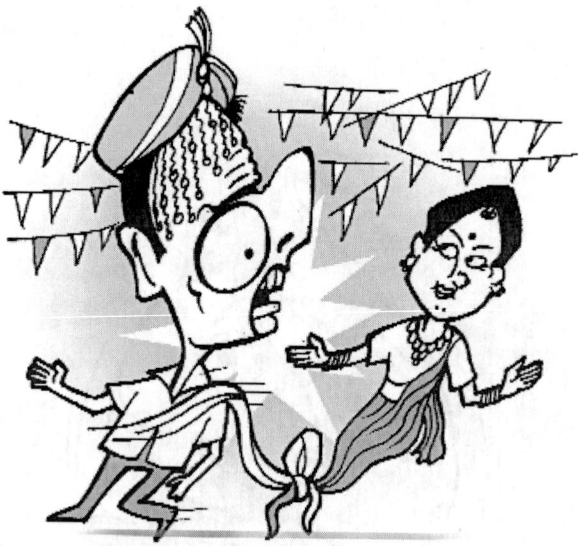

नहीं। उलटा कई बार विवाह के बाद रोग पहले से अधिक गंभीर हो जाता है। वैवाहिक जीवन में पांव रखने पर वर-वधू को एक-साथ कई नई भावनात्मक स्थितियों से गुजरना पड़ता है, दोनों के ही सामाजिक दायित्व पहले के मुकाबले बढ़ जाते हैं और दोनों के समक्ष जीवन में नए तनाव प्रस्तुत होते हैं। अतः रोग के बिगड़ने का पूरा खतरा रहता है। यूं भी जब ससुराल वालों को रोग के बाबत पता चलता है तो उन्हें लगता है कि उनके साथ छलावा हुआ है। इससे कई बार दोनों ही परिवारों की खुशियां छिन जाती हैं। अतः उचित यही है कि पहले रोग का लगकर इलाज कराएं और स्वस्थ होने पर ही विवाह के विषय में कोई फैसला लें।

108

## विवाह के पहले साल में गर्भ-निरोध के लिए कौन-सा साधन उत्तम है?

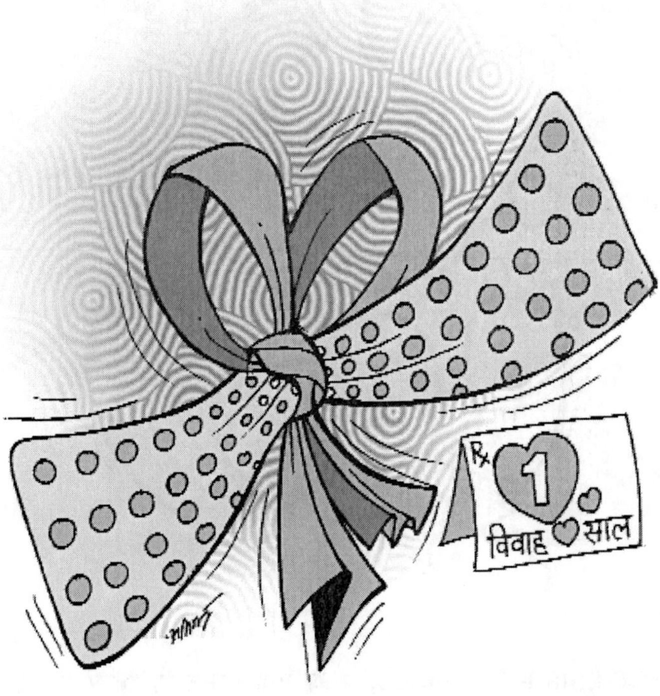


अगर स्त्री का स्वास्थ्य अच्छा है और वह समझदार है तो पहले दो सालों तक उसके लिए गर्भ-निरोधक गोलियां लेना सर्वथा उपयुक्त है। नियम से उन्हें लेते रहने से गर्भ ठहरने की संभावना बिल्कुल न के बराबर रहती है, शारीरिक मिलन की प्राकृतिकता बनी रहती है, और इच्छानुसार उन्हें कभी भी छोड़ा जा सकता है।

109

## क्या काम-क्रीड़ा के देर तक चलने पर ही चरमसुख की प्राप्ति होती है?

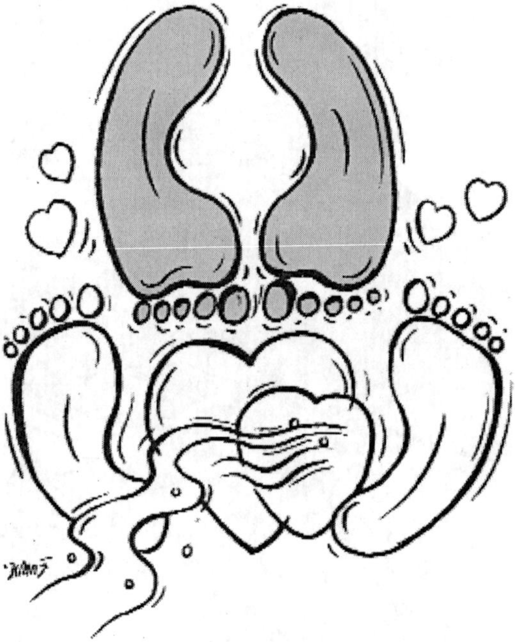

सच्चाई यह है कि अधिकांश पुरुष 2-3 मिनट के भीतर स्खलित हो जाते हैं। ब्लू फिल्मों में दर्शायी जानेवाली काम-क्रीड़ा की अवधि मायावी होती है, सच नहीं ! यूं भी प्रेम की रागात्मक क्रिया को घड़ी की सुइयों से बांधना अनुचित है। स्त्री को चरमसुख पर पहुंचने में समय लगता है, पर समझदार पुरुष रतिक्रीड़ा पूर्व क्रिया पर ध्यान देकर इसकी आपूर्ति कर लेता है।

110

## सहवास के तुरंत बाद सिरदर्द उठने लगे तो क्या यह किसी गंभीर स्थिति का सूचक है?

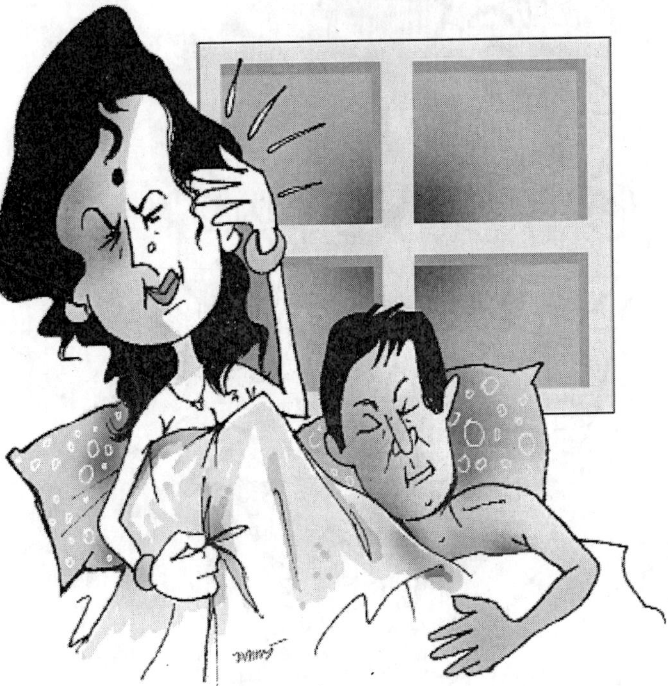

नहीं। कुछ लोगों में सहवास-जन्य चरम सुख (ओर्गेज्म) की प्राप्ति के साथ ही सिर की रक्त वाहिकाओं में अस्थायी फैलाव आ जाता है। नतीजतन धमनियों के साथ सटी हुई तंत्रिकाओं पर दबाव पड़ता है और उसकी परिणति सिरदर्द के रूप में होती है। इससे विचलित नहीं होना चाहिए।

111

## सहवास के बाद उठने वाले सिरदर्द से बचने का क्या मंत्र है?

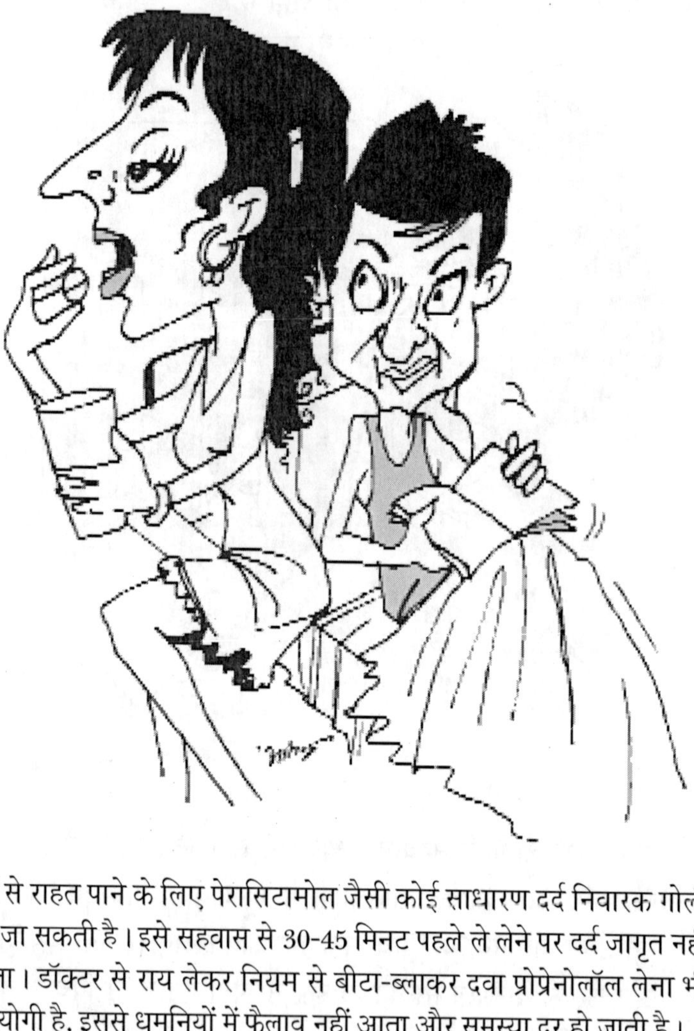

दर्द से राहत पाने के लिए पेरासिटामोल जैसी कोई साधारण दर्द निवारक गोली ली जा सकती है। इसे सहवास से 30-45 मिनट पहले ले लेने पर दर्द जागृत नहीं होता। डॉक्टर से राय लेकर नियम से बीटा-ब्लाकर दवा प्रोप्रेनोलॉल लेना भी उपयोगी है, इससे धमनियों में फैलाव नहीं आता और समस्या दूर हो जाती है।

112

## क्या गर्भ-निरोधक कंडोम के प्रति एलर्जी विकसित हो सकती है?

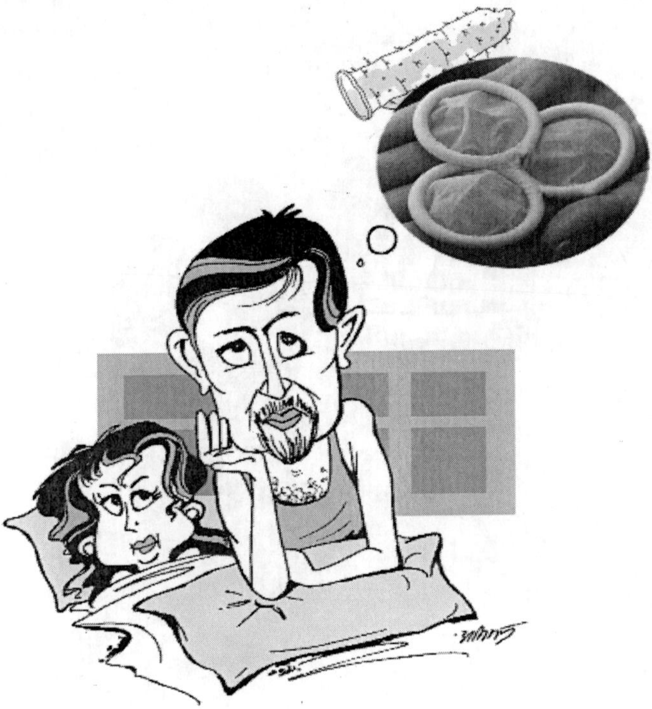

हां। जिस लैटेक्स रबड़ से कंडोम बनाया जाता है, उसके प्रति एलर्जी होने की संभावना से इंकार नहीं किया जा सकता। पर ऐसे मामले कम ही दंपतियों को परेशान करते हैं। कुछ लोग सोचते हैं कि कंडोम के रंग का इसमें कोई हाथ है, यह सच नहीं। ऐसे में कोई और गर्भ-निरोधक अपनाने में ही समझदारी है।

**113**

## संतान न होने पर पति-पत्नी को डॉक्टर के पास कब जाना चाहिए?

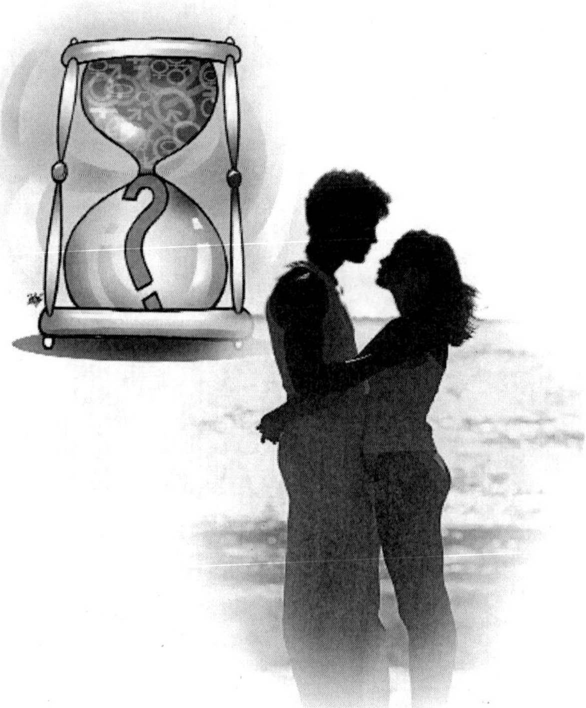

पति-पत्नी अगर एक साल से गर्भधारण की कोशिश कर रहे हैं और उनकी मंशा पूरी न हुई हो तो उचित यही है कि वे समय गंवाए बगैर किसी इनफर्टिलिटी विशेषज्ञ से परामर्श लें। जांच के लिए पति और पत्नी दोनों साथ-साथ में ही जाएं, चूंकि समस्या किसी में भी हो सकती है।

**114**

## संतान न होने पर क्या सिर्फ स्त्री की डॉक्टरी जांच करा लेना काफी है?

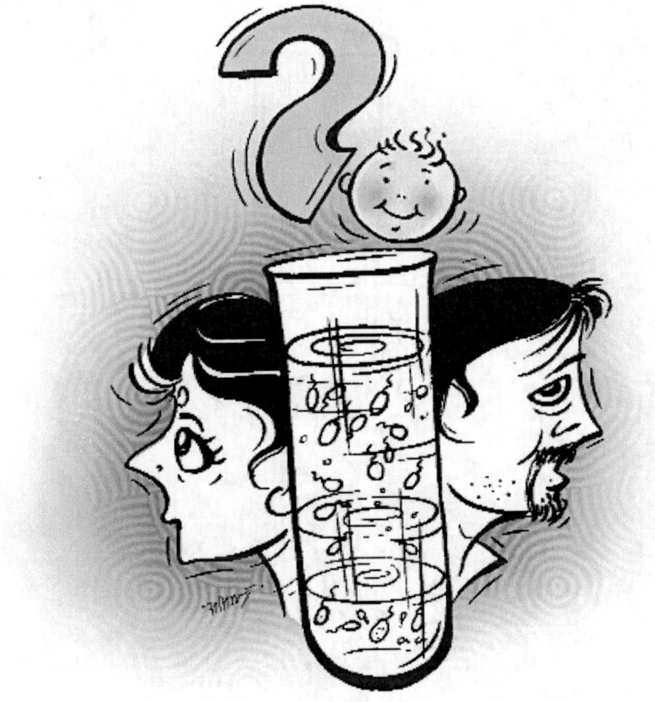

नहीं। संतान न होने पर पति-पत्नी दोनों को ही जांच के लिए साथ-साथ जाना चाहिए। दोनों के संतान बीजों के मिलने से ही नया जीवन अंकुरित होता है। संतान न होने के मायने है कि दोनों में से किसी एक या दोनों को ही डॉक्टरी उपचार की जरूरत है। इनफर्टिलिटी की समस्या स्त्री-पुरुष में समान रूप से पाई जाती है।

**115**

## टेस्ट ट्यूब बेबी तकनीक किन दंपतियों के लिए उपयोगी साबित होती है?

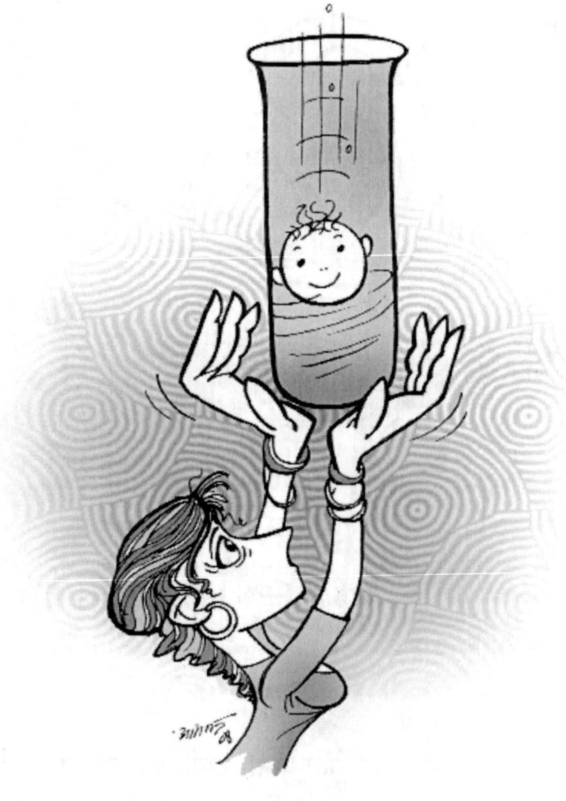

जिन स्त्रियों की डिंबवाही नलिकाएं बंद होती हैं, डिंब और शुक्राणु के मिलन में कहीं कोई बाधा होती है, या पूरी डॉक्टरी जांच-पड़ताल के बावजूद गर्भ न ठहरने का कारण पता नहीं चल पाता, उन दंपतियों में ही यह तकनीक उपयोगी साबित होती है।

116

## टेस्ट ट्यूब बेबी तकनीक की सफलता-दर कितनी है?

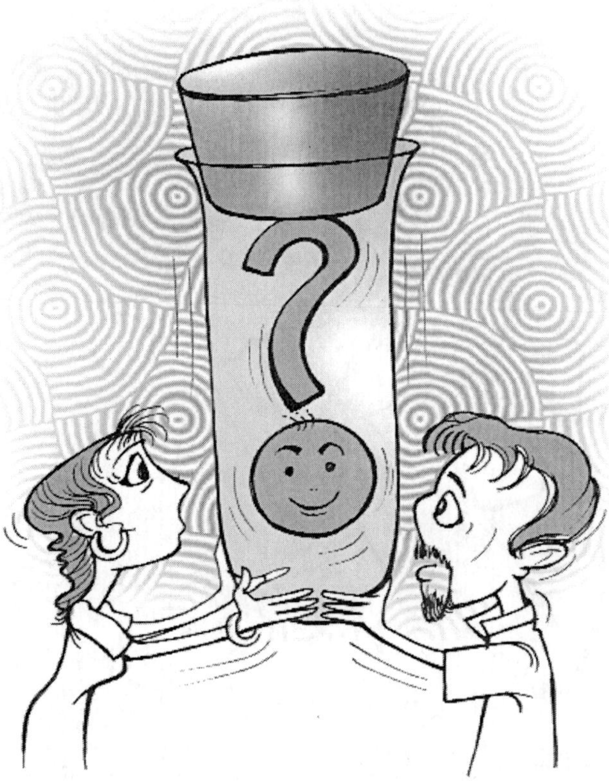

दुनिया के बेहतर से बेहतर इनफर्टिलिटी क्लीनिकों में टेस्ट ट्यूब बेबी तकनीक आजमाने वाले चार में से एक निस्संतान दंपती ही संतान पाने में सफल हो पाते हैं। अगर छह बार कोशिश करने के बाबजूद कामयाबी न मिले तो आगे सफल होने की संभावना कम ही रह जाती है।

**117**

## क्या बच्चा गोद लेने से निस्संतान दंपती की अपनी संतान होने की संभावना बढ़ जाती है?

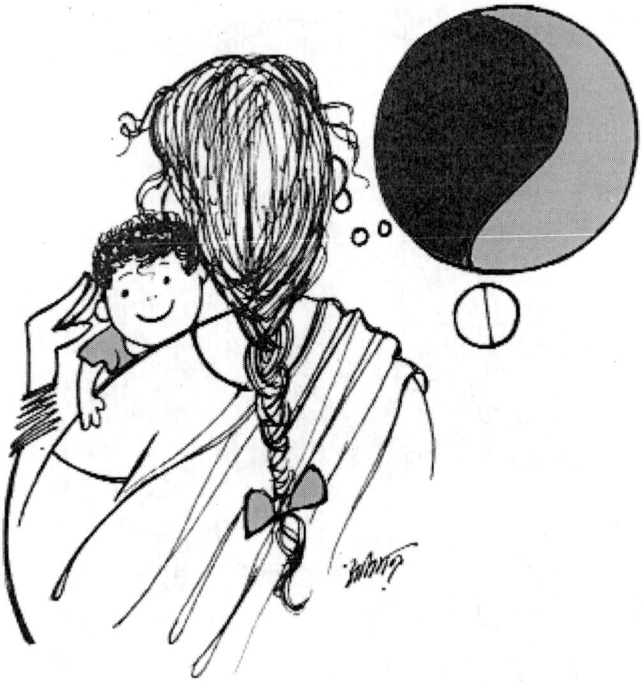

नहीं। जिन दंपतियों में सभी जांच-परीक्षण करने पर भी गर्भधारण न होने का कारण नहीं मिल पाता, उनमें से 5 प्रतिशत दंपती कई वर्ष बाद माता-पिता बनने की मुराद में अचानक कामयाब हो जाते हैं। बच्चा गोद लेने से इस दर में कोई वृद्धि नहीं होती। अगर गर्भधारण हो जाए तो इसे सुखद संयोग ही मानें।

118

## जननांगों में हर्पीज किस कारण होता है? इसके प्रमुख लक्षण क्या हैं?

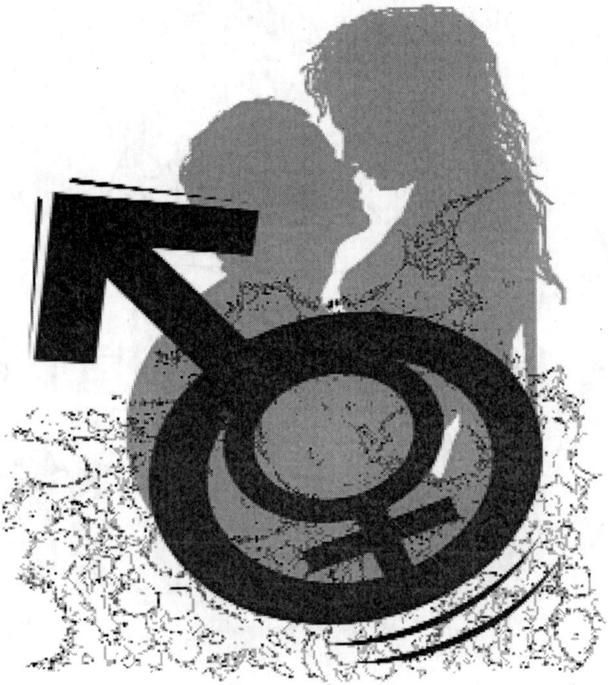

जननांगीय हर्पीज खास किस्म के वायरस से होने वाला यौन-संचारी रोग है। हर्पीज-संक्रमित व्यक्ति से यौन-संपर्क होने के दूसरे दिन से दो हफ्ते बाद जननांगों पर छाले निकल आते हैं जो जल्द टूटकर जख्म में तब्दील हो जाते हैं। जख्म 2-3 हफ्तों में भर जाते हैं पर ये छाले प्रायः कुछ समय बाद बार-बार उठ परेशान करते रहते हैं।

119

## क्या कोई ऐसी दवा है जिससे जननांगीय हर्पीज से स्थायी छुटकारा मिल सकता हो?

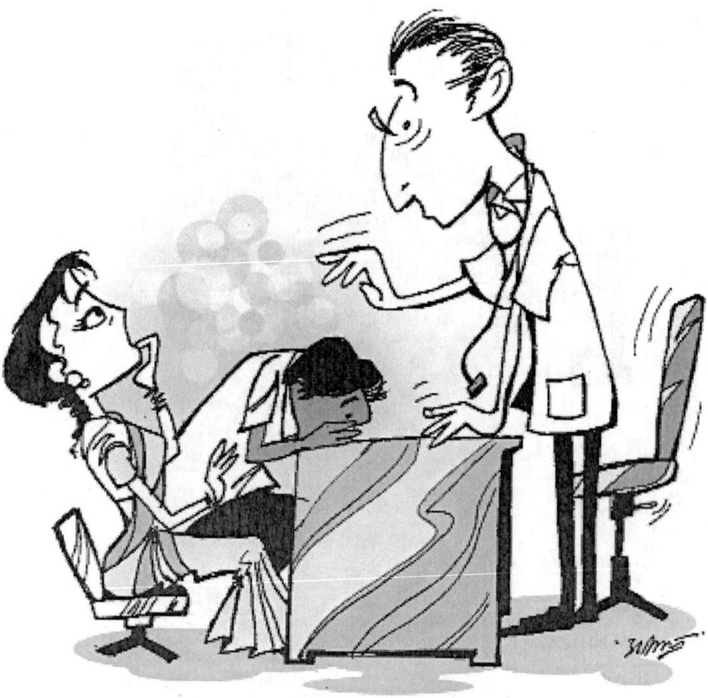

सच्चाई यह है कि जननांगीय हर्पीज सभी रोगियों को बार-बार तंग नहीं करती। पर जिन लोगों में यह बार-बार सिर उठाती है और तकलीफ देती है, उन्हें लंबे समय तक हर्पीज वायरस रोधक दवा जैसे एसाइकलोविर या फेनसाइकलोविर लेने के बाबत सोचना चाहिए। यह इलाज किसी डर्मेटोलाजिस्ट की सलाह से पति-पत्नी दोनों को लेना पड़ता है।

120

## पति-पत्नी का रीसस ब्लड ग्रुप अलग हो तो गर्भधारण करने पर क्या सावधानी जरूरी है?

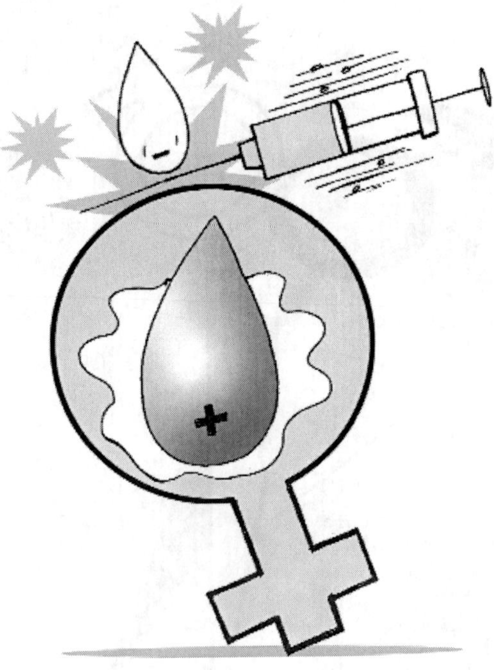

यदि स्त्री रीसस नेगेटिव है और गर्भ रीसस पॉजीटिव है तो बच्चे के जन्म के 72 घंटे के भीतर मां को एंटी-डी का टीका देना जरूरी है, वरना प्रसूति के समय बच्चे के रक्त कणों के मां के रक्त में पहुंचने पर मां का शरीर रीसस एंटीजन के विरुद्ध ऐंटिबॉडी तैयार कर लेता है। इससे आगे गर्भधारण होने पर गर्भ नष्ट होने का खतरा रहता है। यह सावधानी गर्भपात करवाने पर भी ली जानी चाहिए।

121

## परिवार नियोजन का ऑपरेशन करवाने के बाद क्या पुरुष पिता बनने के दायित्व से छूट जाता है?

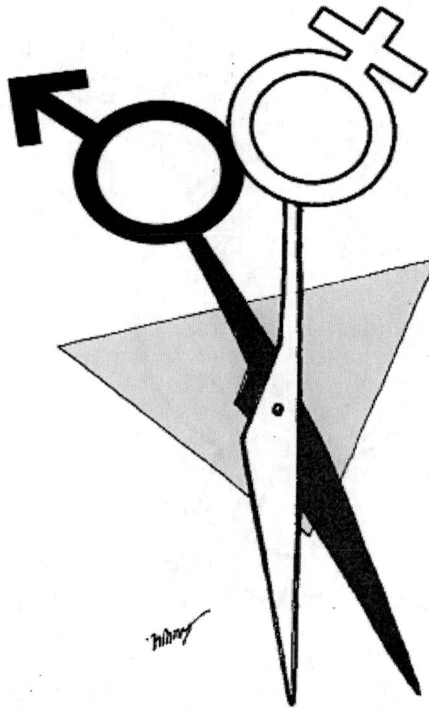

नहीं। ऑपरेशन के पहले तीन महीनों तक वह, या उसकी यौनसंगिनी, कोई भी मनपसंद गर्भ-निरोधक विधि अपनाए, यह जरूरी है। तीन महीने बीतने पर जब वीर्य-जांच से सिद्ध हो जाए कि वीर्य में शुक्राणु आने बंद हो गए हैं, तभी ऑपरेशन को प्रभावी मानें और संतानोत्पत्ति के दायित्व से अपने को मुक्त समझें।

**122**

## परिवार नियोजन का ऑपरेशन करवाने के कितने दिन बाद स्त्री संतानोत्पत्ति के चक्र से मुक्त हो जाती है?

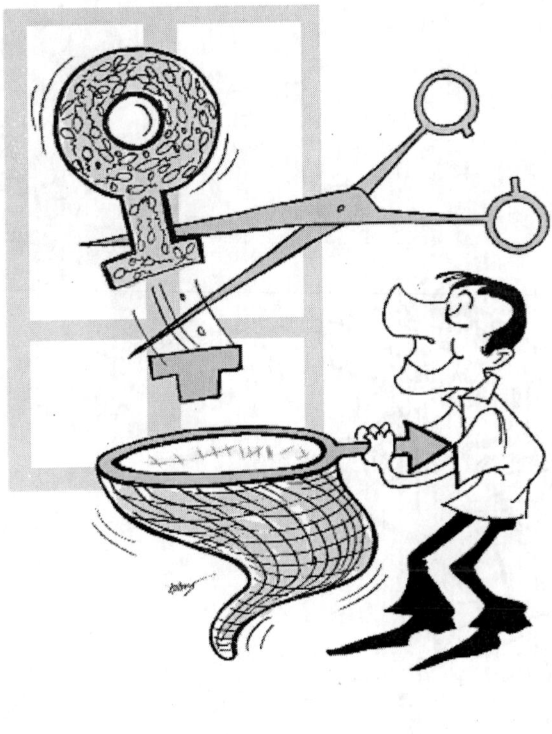

ट्यूबेक्टमी ऑपरेशन के तुरंत बाद से ही स्त्री प्रजनन-दायित्व से मुक्त हो जाती है। उसकी डिंबग्रंथियों से हर माह छूटने वाला संतान-बीज डिंब न तो वह डिंबवाही नली में पहुंच शुक्राणु से मिल सकता है, न ही आगे बच्चेदानी में घर बना सकता है। चुनांचे ट्यूबेक्टमी के बाद स्त्री को किसी गर्भ-निरोधक विधि की जरूरत नहीं रहती।

123

## क्या परिवार नियोजन का ऑपरेशन कराने से शरीर कमजोर हो जाता है?

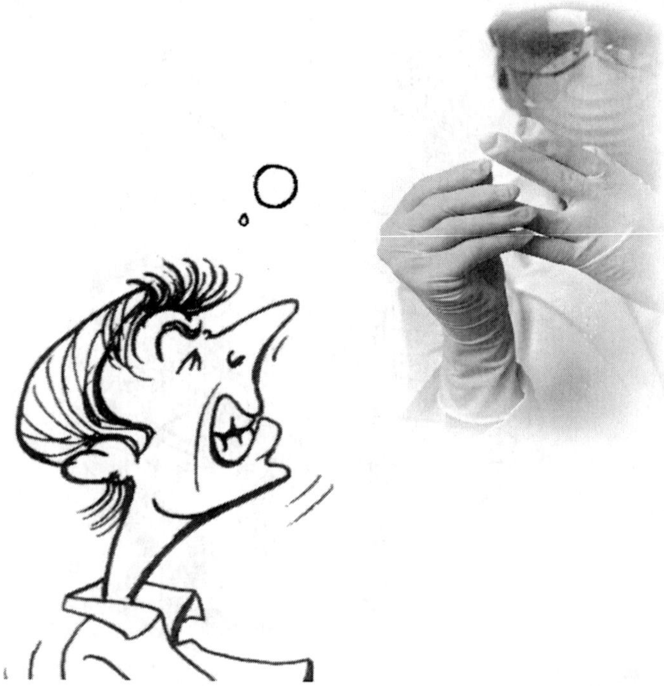

कतई नहीं। न तो इस छोटे से ऑपरेशन से शरीर में कोई हारमोनल असंतुलन पैदा होता है, न ही जननांग के आकार या क्षमता पर कोई असर पड़ता है। ऑपरेशन के बाद भी स्त्री के शरीर में डिंब और पुरुष में शुक्राणु पहले जैसे ही बनते रहते हैं, सिर्फ उनकी निकासी का रास्ता बंद हो जाता है।

124

## स्त्री और पुरुष के शारीरिक मिलन में एचआईवी संक्रमण होने का रिस्क किसे अधिक होता है?

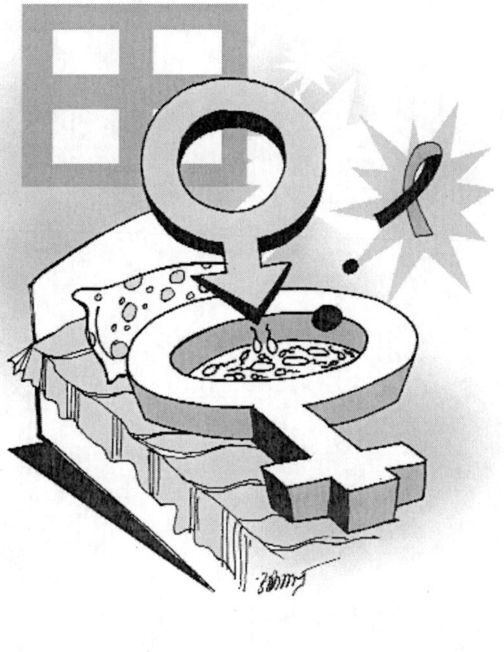

यह संकट दोनों को ही होता है, लेकिन पुरुष से स्त्री में रोग जाने का रिस्क अधिक आंका गया है। शारीरिक मिलन के बाद पुरुष वीर्य लंबे समय तक स्त्री के भीतर रहता है। यदि वीर्य एचआईवी संक्रमित है तो वायरस आसानी से स्त्री में पैठ कर लेता है। इसकी तुलना में एचआईवी संक्रमित स्त्री से पुरुष साथी में वायरस के जाने का जोखिम कम पाया गया है।

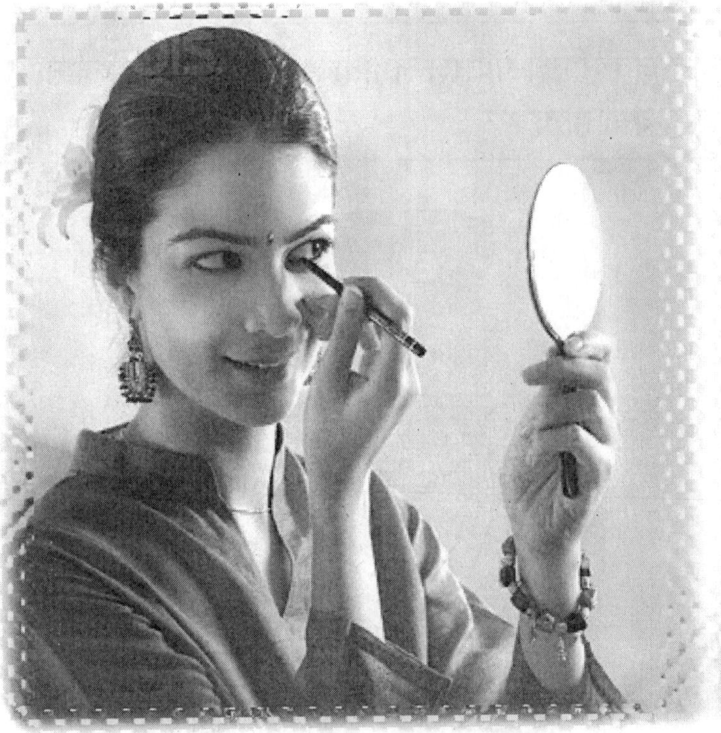

सातवां खंड

# सलोनी काया रेशमी बाल

**125**

## जब-जब मैं नेल-पॉलिश लगाती हूं, मुझे सिरदर्द हो जाता है। ऐसा क्यों होता है?

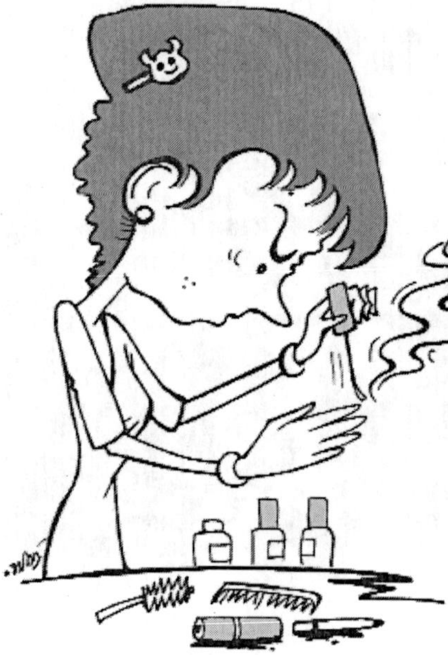

नेल-पॉलिश को बनाते हुए उसमें एसिटोन या जायलिन सरीखे केमिकल सोल्वेंट डाले जाते हैं। कुछ लोग इन केमिकलों को नहीं सह पाते और इसी से उन्हें सिरदर्द हो जाता है। इससे बचने के लिए नेल-पॉलिश लगाते समय खिड़की-दरवाजे खुले रखें और पंखा चलाकर रखें। इससे यह केमिकल जल्द दूर उड़ जाएगा। इससे बात न बने तो नेल-पॉलिश का ब्रांड बदल लें। हो सकता है, दूसरे केमिकल सोल्वेंट से यह तकलीफ न हो!

126

## क्या शेव बनाने से चेहरे पर बाल उगने की रफ्तार तेज हो जाती है?

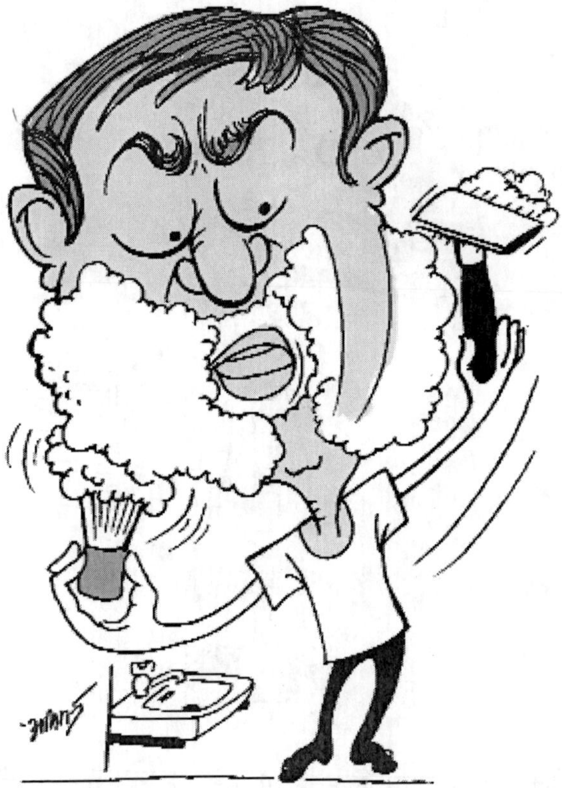

नहीं। यह मात्र एक भ्रांति है। शेव बनाने और रेजर चलाने से न तो बालों के उगने की रफ्तार बढ़ती है, न उनकी रंगत में कोई अंतर आता है।

127

## गाल, गर्दन और आंखों के नीचे की त्वचा का रंग साफ रखने के लिए क्या उपाय किए जा सकते हैं?

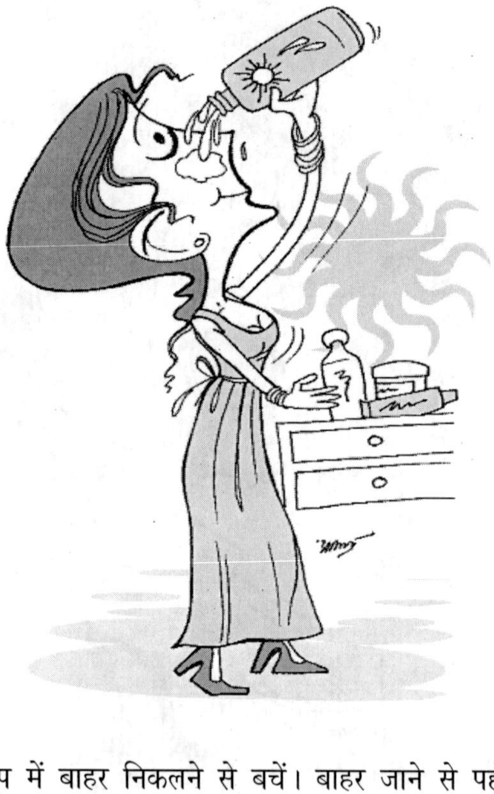

तेज धूप में बाहर निकलने से बचें। बाहर जाने से पहले चेहरे पर कोई ऐसी सन-स्क्रीन क्रीम लगा लें जिसका सन प्रोटेक्शन फैक्टर (एस.पी.एफ.) 20 से अधिक हो। अगर त्वचा का रंग गहरा हो चुका है तो किसी कॉस्मेटिक सर्जन से मिल फ्रीक्वंसी एन.डी. याग लेजर की 7-8 सिटिंग्स ली जा सकती हैं।

128

## क्या आर्टिफीशियल ज्वेलरी पहनने से बदन पर कोई बुरा असर पड़ता है?

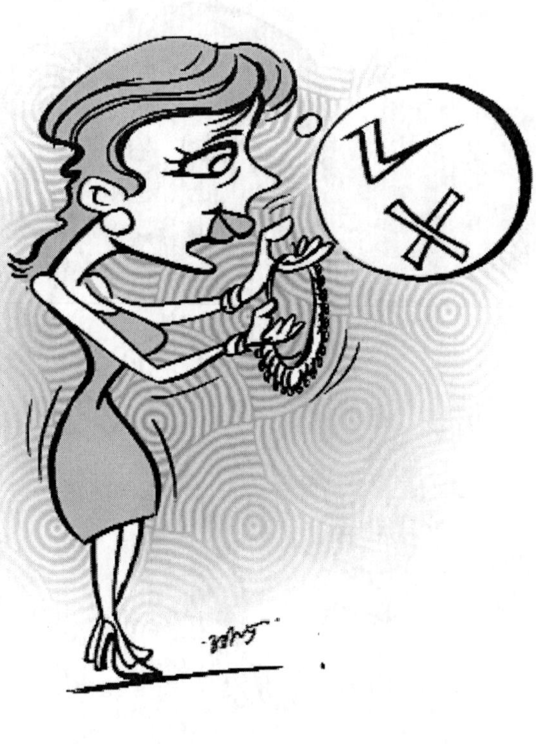

नहीं तो! सिर्फ कुछ लोगों की त्वचा उन धातुओं को नहीं सह पाती जिससे कि ये जेवर रचे-गढ़े गए होते हैं। ऐसे में प्रतिक्रियावश त्वचा पर एग्जीमा उठ आता है या ददोरे या चकत्ते प्रकट हो उठते हैं। खास बात यह है कि यह स्थिति स्वर्ण और रत्नजड़ित आभूषणों के साथ भी उत्पन्न हो सकती है।

129

## आंखों के इर्द-गिर्द काले घेरे किस कारण बनते हैं?

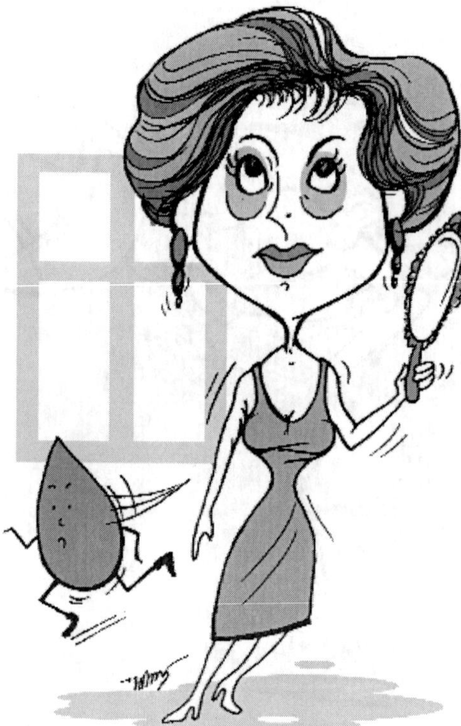

यह कालिमा मूल रूप से आनुवंशिक होती है। दोष आंखों के इर्द-गिर्द की त्वचा को रंग देने वाले मिलेनोसाइट्स के अत्यधिक सक्रिय होने से उभरता है। इस पर नेत्र कोठर की गहराई का भी असर पड़ता है। शरीर में खून की कमी होने और नींद पूरी न होने पर यह कालिमा बढ़ जाती है।

130

## आंखों के इर्द-गिर्द बने काले घेरों से छुटकारा पाने के लिए क्या करना चाहिए?

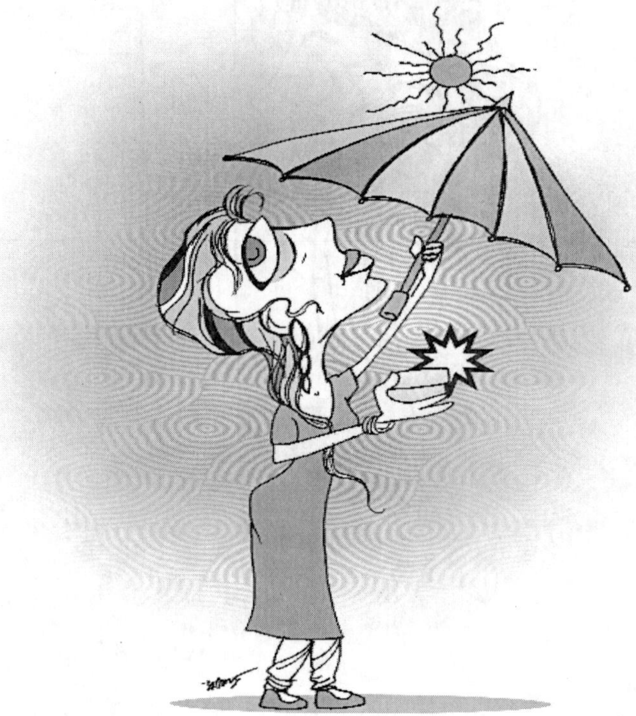

धूप में कम निकलिए। चेहरे तथा खासकर आंखों के इर्द-गिर्द की त्वचा पर हाइड्रोक्सीक्वीनोन क्रीम और विटामिन-ई युक्त क्रीम लगाइए और नित्य 7-8 घंटे की नींद लीजिए। धीरे-धीरे त्वचा का रंग साफ होता जाएगा।

131

## क्या मुंहासे खून की अशुद्धि से उपजते हैं?

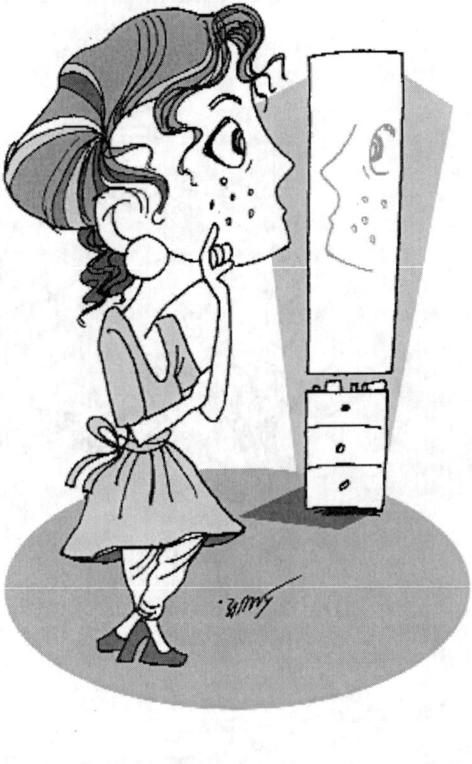

नहीं। मुंहासे खून की अशुद्धि से नहीं बल्कि त्वचा में छिपी तैलीय ग्रंथियों के फूलने से उपजते हैं। किशोर उम्र में जब एंड्रोजन हॉरमोन बनना शुरू होता है तो उसी से प्रेरित हो तैलीय ग्रंथियां बड़ी मात्रा में सिबम बनाने लगती हैं। अगर सिबम की निकासी नहीं हो पाती तो तैलीय ग्रंथियां फूल कर फुंसियों जैसी दिखने लगती हैं।

132

## क्या मुंहासे होने पर चेहरे पर कॉस्मेटिक्स लगाना ठीक है?

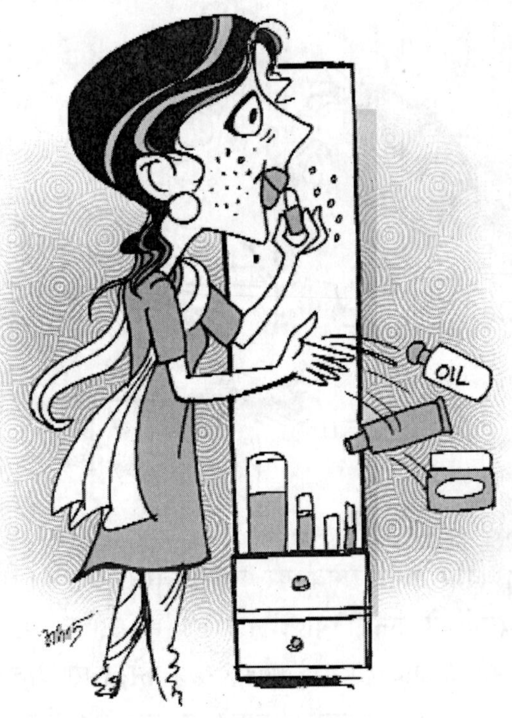


यह सौंदर्य-प्रसाधन पर निर्भर करता है। तैलीय सौंदर्य-प्रसाधनों, फाउंडेशन क्रीम, मॉस्चराइजिंग क्रीम, लोशन और तेल से परहेज बरतें। उनके इस्तेमाल से रोम-छिद्र बंद हो सकते हैं। परंतु मन चाहे तो केलेमिन लोशन, पाउडर, ब्लशर, आई शैडो, आई लाइनर, मस्कारा और लिपस्टिक लगाए जा सकते हैं।

133

## क्या चाकलेट और चाट-पकौड़ी खाने से मुंहासे बढ़ जाते हैं?

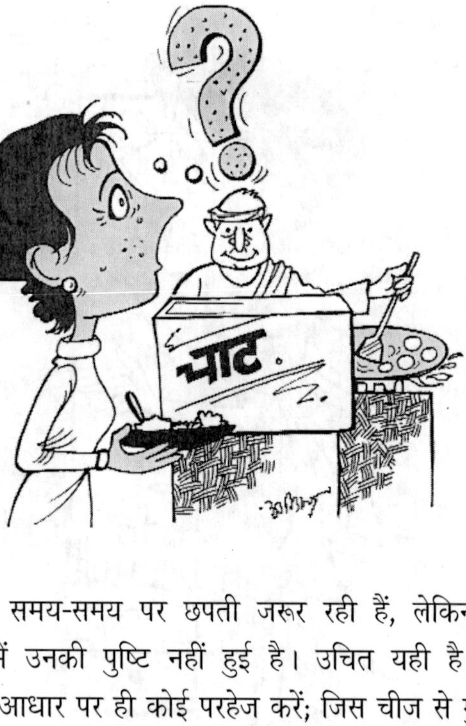


ऐसी खबरें समय-समय पर छपती जरूर रही हैं, लेकिन वैज्ञानिक अध्ययनों में उनकी पुष्टि नहीं हुई है। उचित यही है कि अपने अनुभव के आधार पर ही कोई परहेज करें; जिस चीज से मुंहासे बढ़ते हों, उसी से परहेज बरतें। अनावश्यक पथ्य का कोई लाभ नहीं। तली हुई चीजें, चाट-पकौड़ी और चॉकलेट मुंहासों को बिगाड़ने के लिए खासतौर से बदनाम हैं, लेकिन इस बदनामी का कोई वैज्ञानिक आधार नहीं है। समझदारी यही है कि अगर किसी चीज से मुंहासे उग्र होते नजर आएं, और ऐसा एक बार नहीं बल्कि बार-बार हो, तो आगे से उस चीज से हाथ खींच लें।

134

## मुंहासे पर रोक लगाने के लिए क्या-क्या सावधानियां व्यवहार में लानी चाहिए?

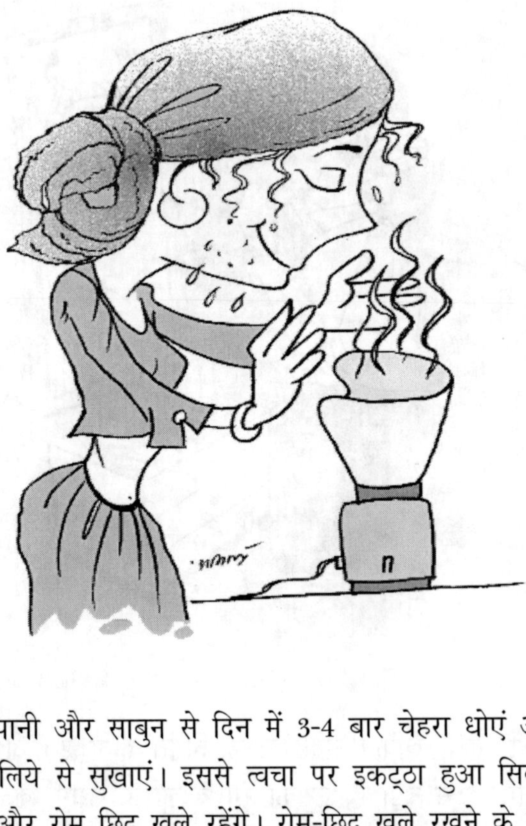

गुनगुने पानी और साबुन से दिन में 3-4 बार चेहरा धोएं और उसे नरम तौलिये से सुखाएं। इससे त्वचा पर इकट्ठा हुआ सिबम धुल जाएगा और रोम छिद्र खुले रहेंगे। रोम-छिद्र खुले रखने के लिए हर 10-15 दिन बाद स्टीम से चेहरे की सफाई करें। रसोई में काम करते हुए खिड़कियां खुली रखें, एग्जॉस्ट फैन चलाकर रखें ताकि रसोई का चिकनाईयुक्त वाष्प बाहर जा सके।

135

## क्या तिल का बढ़ना उसमें कैंसर पैदा होने का संकेत है?

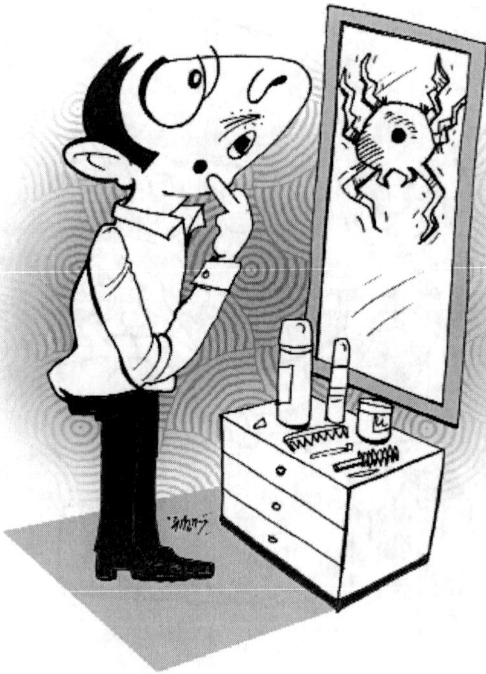

जरूरी नहीं, लेकिन संदेह जरूर जागृत होता है। अगर तिल एक सेंटीमीटर से बड़ा है, उसका रंग बदला है, उसमें खुजली होने लगी है, सूजन आ गई है या उससे खून रिसने लगा है तो सर्जन से तुरंत राय लेना जरूरी है। सतही कैंसर होने पर रोग ऑपरेशन द्वारा जड़ से खत्म किया जा सकता है, जबकि देर करने से रोग जानलेवा बन जाता है।

136

## क्या प्लास्टिक सर्जरी से चोट का निशान मिटाया जा सकता है?

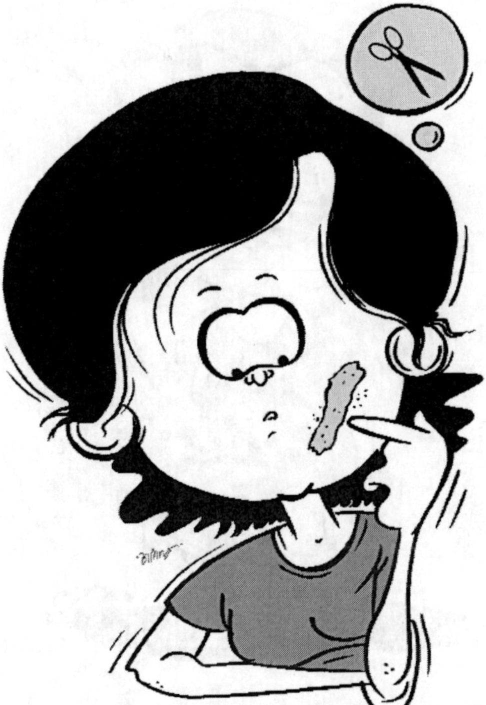

नहीं। ऐसी उम्मीद रखना गलत है। प्लास्टिक सर्जरी से किसी निशान की विरूपता ही कम की जा सकती है लेकिन उसे पूरी तरह मिटाया नहीं जा सकता। कभी कहीं निशान ऐसे स्थान पर भी होता है कि प्लास्टिक सर्जन चतुराई से उसे त्वचा की तह में छुपा देते हैं।

137

## बदन पर घमौरियां निकल आने पर उनसे कैसे निजात पाई जा सकती है?

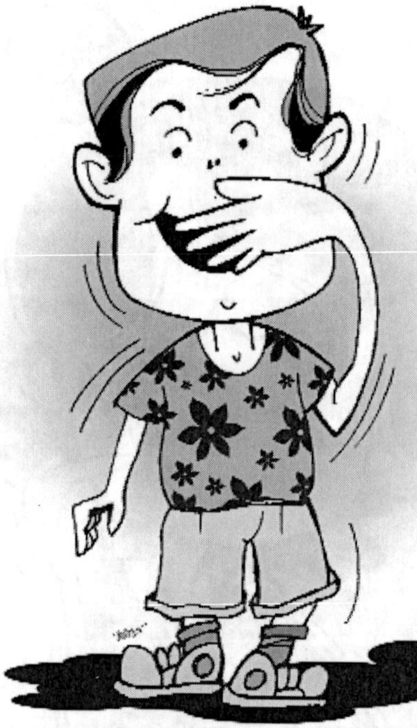

ठंडे स्थान में रहें। तीखे खान-पान, मिर्च-मसालों और गर्मागर्म चीजों से बचें। दिन में 3-4 बार कैलामाइन लोशन लगाएं। बदन को ठंडक मिलेगी। सूती हल्के रंग के आरामदेह कपड़े पहनें। बॉडी-हगिंग जीन्स और टाइट्स मौसम के वाजिब साथी नहीं। दिन में 2-3 बार स्नान करें। कपड़े धोते समय उन्हें पानी में अच्छी तरह खंगाल लें, ताकि उनमें डिटर्जेंट न रहने पाए।

138

## दाद से कैसे बचा जा सकता है?

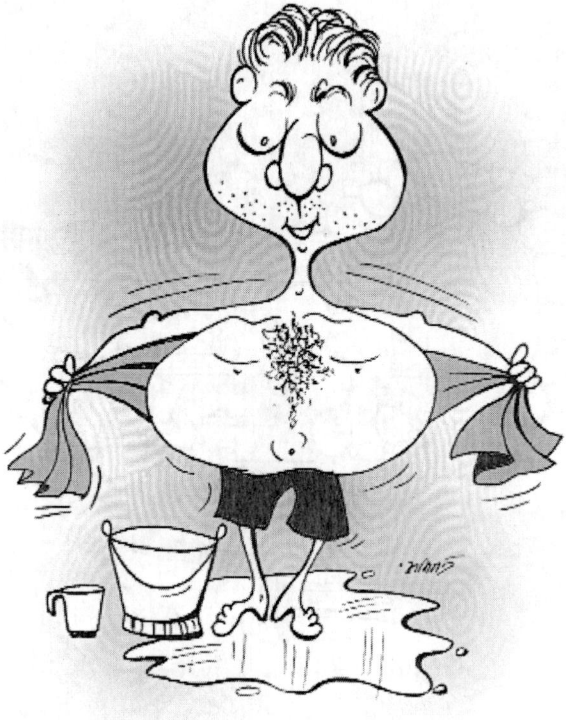

बदन नमी से जितना बचा रहे और साफ-सुथरा रहे, उतना ही अच्छा है। सुबह-शाम नियमित स्नान, स्नान के बाद तौलिये से बदन ठीक से सुखाने, रोजाना साफ-सुथरे सूती अंतर्वस्त्र (इनर वियर) और ढीली-ढाली पोशाक पहनने से दाद पर रोक लगाने में मदद मिलती है। मोटापा घटाने से भी लाभ पहुंचता है।

139

## क्या बदन पर उपजे हर्पीज जोस्टर के फफोले दूसरों के लिए परेशानी पैदा कर सकते हैं?

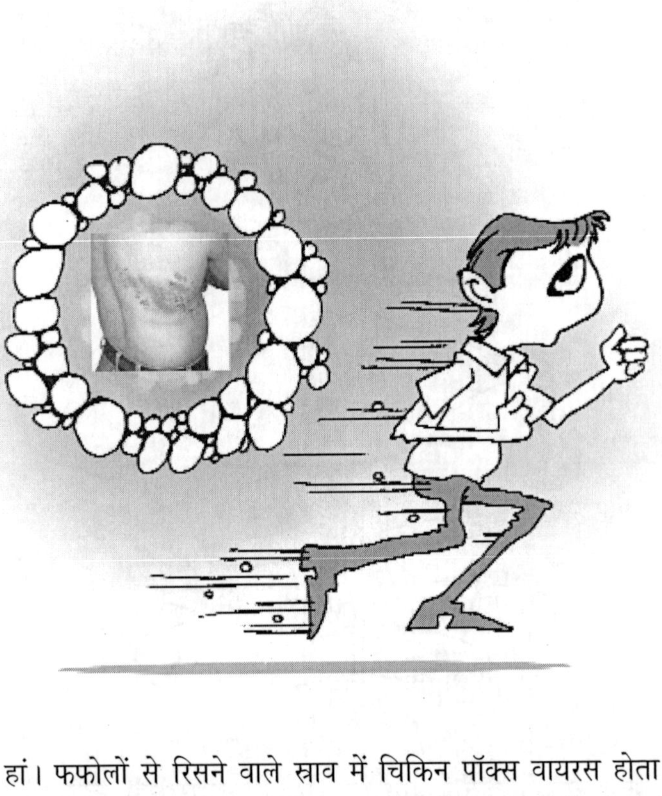

हां। फफोलों से रिसने वाले स्राव में चिकिन पॉक्स वायरस होता है। अतः हर्पीज जोस्टर के रोगी के संपर्क में आने वाले लोगों को चिकिन पॉक्स होने का अंदेशा रहता है। यह रिस्क उन्हीं लोगों को होता है जिन्हें पहले कभी चिकिन पॉक्स नहीं हुआ होता। अतः परिवार जनों को रोगी की सेवा-सुश्रूषा करते समय पूरी सावधानी बरतनी चाहिए।

140

## हर्पीज जोस्टर के फफोले गिरने के बाद दर्द कितने दिन तक परेशान करता है?

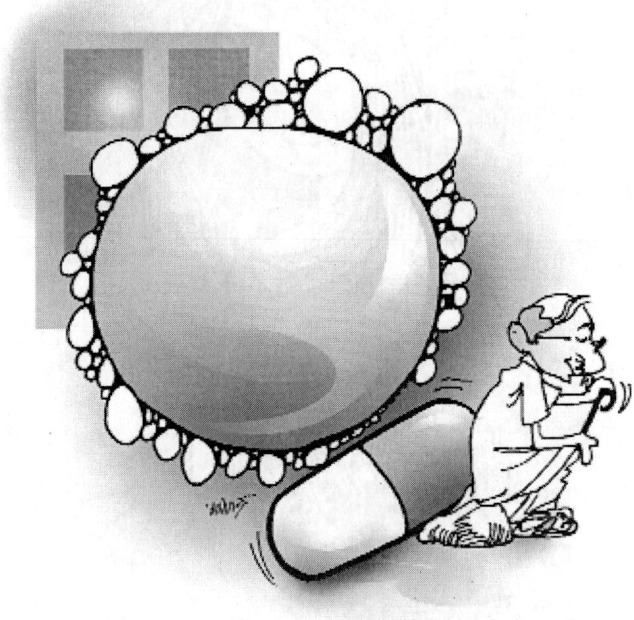

यह दर्द आमतौर से फफोले गिरने के चंद हफ्तों के अंदर मिट जाता है। पर कुछ मरीजों में दर्द कई महीनों तक परेशान करता रहता है। यह समस्या उम्रदराज मरीजों में अधिक देखी जाती है। 60 से अधिक उम्र के बीस प्रतिशत और 70 से अधिक उम्र के तीस प्रतिशत मरीज इस परेशानी से गुजरते हैं। उनमें विशेष दवाओं या एक्यूपंक्चर से लाभ मिल सकता है।

**141**

## बाल काढ़ते समय क्या सावधानी बरतनी चाहिए?

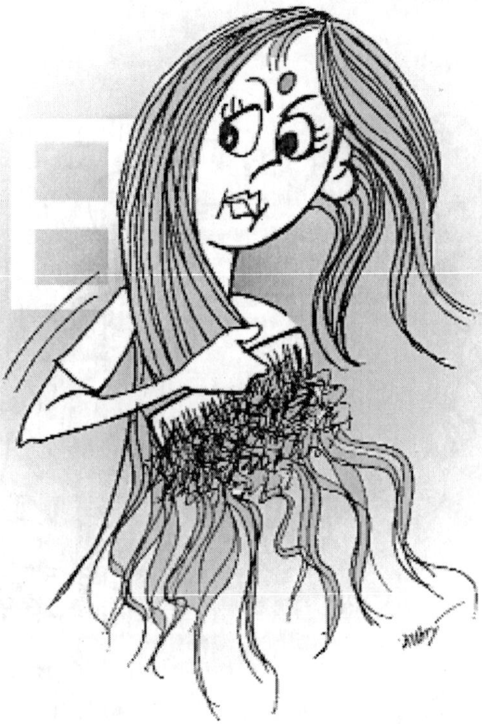

उनके साथ अधिक सख्ती ठीक नहीं। सख्त कंघी प्रयोग करने, बालों में सख्ती से कंघी चलाने, उल्टी कंघी चलाने और उन्हें बहुत कस कर बांधने से बाल जड़ से खिंच सकते हैं। वाजिब यही है कि नरम कंघी से उन्हें कम से कम सुबह-शाम काढ़ लें और यह ध्यान रखें कि वे उलझें नहीं।

142

## कौन-सा केशनिखार तेल लगाने से बाल लंबे होते हैं?

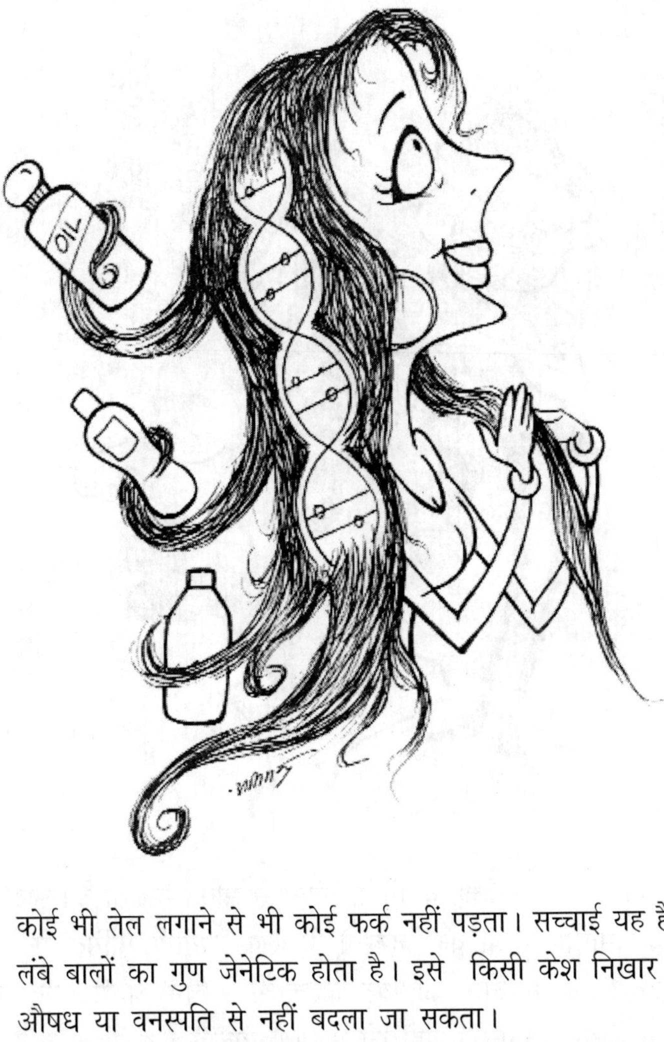


कोई भी तेल लगाने से भी कोई फर्क नहीं पड़ता। सच्चाई यह है कि लंबे बालों का गुण जेनेटिक होता है। इसे किसी केश निखार तेल, औषध या वनस्पति से नहीं बदला जा सकता।

143

## क्या सिर की चंपी कराने से कुछ लाभ होता है?

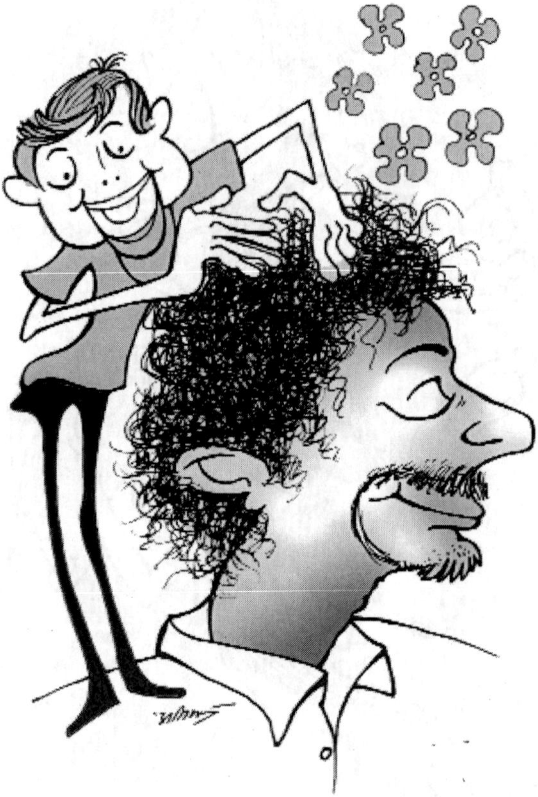

हां। सिर की मालिश कराने से तनाव से मुक्ति मिलती है। साथ ही, यह मालिश बालों की तंदुरुस्ती के लिए उपयोगी साबित होती है। इससे सिर की त्वचा की रक्त-वाहिकाओं में खून का दौरा बढ़ जाता है, जिससे बालों की जड़ों को मजबूती मिलती है।

144

## क्या बालों का रंग किसी दवा से फिर से काला हो सकता है?

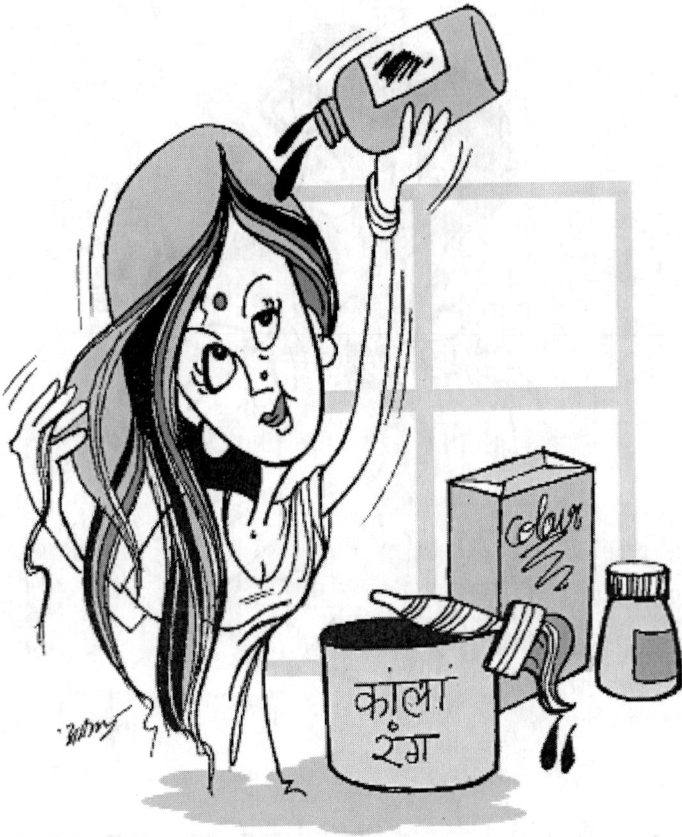


बालों का रंग हमारी आनुवंशिकी से तय होता है। विज्ञापन देनेवाले दवा-निर्माताओं के बड़े-बड़े दावों के बावजूद अब तक कोई ऐसी विश्वसनीय दवा नहीं बनी है, जिससे सफेद पके हुए बाल काले हो सकें।

145

## बालों को रंगने के लिए कौन-सा तरीका सबसे सुरक्षित है?

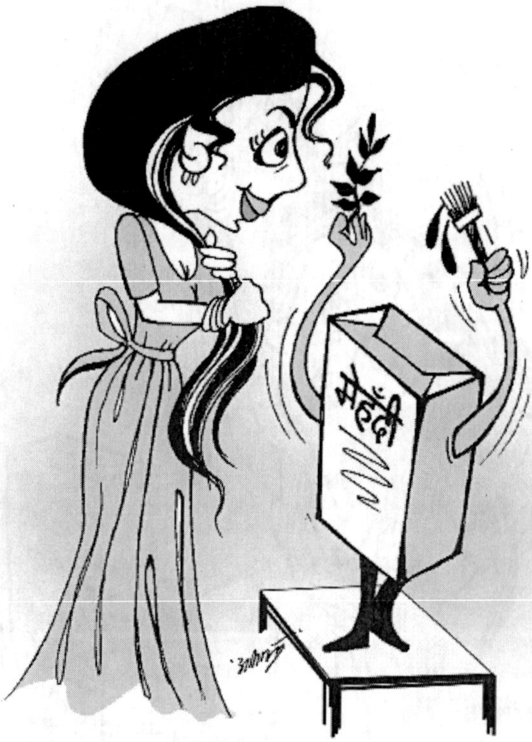


बालों की सफेदी छिपाने के लिए मेहंदी या बाल रंगने वाली हेयर डाई इस्तेमाल की जा सकती है। प्राकृतिक वनस्पति होने के नाते मेहंदी अधिक सुरक्षित समझी जाती है, मगर एलर्जी उसके साथ भी हो सकती है। हेयर डाई के साथ भी कभी भी एलर्जी हो सकती है। ऐसे में उसे आगे फिर कभी प्रयोग न करें।

146

## हेयर ड्रायर बरतते हुए क्या-क्या सावधानियां जरूरी हैं?

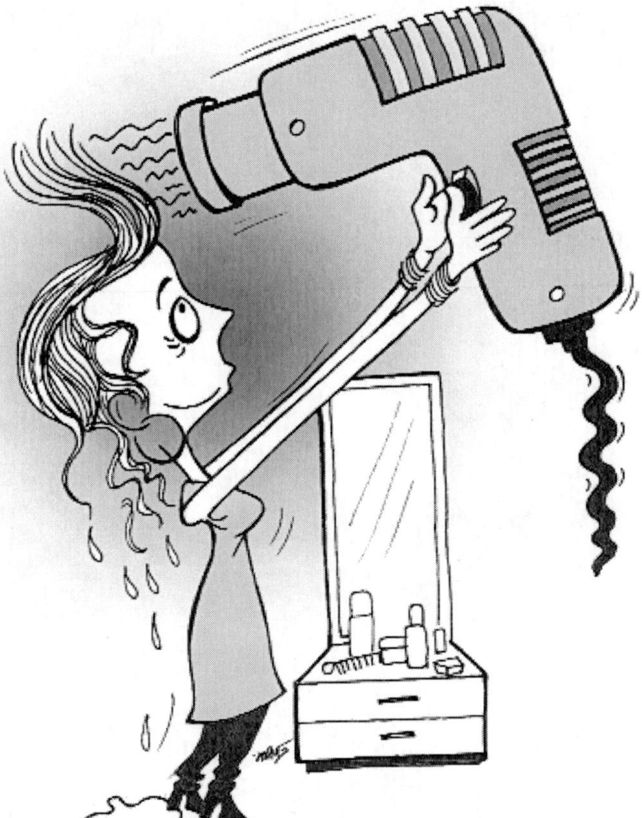

बालों को सुखाते हुए कभी जल्दबाजी न दिखाएं। हेयर ड्रायर ऊंचे तापमान पर रखने से बाल जल जाते हैं और उनकी चमक गुम हो जाती है।

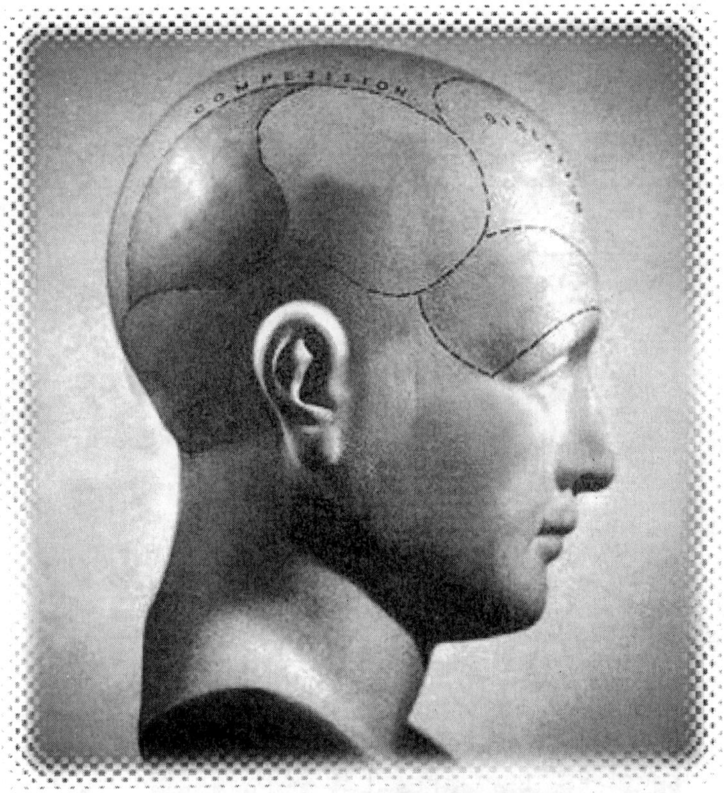

आठवां खंड

# मन-मस्तिष्क की वीणा

147

## अगर रोज रात में दो-तीन या चार बजे नींद खुल जाए तो क्या करना चाहिए?

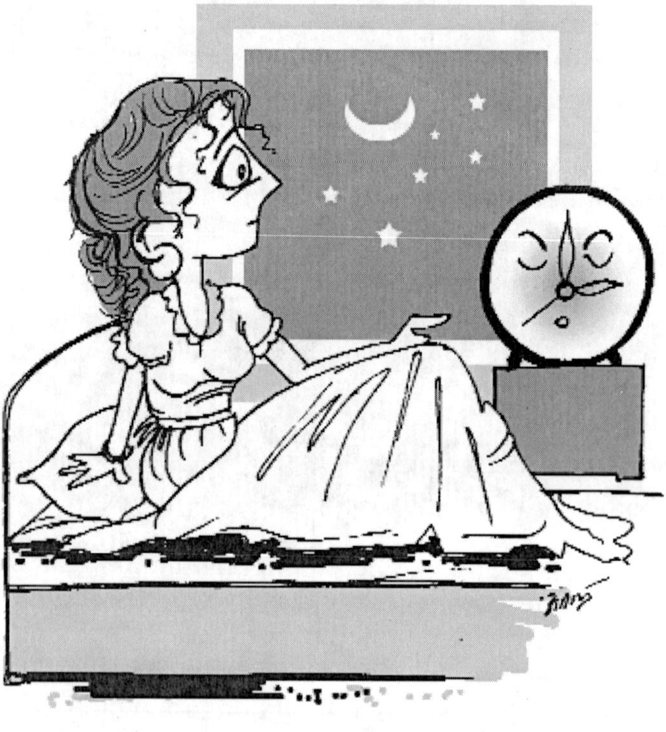

सोने का एक वाजिब समय सुनिश्चित कर लें। सोने से पहले रिलैक्स करें। तनावहारी उपाय आजमा कर देखें और आराम से सोएं। फिर भी नींद बीच रात्रि में खुलती रहे तो किसी मनोचिकित्सक से राय लें। यह डिप्रेशन का लक्षण हो सकता है।

148

## सदा गंदगी का फितुर चढ़े रहना, बार-बार नहाना क्या किसी असामान्यता का लक्षण है?

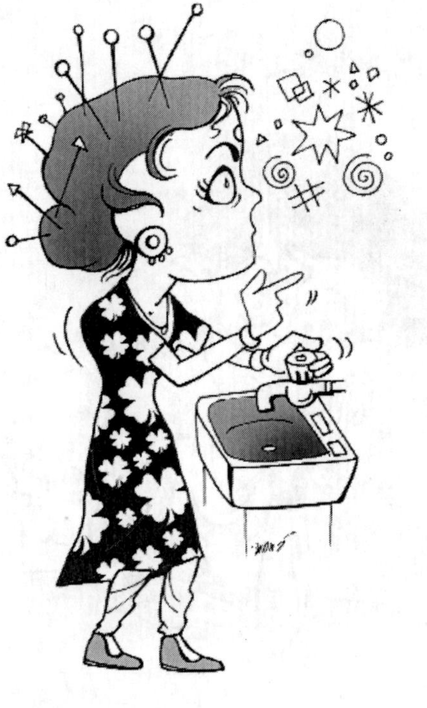

ये लक्षण ऑबसेसिव-कंपलसिव डिसऑर्डर के हो सकते हैं। इसमें मन निराधार विचारों और निरर्थक गतिविधियों में उलझ जाता है। अनिष्ट की शंका दिमाग पर हावी रहती है और व्यक्ति बेतुकी चीजों में घंटों बरबाद कर देता है। ऐसे में किसी मनोचिकित्सक से उपचार लेने से स्थिति में सुधार आ सकता है।

149

## अगर मन बहुत समय से दुश्चिंता से घिरा है, तो उससे उबरने के लिए क्या करना चाहिए?

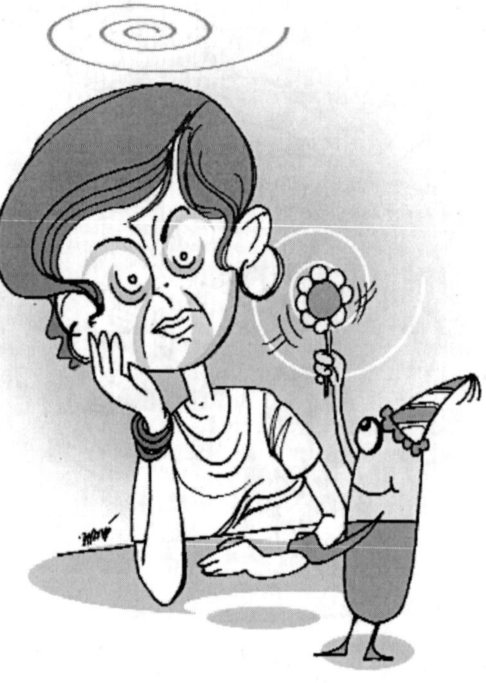

अवसादरोधक (ऐंटिडिप्रेसेंट) दवाएं इसका सबसे बेहतर उपाय हैं लेकिन उन्हें नियम से लेना पड़ता है। दवा का सद्प्रभाव दिखने में कुछ दिन जरूर लगते हैं, लेकिन धीरज से डॉक्टरी सलाह के अनुसार दवा लेते रहने से 15 दिन के अंदर आराम आने लगता है। कुल दवा कई महीनों तक लेनी पड़ सकती है।

150

## माइग्रेन से बचने के लिए क्या-क्या उपाय लाभकारी साबित हो सकते हैं?

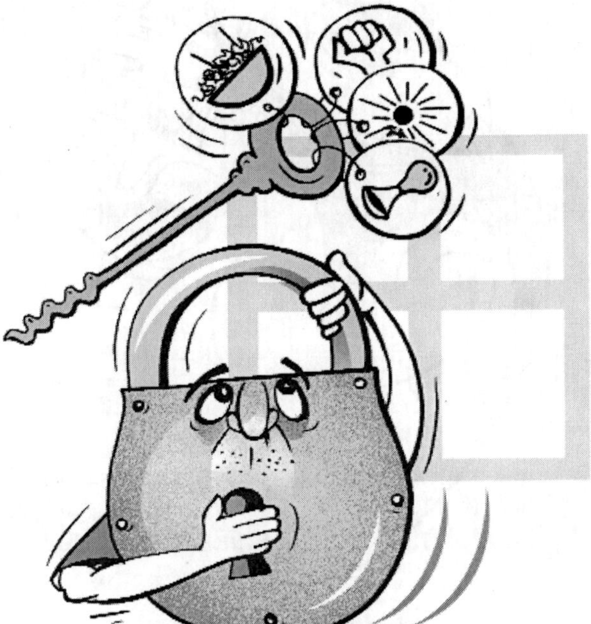

इस बात पर ध्यान दें कि माइग्रेन किन स्थितियों में पैदा होता है। उपवास, टिमटिमाती रोशनी, शोर, टेंशन, थकान, तेज धूप में देर तक रहने और कुछ भोजन जैसे चाईनीज फूड, सिरके में बनी चीजें, अधिक पका हुआ केला और संतरा माइग्रेन के प्रेरक हो सकते हैं। कोई कारण पकड़ में आए, तो उससे परहेज बरतें।

151

## माइग्रेन बार-बार परेशान करे तो क्या उपाय करने चाहिए?

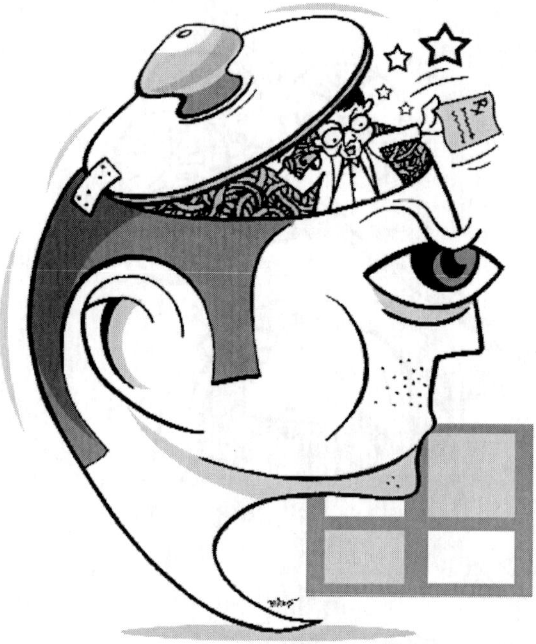

किसी न्यूरोलोजिस्ट से सलाह लेकर नियम से माइग्रेन-रोधी दवा लें। बहुत संभव है, दवा से माइग्रेन के दौरे थम जाएं। 6-8 महीनों तक नियमित दवा लेने पर इस बात की 60-65 प्रतिशत संभावना होती है कि माइग्रेन के दौरे होने बिल्कुल बंद हो जाएं। जिन 35-40 प्रतिशत रोगियों का रोग पूरी तरह नहीं मिटता, उनमें भी दर्द की तीव्रता, अटैक की कुल अवधि और बार-बार दर्द उठने की प्रवृति पहले के मुकाबले घट जाती है।

152

## माइग्रेन होने पर घर पर क्या उपचार किया जा सकता है?

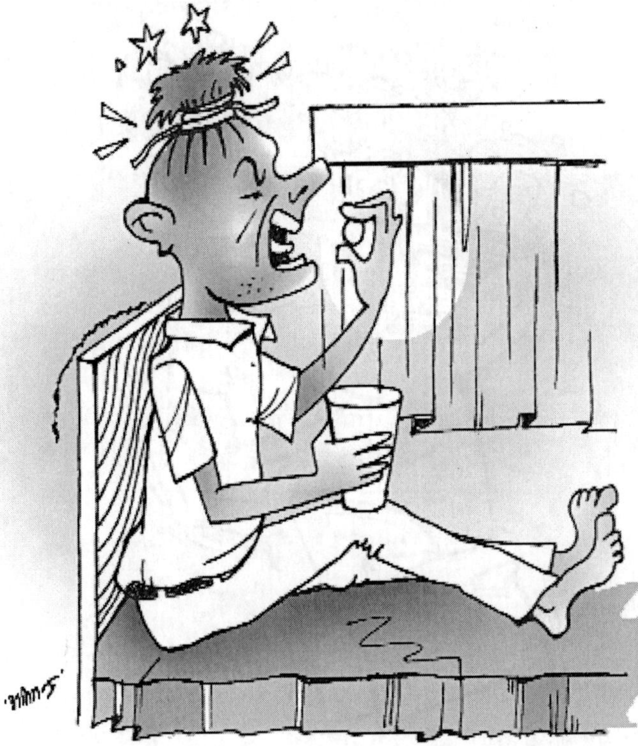

जैसे ही दर्द शुरू हो वैसे ही, पेरासिटामोल, निमूलिड या ब्रूफेन जैसी कोई दर्द-निवारक दवा ले लें। शांत भाव से बिस्तर पर लेट जाएं, सिर पर पट्टी बांध लें, कमरे में अंधेरा कर लें और आराम करें। महीने में चार बार से अधिक दर्द उठे तो डॉक्टरी सलाह से माइग्रेन-निरोधक दवा शुरू कर दें।

153

## ब्रेन स्ट्रोक से बचने के लिए क्या उपाय किए जा सकते हैं?

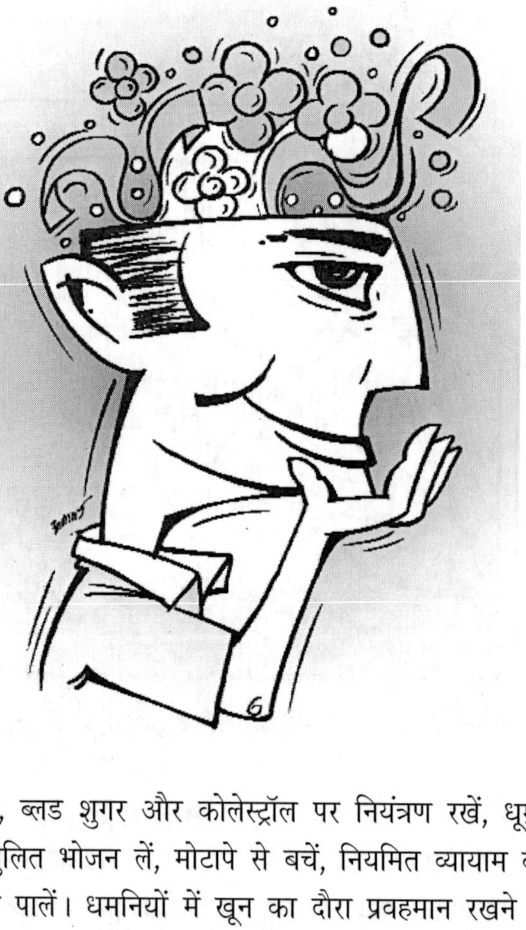

रक्तचाप, ब्लड शुगर और कोलेस्ट्रॉल पर नियंत्रण रखें, धूम्रपान न करें, संतुलित भोजन लें, मोटापे से बचें, नियमित व्यायाम करें और तनाव न पालें। धमनियों में खून का दौरा प्रवहमान रखने के लिए नित एस्प्रिन लेना भी उपयोगी साबित हो सकता है। कभी अंगघात के क्षणिक लक्षण उपजें, तो डॉक्टर की सलाह लें।

154

## फालिज होने पर अंगों में आई कमजोरी कब तक दूर होती है?

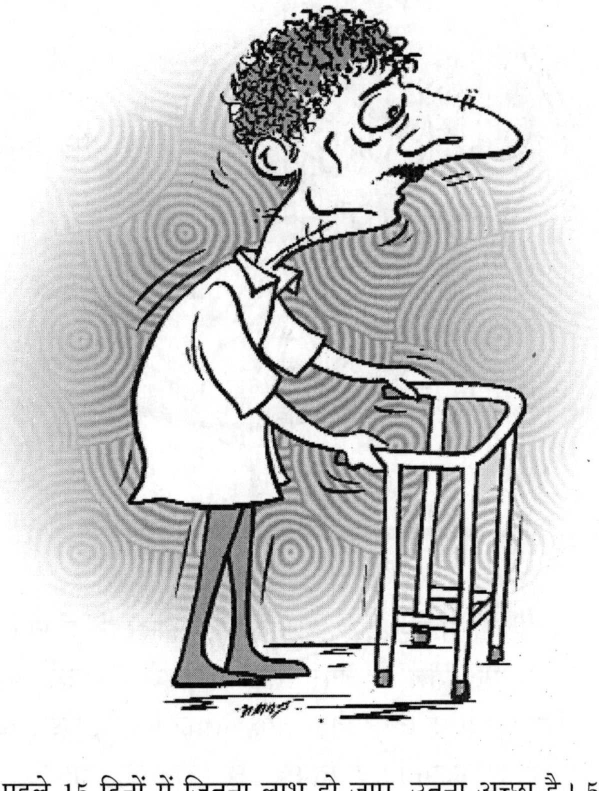

पहले 15 दिनों में जितना लाभ हो जाए, उतना अच्छा है। 5-6 महीनों तक सुधार होता रहता है, पर पहले 3 महीनों के बाद इसकी गति मंद पड़ जाती है। फिजियोथैरेपी कराने, हिम्मत बनाए रखने, सहारा लेकर चलने और काम करने से अगले 2 वर्ष तक सुधार होता रह सकता है।

155

## क्या मिर्गी होने पर भी व्यक्ति जीवन में आगे बढ़ सकता है?

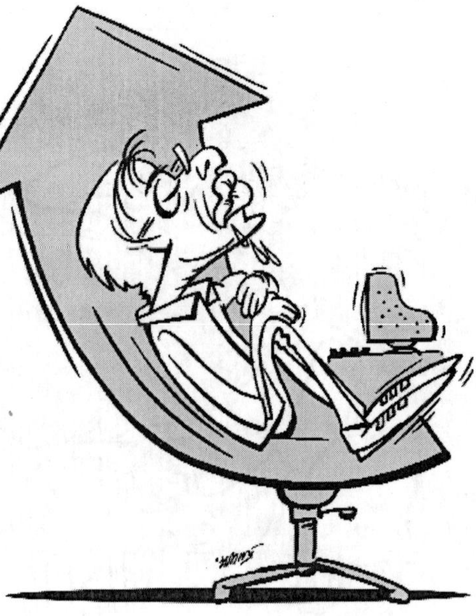

हां, क्यों नहीं! गौतम बुद्ध, अरिस्तू, सुकरात, सिकंदर, नेपोलियन, जॉन ऑफ आर्क, सेंट पॉल, जूलियस सीजर, आइजेक न्यूटन, एलफ्रेड नोबल, लियोनारदो द विंची, वेन गॉग, माइकलऐंजलो, लुईस केरोल, चार्लस डिकेंस, मोपासां, दोस्तियोवॉस्की, टेनिसन, बायरन, पीटर चेकोस्की, जॉन एल्टन, रिचर्ड बर्टन और जोंटी राड्स सभी को मिर्गी रही लेकिन उन्होंने उसे जीवन में कभी आड़े नहीं आने दिया। जीवन को भरपूर जीया और अपने-अपने मुकाम को हासिल करने में जरा कमी नहीं छोड़ी।

156

## क्या मिर्गी आनुवंशिक रोग है?

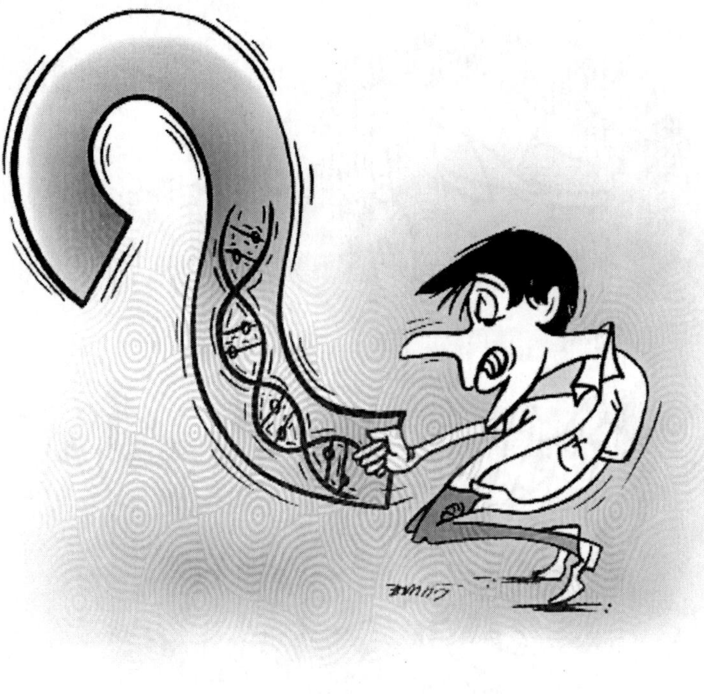

किसी विशेष जीन से मिर्गी के संबंधित होने की कोई पुष्टि नहीं हुई है। अतः आनुवंशिकी से उसका कितना गहरा संबंध है, यह कह पाना मुश्किल है। हां, सामान्य जनसंख्या की तुलना में रोगी के परिवार में मिर्गी के मामले अधिक होते हैं। लेकिन यह संख्या इतनी बड़ी नहीं कि इसे बहुत गंभीरता से लिया जाए।

**157**

## क्या चमड़ा सुंघाने से मिर्गी का दौरा शांत हो जाता है?

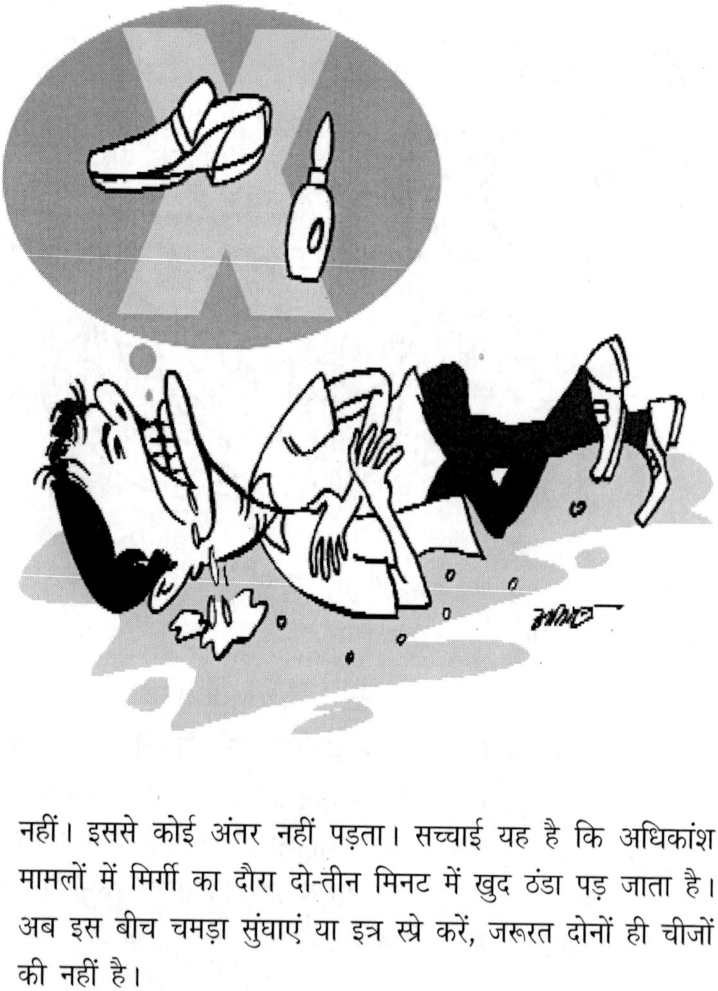

नहीं। इससे कोई अंतर नहीं पड़ता। सच्चाई यह है कि अधिकांश मामलों में मिर्गी का दौरा दो-तीन मिनट में खुद ठंडा पड़ जाता है। अब इस बीच चमड़ा सुंघाएं या इत्र स्प्रे करें, जरूरत दोनों ही चीजों की नहीं है।

158

## किसी को मिर्गी का दौरा पड़े तो फर्स्ट एड के लिए क्या करना चाहिए?

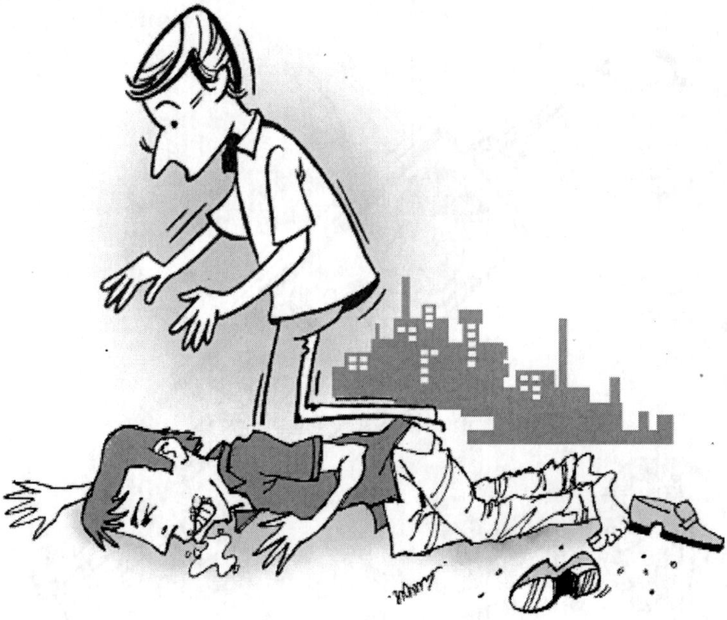

घबराएं नहीं, बल्कि रोगी को चोटिल होने से बचाएं। दौरा शांत होते ही उसे करवट से लिटा दें ताकि लार, रेशा, खून उसकी सांस की नली में न जा सके। दौरे के बीच उसके मुंह में पानी न डालें, न उसे हिलाएं-डुलाएं, न ही झटकों को रोकने की कोशिश करें। दौरा अक्सर दो-तीन मिनट में खुद ठंडा पड़ जाता है।

159

## अगर किसी को एक के बाद एक लगातार मिर्गी के दौरे आते रहें तो क्या करना चाहिए?

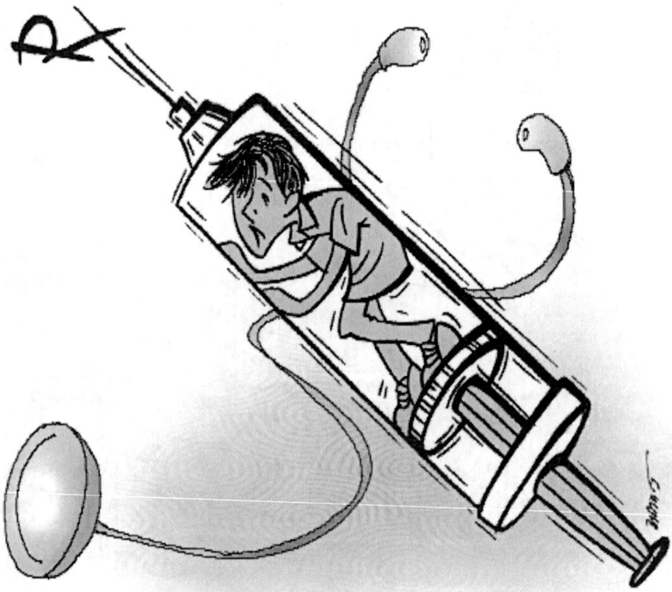

झटके बार-बार आएं और दो-तीन मिनट में शांत न हों तो तुरंत डॉक्टरी मदद लें। यह गंभीर लक्षण है। ऐसे में डायजीपाम का टीका लगाने की जरूरत पड़ सकती है। ज्यादातर मामलों में टीका लगते ही दौरा शांत हो जाता है।

160

## मिर्गी के दौरे के बाद कब तक गाड़ी नहीं चलानी चाहिए?

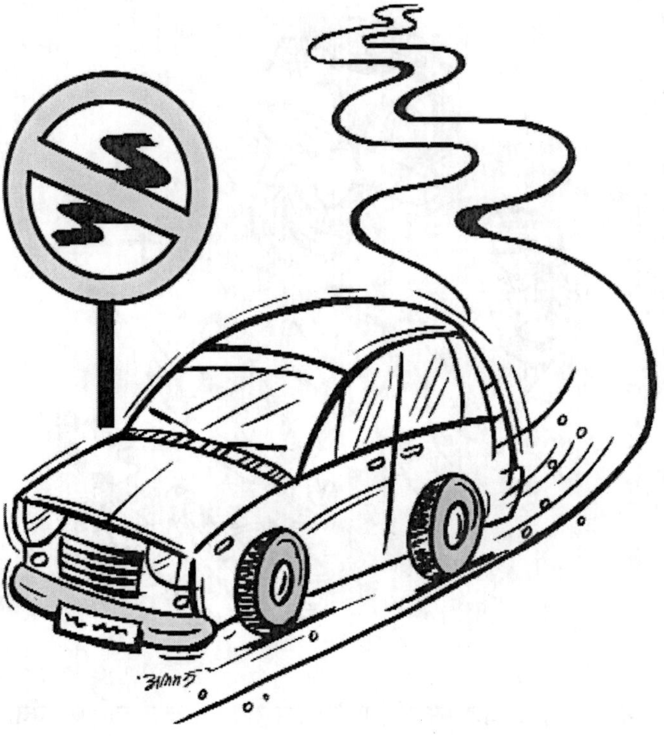

दौरा पड़ने के बाद जब तक दो साल ठीक-ठाक न बीत जाएं, तब तक कार, स्कूटर, बस, ट्रक या दूसरा कोई वाहन चलाना गलत है। ड्राइविंग करते हुए दौरा पड़ने से खुद के लिए जो खतरा है सो अलग, सड़क पर चल रहे दूसरे लोग भी दुर्घटनाग्रस्त हो सकते हैं।

161

## क्या मिर्गी की दवा ले रहा रोगी क्वीनोलोन ऐंटिबायोटिक ले सकता है?

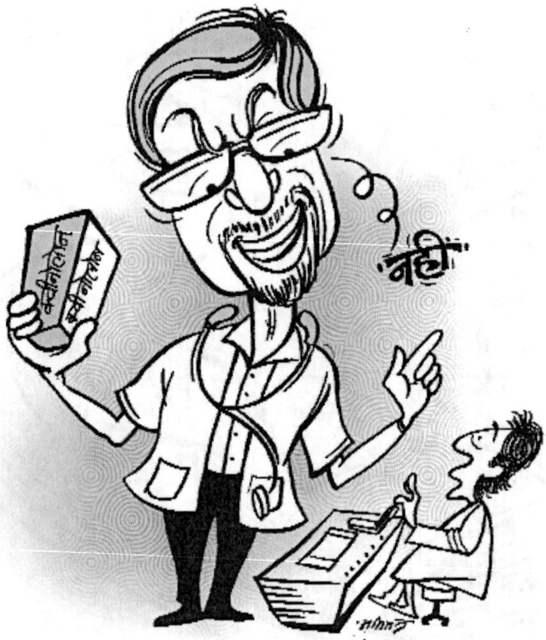


नहीं। डॉक्टर को इस संबंध में पहले से चेता देना चाहिए। क्वीनोलोन ऐंटिबायोटिक जैसे सिप्रोलोक्सासीन, गेटीलोक्सासीन, स्पारलोक्सासीन, ओलोक्सासीन, नॉरलोक्सासीन और लोमालोक्सासीन लेने से फिर से ऐपीलेप्सी के दौरे पड़ने शुरू हो सकते हैं। क्वीनोलोन ऐंटिबायोटिक अक्सर काम में लाए जाने वाली दवा है, इसलिए इस बाबत यह बात गांठ बांध लेनी जरूरी है।

162

## क्या मिर्गी की दवा ले रही स्त्री के लिए गर्भ धारण करना ठीक है?

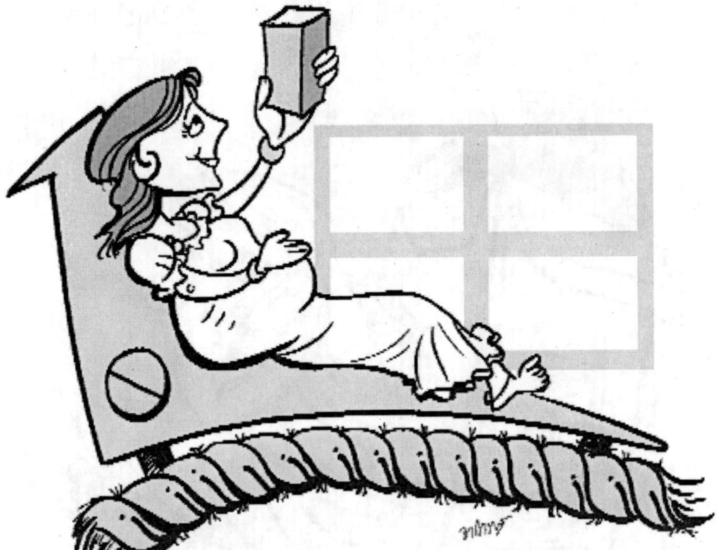

हां, क्यों नहीं! सच्चाई यह है कि मिर्गी रोधक दवा ले रहीं 90-95 प्रतिशत मांओं की कोख से जन्म लेने वाले शिशु बिल्कुल स्वस्थ होते हैं। मां के बिल्कुल स्वस्थ होने पर भी बच्चा स्वस्थ ही हो, ऐसा नहीं होता। स्वस्थ माताओं की कोख से जन्म लेने वाले 3 प्रतिशत बच्चों में जन्मजात कमियां पायी जाती है। यह दर मिर्गी की दवा ले रही माताओं में थोड़ी ज्यादा होती है। यदि एक दवा चल रही हो तो 5-7 प्रतिशत और दो दवाएं चल रही हों तो 10-15 प्रतिशत।

163

## क्या मिर्गीरोधक दवा ले रही मां बच्चे को अपना दूध दे सकती है?

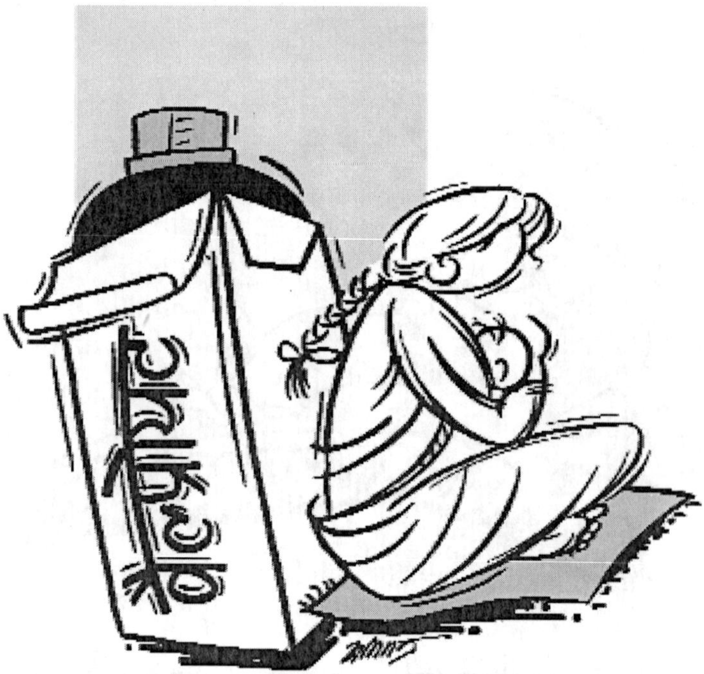

यह दवा पर निर्भर करेगा। यदि मां फिनोबार्बीटोन ले रही है तो उसे बच्चे को अपना दूध नहीं देना चाहिए। यह दवा दूध से बच्चे के शरीर में पहुंच जाती है और उसे सुस्त बना देती है। अगर मां कार्बामिजापीन या वैल्प्रोयट दवा ले रही है तो वह बच्चे को दूध दे सकती है। ये दोनों दवाएं मां के दूध में स्रवित नहीं होतीं।

164

## क्या मिर्गी की दवा से वजन बढ़ सकता है?

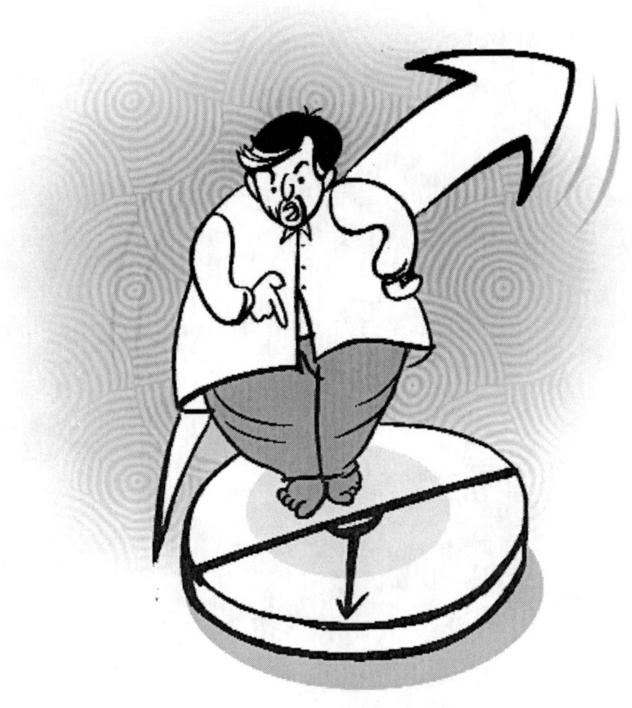

हां। एपीलैक्स लेने पर वजन बढ़ सकता है। यह परेशानी एपीलैक्स लेने वाले 30 प्रतिशत रोगियों में देखी जाती है। इस स्थिति में डॉक्टर की राय लेकर दवा बदल लेने में ही भलाई है। ऐसे में टोपिरामेट दवा अधिक उपयुक्त साबित होती है। यह दौरों पर नियंत्रण दिलाने के साथ-साथ वजन भी घटाती है।

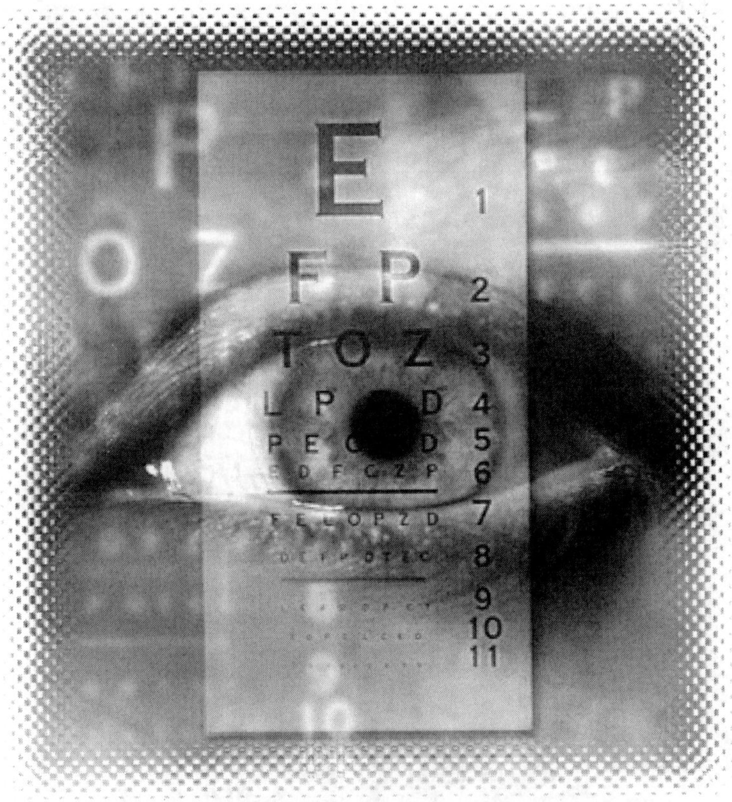


नवां खंड

# अंखियों ही अंखियों में

165

## क्या अधिक गाजर खाने से आंखें तेज हो जाती हैं?

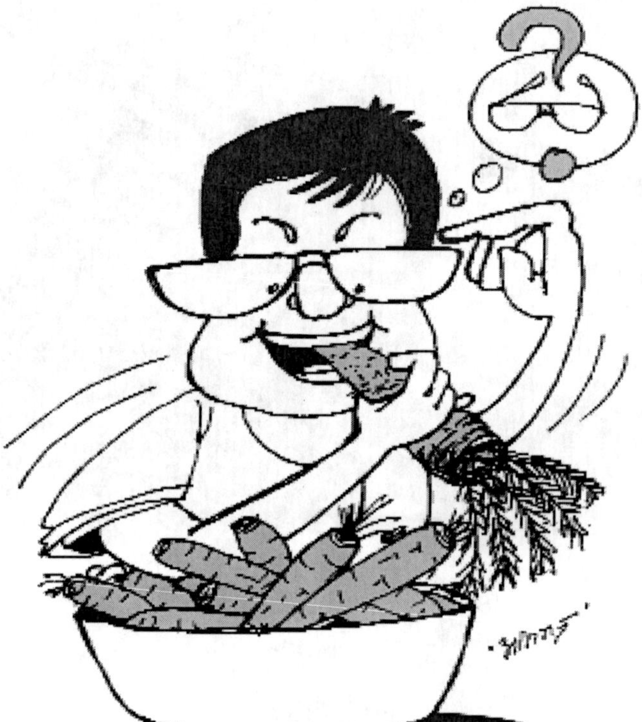

गाजर ही क्यों, विटामिन-ए देने वाली सभी चीजें स्वास्थ्य के नजरिए से उपयोगी हैं। उनकी मदद से आंखों में रोडॉप्सिन की रचना होती है जिसकी बदौलत हम कम रोशनी में देख पाते हैं। लेकिन उन्हें अधिक खाने से आंखों की रोशनी बढ़ नहीं सकती। अगर चश्मा लगा है तो उसके नंबर में भी कोई कमी नहीं आती।

166

## आंखों की हिफाजत के लिए क्या-क्या सावधानियां बरतनी चाहिए?

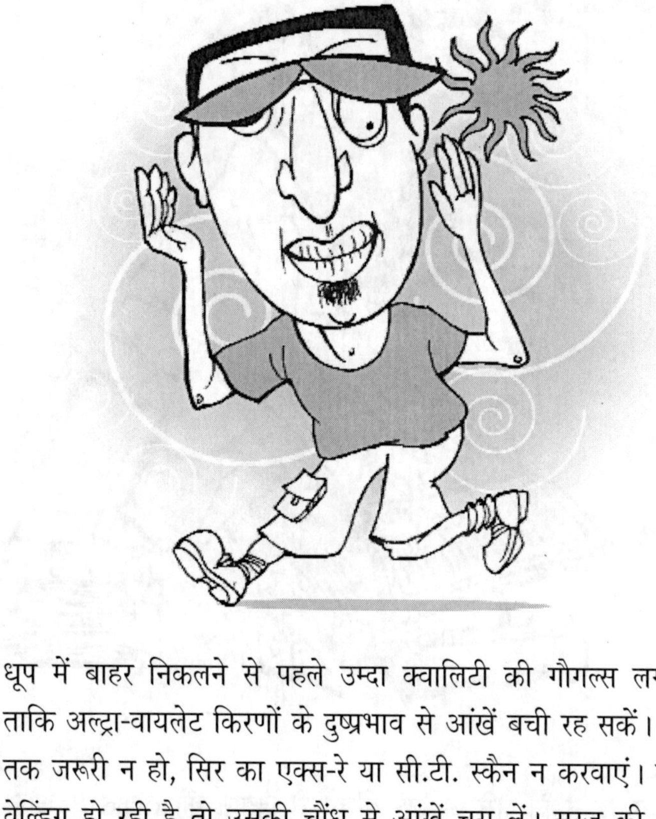

धूप में बाहर निकलने से पहले उम्दा क्वालिटी की गौगल्स लगाएं, ताकि अल्ट्रा-वायलेट किरणों के दुष्प्रभाव से आंखें बची रह सकें। जब तक जरूरी न हो, सिर का एक्स-रे या सी.टी. स्कैन न करवाएं। कहीं वेल्डिंग हो रही है तो उसकी चौंध से आंखें चुरा लें। सूरज की ओर देर तक न देखें। सूर्य ग्रहण के समय नंगी आंखों से ग्रहण देखने की कोशिश न करें। स्टीरॉयड दवाओं और एंटि-कोलिनेस्ट्रेस औषधियों का कम से कम प्रयोग करें।

167

## क्या अधिक पढ़ने से आंखें कमजोर हो जाती हैं?

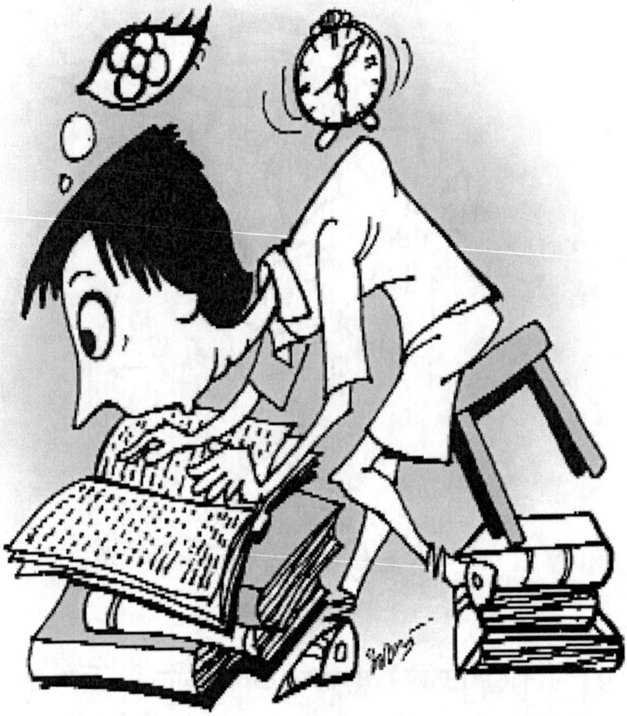

कत्तई नहीं। जैसे अधिक बोलने से जुबान की ताकत में कोई कमी नहीं आती, वैसे ही बहुत पढ़ने से आंखों पर जरा भी बुरा असर नहीं पड़ता। घर में किसी को पढ़ने में गहन रुचि हो, चाहे उसे मोटा चश्मा भी लगा हो तब भी उसे कभी पढ़ने से न रोकें।

168

## क्या नजर का चश्मा पहने रखने से आंखें और कमजोर हो जाती हैं?

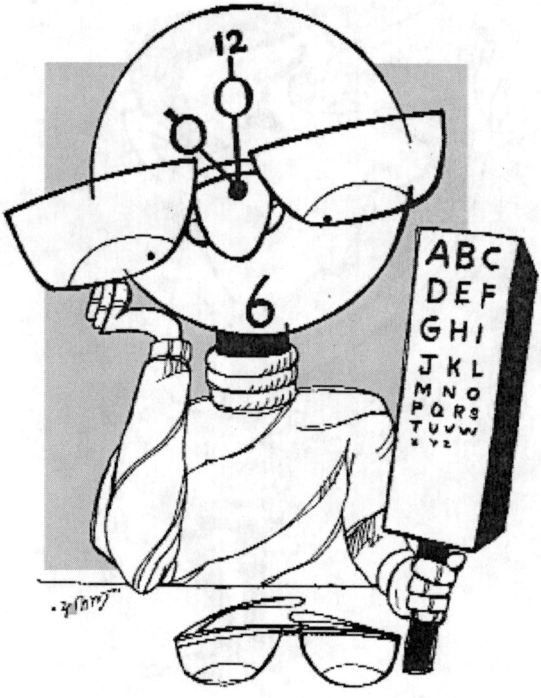


बिल्कुल नहीं। चश्मा पहनने से न तो आंखें कमजोर होती हैं, न दृष्टि बेहतर बनती है। चश्मे का लेंस सिर्फ बाहरी चीजों की स्पष्ट और सही तस्वीर रेटिना तक पहुंचाने का काम करता है। उन्हें लगाने से आंखों की संरचना पर कोई असर नहीं पड़ता। हां, आंखों पर से अनावश्यक तनाव जरूर मिट जाता है।

169

## आंखों के आगे काले बिंदु दिखने के क्या मायने हैं?

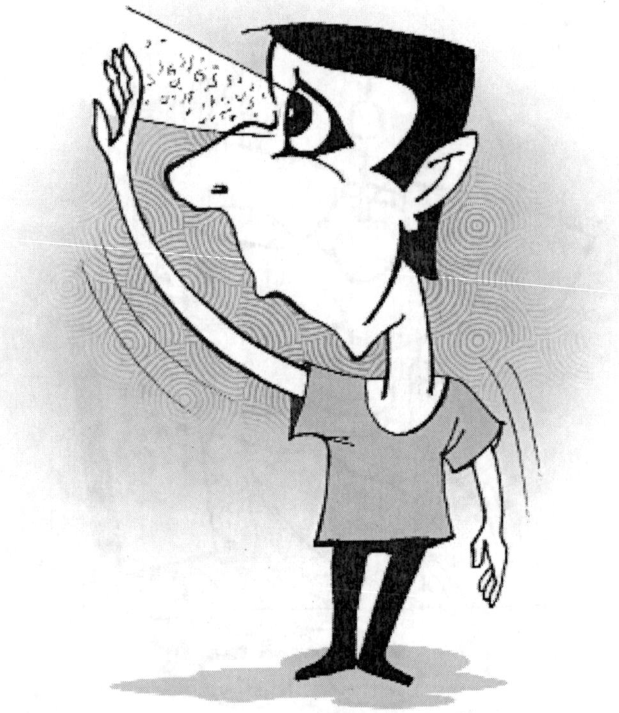

आंखों के आगे उभरने वाले चल किस्म के काले बिंदु फ्लोटर कहलाते हैं। ये बिंदु आंखों के भीतर विद्यमान जैलीनुमा विट्रियस के द्रवीकरण से उपजते हैं। अगर ये दिखाई दें तो परेशान न हों। इनकी उपस्थिति दृष्टि पर आघात नहीं करती, न ही ये किसी गंभीर नेत्र रोग का लक्षण हैं।

170

## आंख में मोतियाबिंद जल्दी न उतरे, इस दृष्टि से क्या-क्या सावधानियां बरतना उपयोगी है?

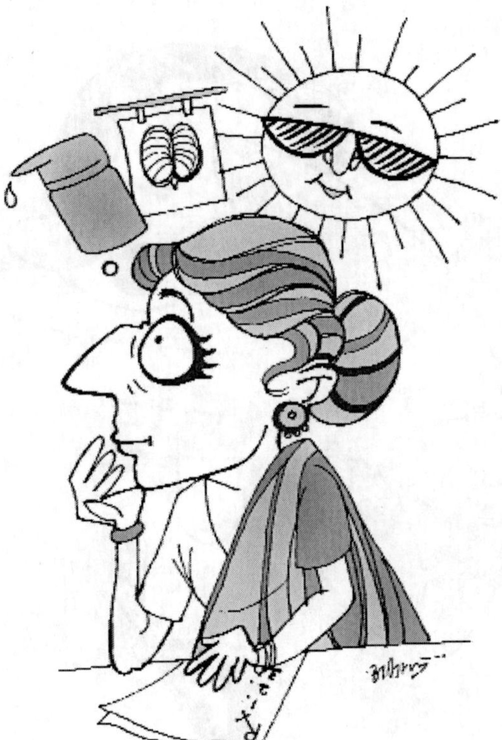

आंख में स्टीरॉयड दवा कम से कम डालें। जब तक जरूरी न हो, सिर के एक्स-रे और सी.टी. स्कैन न कराएं और चिलचिलाती धूप में बिना चश्मा पहने न घूमें। अल्ट्रावायलेट किरणें, एक्स-रे और स्टीरॉयड आंख के प्राकृतिक लेंस को उम्र से पहले बूढ़ा बना देते हैं।

171

## क्या किसी दवा से आंख में उतरे मोतियाबिंद को बढ़ने से रोका जा सकता है?

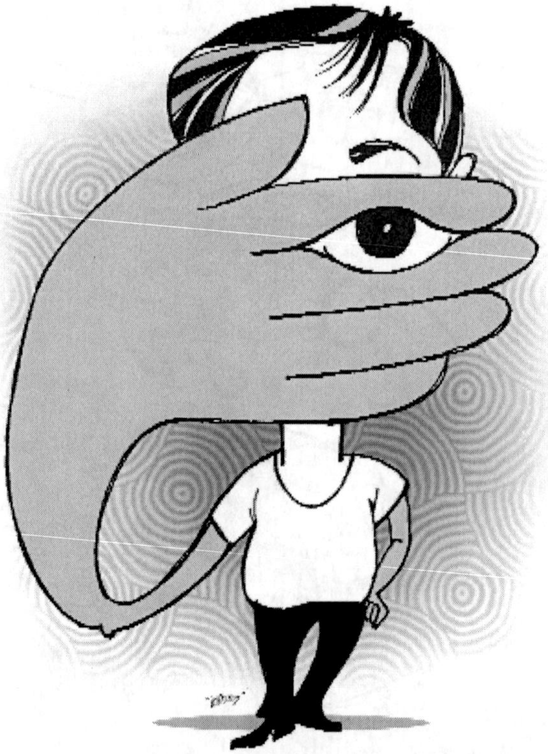

नहीं। अभी तक कोई ऐसी दवा नहीं बनी जो नेत्र लेंस में मोतियाबिंद को बढ़ने से रोक सके। हां, ऐसे साक्ष्य जरूर मिले हैं कि भोजन में समुचित मात्रा में विटामिन-सी, राइबोलेविन और विटामिन-ई लेने से प्राकृतिक नेत्र लेंस अधिक उम्र तक जवान बने रहते हैं।

172

## क्या काला मोतिया (ग्लूकोमा) होने पर योगासन और यौगिक क्रियाएं पहले की तरह करते रहना ठीक है?

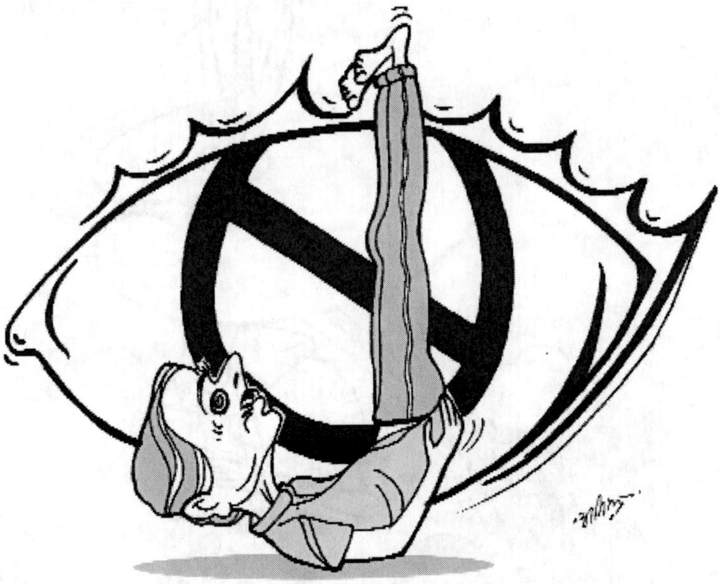

हां। लेकिन कुछ आसन जैसे सर्वांगासन और जल क्रिया करना वर्जित है। इन्हें करने से आंख का आंतरिक दाब अचानक बढ़ जाता है। इस वृद्धि से आंख के पर्दे पर बुरा असर पड़ता है और नेत्र-ज्योति धीमे-धीमे कमजोर हो सकती है। ग्लूकोमा में आंख के आंतरिक दाब पर कंट्रोल बनाए रखना जरूरी है।

**173**

## क्या कलर ब्लाइंडनैस होने पर कोई भी रंग दिखाई नहीं देता?

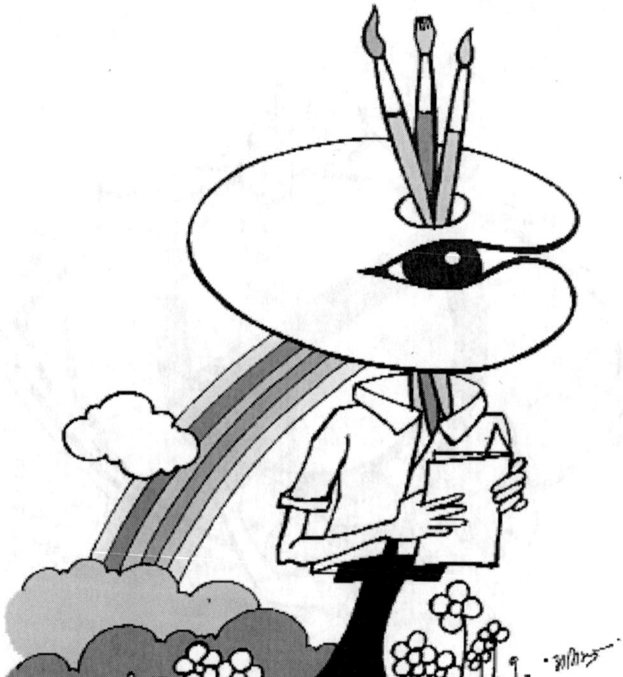

कलर ब्लाइंडनैस की दो किस्में हैं। एक जिसमें कोई भी रंग नजर नहीं आता और पूरी दुनिया भूरी नजर आती है। यह बहुत कम लोगों में होता है। अधिक मामले आंशिक कलर ब्लाइंडनैस के होते हैं। इस में आंखें लाल-हरे या नीले-पीले के बीच भेद नहीं कर पातीं। यह विकार 100 में से 7 पुरुषों और 1 प्रतिशत स्त्रियों में होता है।

174

## क्या कलर ब्लाइंडनैस को किसी भी दवा, लेजर या सर्जरी से दूर किया जा सकता है?

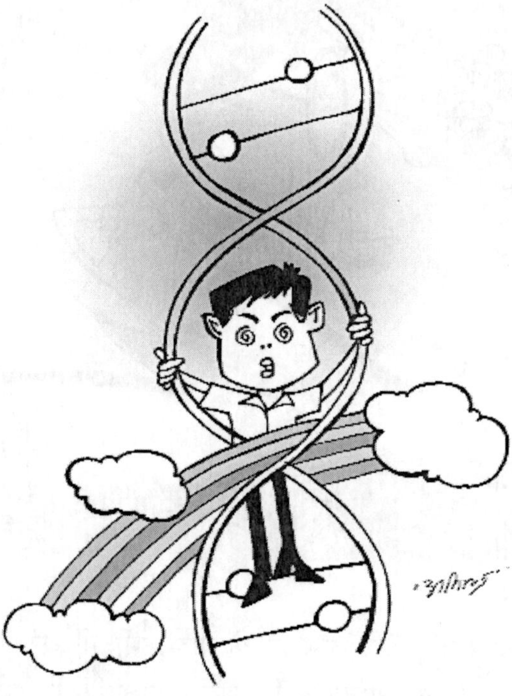

नहीं। कलर ब्लाइंडनैस किसी भी उपचार-प्रणाली से दूर नहीं हो सकती। यह जेनेटिक विकार माता-पिता से विरासत में मिलता है और इसके रहते आंखें रंगों के बीच भेद नहीं कर पातीं। इसका पता चलते ही विद्यार्थी-काल से ही कोई ऐसा व्यवसाय चुन लेना चाहिए जिसमें यह दोष बाधक न बने।

175

## आंखों पर से चश्मा हटाने के लिए लेजिक सर्जरी करवाने के लिए क्या कोई उम्र तय है?

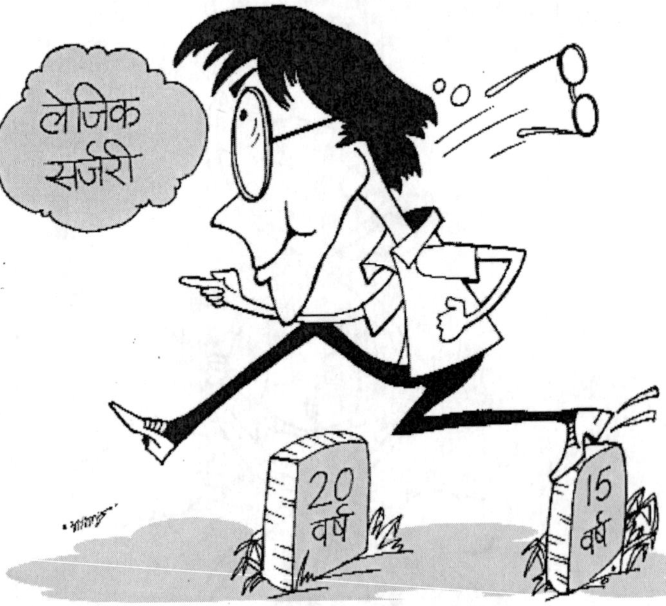


लेजिक सर्जरी 20वें जन्मदिन के बाद कभी भी करवायी जा सकती है। यह बंधन इसलिए है कि जब तक शारीरिक विकास पूरा नहीं होता, तब तक आंख की कुल लंबाई और वक्रता में परिवर्तन आ सकता है। यदि यह विकास पूरा होने से पहले लेजिक कर दिया जाए तो बहुत संभव है कि आंख में आयी तब्दीली के कारण फिर से चश्मा लग जाए। इसीलिए जब तक चश्मे का नंबर पूरे एक बरस तक स्थिर न रहे तब तक लेजिक कराना ठीक नहीं।

176

## क्या कोई भी वयस्क चश्मे से छुटकारा दिलाने वाली लेजिक सर्जरी करवा सकता है?

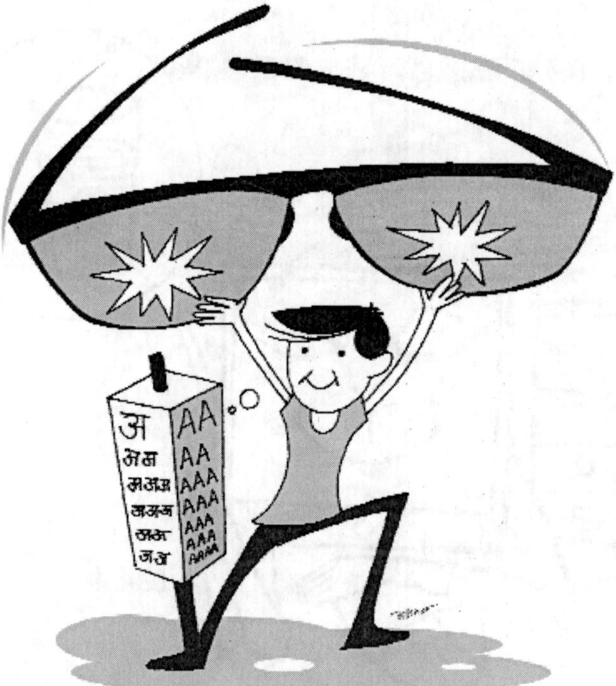

नहीं। लेजिक कराने का फैसला सोच-समझ कर ही लेना चाहिए। कार्निया की गोलाई और मोटाई समुचित हो, रेटिना बिल्कुल स्वस्थ हो और चश्मे का नंबर कम से कम एक साल से बदला न हो, तभी लेजिक कराने के बाबत सोचना चाहिए। सफल लेजिक के बाद भी कुछ दिन बीतने पर हल्का-फुल्का नंबर लौट आ सकता है।

177

## कंप्यूटर पर काम करते हुए आंखों को थकान से बचाने के लिए क्या-क्या सावधानियां बरतनी चाहिए?

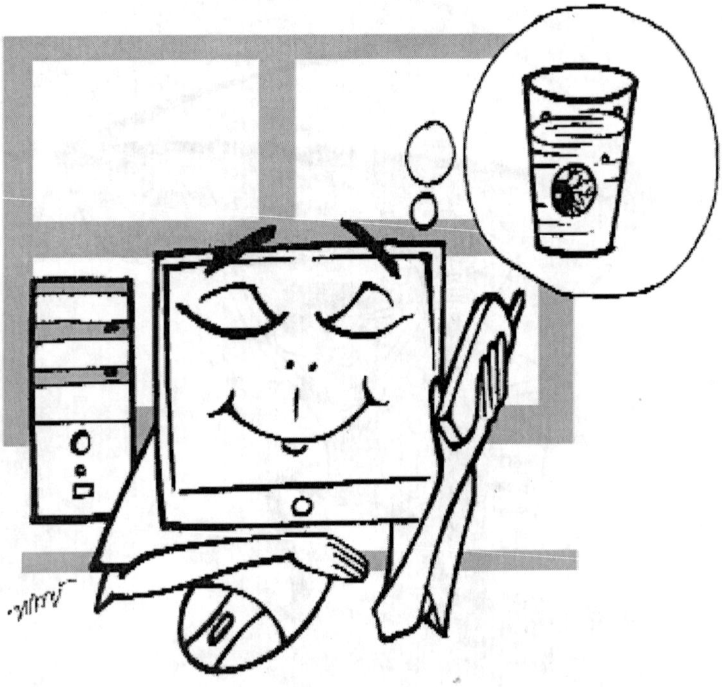

पलक बार-बार झपकाएं। आंखें मॉनीटर पर एकटक गड़ाये न रखें। हर 20-30 मिनट बाद कंप्यूटर से नजर हटाकर आंखों को एक-दो मिनट के लिए खुला विचरण करने के लिए छोड़ दें। बीच में फोन पर बात करें तो आंखें मूंद लें। इससे आंखों की तंदुरुस्ती बने रहने में मदद मिलेगी।

178

## कंप्यूटर पर काम करने से आंखों और सिर में दर्द हो तो यह क्या संकेत करता है?

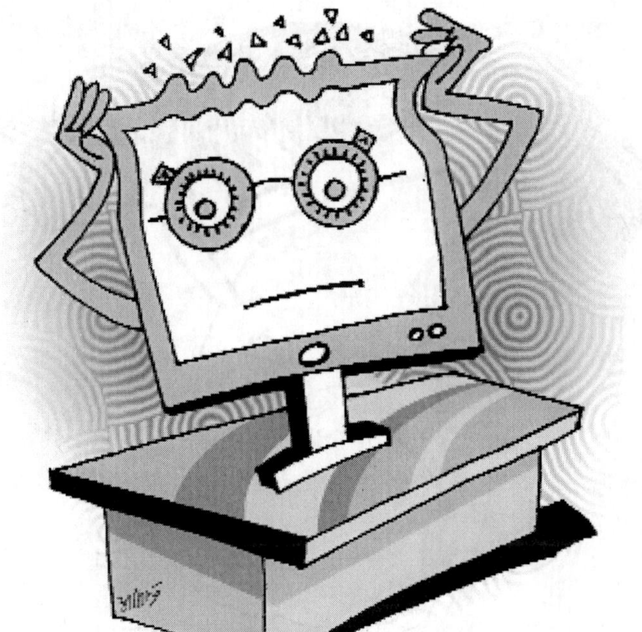

बहुत संभव है कि नजर कमजोर हो, चश्मा या कांटेक्ट लैंस लगाते हैं तो नम्बर बदल गया हो या नेत्र-पेशियां कमजोर हों। यह स्थिति मॉनीटर के बहुत पास बैठने और एकटक मॉनीटर पर आंखें बांधे रखने से भी उत्पन्न हो सकती है। ऐसे में किसी नेत्र चिकित्सक से नेत्र-जांच करा लेना बेहतर होता है।

179

## कांटेक्ट लैंस लगाने वालों को चश्मे का नंबर लेने से पहले क्या सावधानी बरतनी चाहिए?

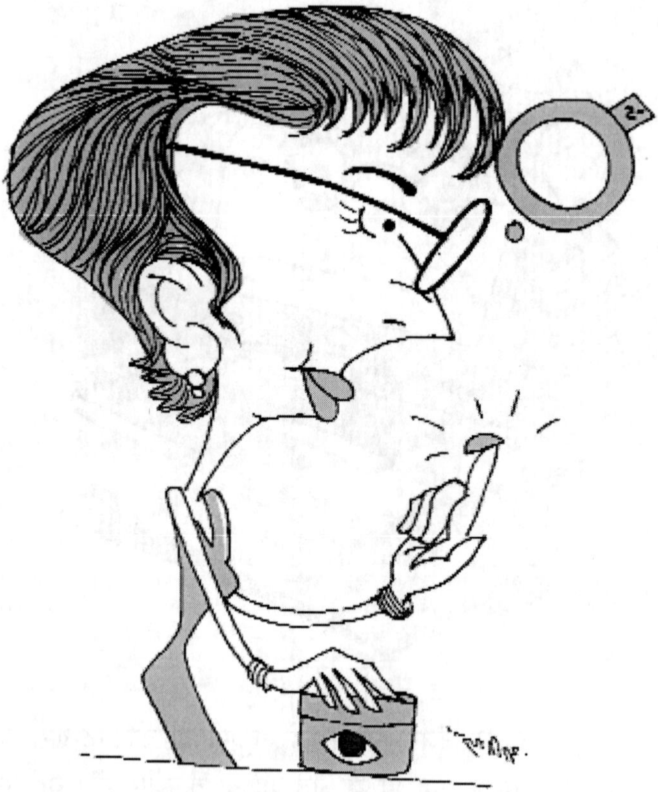

यह उचित होता है कि पांच-सात दिन तक कांटेक्ट लैंस न पहन कर चश्मा लगाएं और फिर आंखों के नम्बर की जांच करवाएं। इससे सही नम्बर पता लगाने में आसानी होती है।

180

## क्या धूप का चश्मा सिर्फ फैशनेबुल दिखने का साधन है?

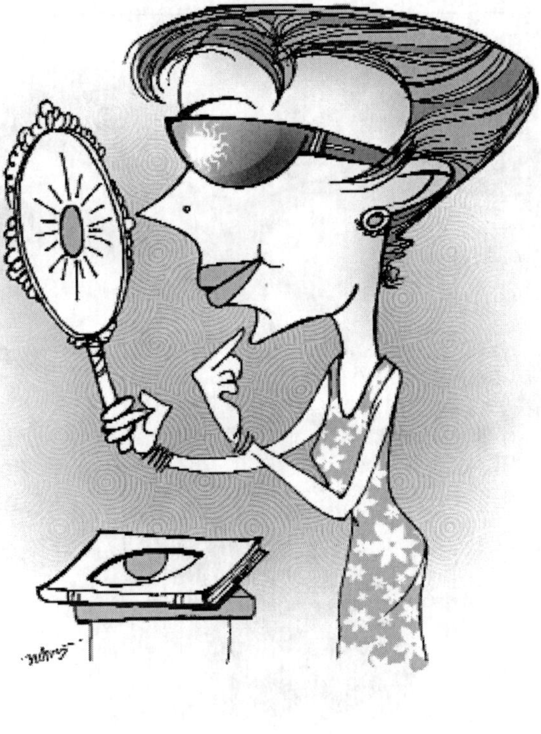

नहीं। उचित क्वालिटी का चश्मा पहनने से आंखें तेज रोशनी, चौंध और दिन की चिलचिलाती धूप में अल्ट्रा-वायलट किरणों से बची रहती हैं। अगर धूप में निकलते हुए चश्मा पहनने की आदत डाल लें तो आंख के कुदरती लेंस में मोतियाबिंद (केटरेक्ट) उपजने की गति थम जाती है और आंख के परदे रेटिना के अति संवेदी भाग मैक्यूला में विह्रासकारी परिवर्तन (डिजेनरेशन) होने पर अंकुश लग जाता है।

181

## क्या चश्मे का नंबर लेने के लिए ऑटोमेटिक मशीन पर जांच बेहतर सिद्ध होती है?

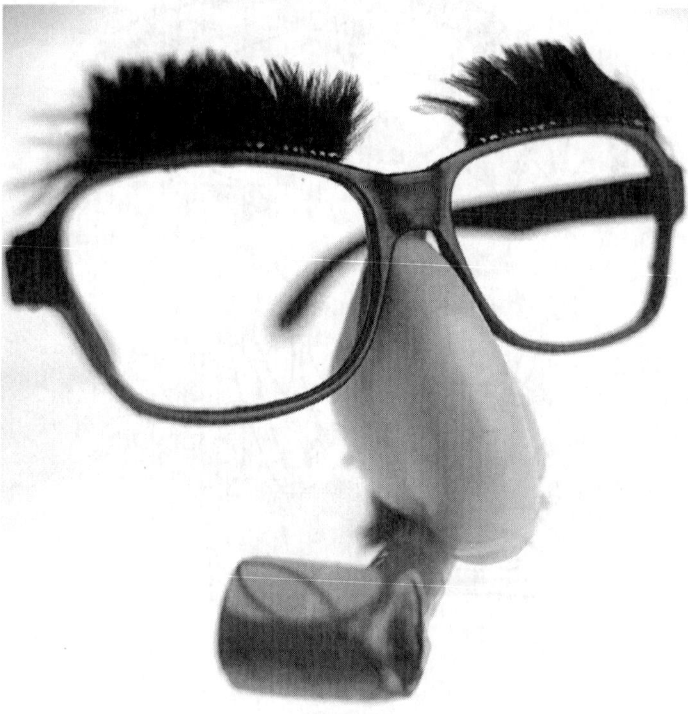

नहीं। बच्चों में तो यह शॉर्टकट बिल्कुल नहीं अपनाना चाहिए। जांच से पहले पुतली फैलाने वाली दवा डाल नंबर देने की विधि बच्चों में श्रेष्ठ होती है। उनकी सिलयरी नेत्र पेशी अति-सक्रिय होती है और इसे निष्क्रिय किए बगैर सही नंबर का पता नहीं चलता। दूसरा, पुतली फैलाने के बाद जांच करने से रेटिना की जांच भी हो पाती है।

182

## आंखों को शुष्क होने से बचाने के लिए क्या उपाय करने चाहिए?

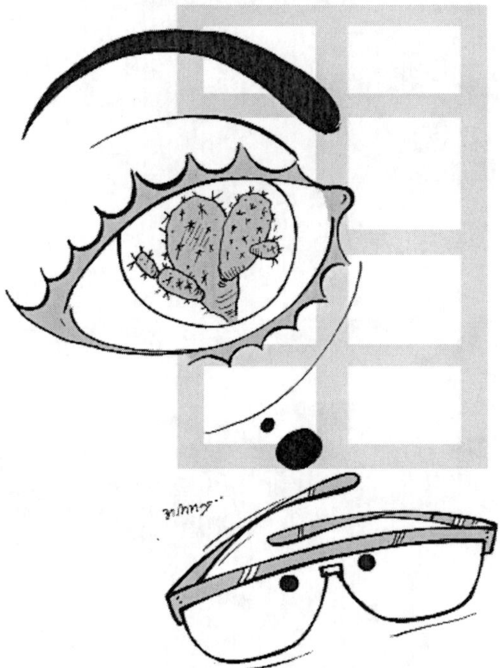

शहरी प्रदूषण से बचने के लिए भीड़ भरी सड़कों से गुजरते हुए बस, कार जैसे चौपहिया वाहनों की खिड़कियां बंद रखें। स्कूटर-मोटर साइकल चलाते हुए गौगल्स पहनें। कंप्यूटर पर काम करते हुए मॉनीटर पर आंखें गड़ा कर न रखें। बाल सुखाने के लिए हेयर ड्रायर प्रयोग करें तो आंखें हेयर ड्रायर की तेज हवा से बचाकर रखें।

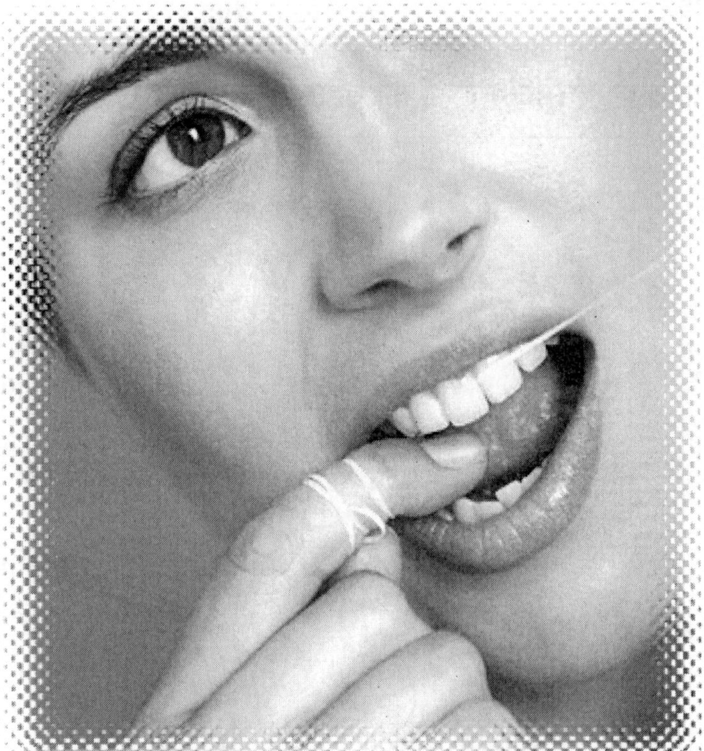

दसवां खंड

# दांतों और मसूढ़ों का टोला

183

## क्या काले दंतमंजन दांतों को बेहतर सुरक्षा प्रदान करते हैं?

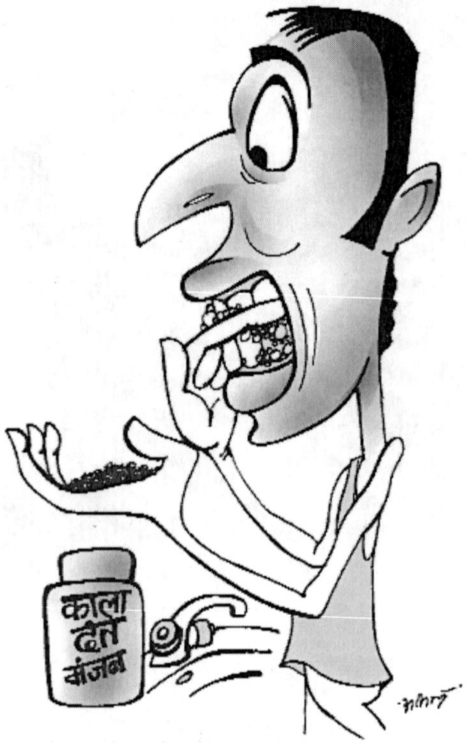


खुरदरे दंतमंजन दांतों के इनेमल को नष्ट करते हैं। कोयले और जली हुई धान से दाँत मांजना चाहे लोक प्रचलन में रहा हो, लेकिन उनका प्रयोग दांतों के मजबूत आवरण यानी इनेमल की ऐसी-तैसी कर देता है। इनेमल के घिसने पर दांतों के लिए ठंडा-गर्म और खट्टा असहनीय हो जाता है।

184

## भोजन करने के बाद कुल्ला करने का क्या लाभ है?

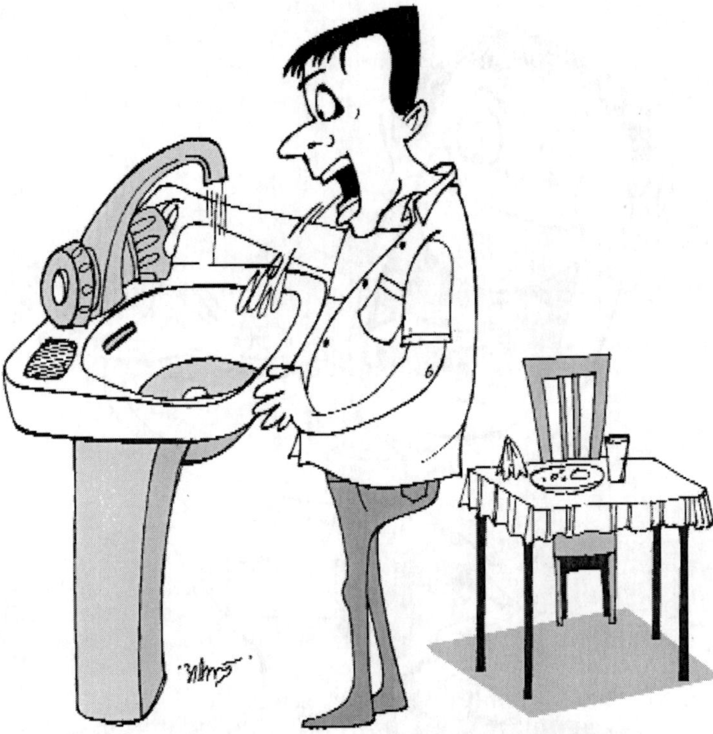

भोजन के तुरंत बाद कुल्ला कर लेने से मुंह में छूटे भोजन के कण धुल जाते हैं। इससे मसूड़ों और दांतों पर बैक्टीरिया के पनपने की संभावना घट जाती है। नतीजतन दांतों की उम्र बढ़ती है और सांस दुर्गंधमय होने से बच जाती है। टेबल नैपकिन बेशक अधिक सभ्य लगता है, पर उसमें ये सद्गुण नहीं हैं।

185

## रात में सोने से पहले ब्रश करना क्यों जरूरी है?

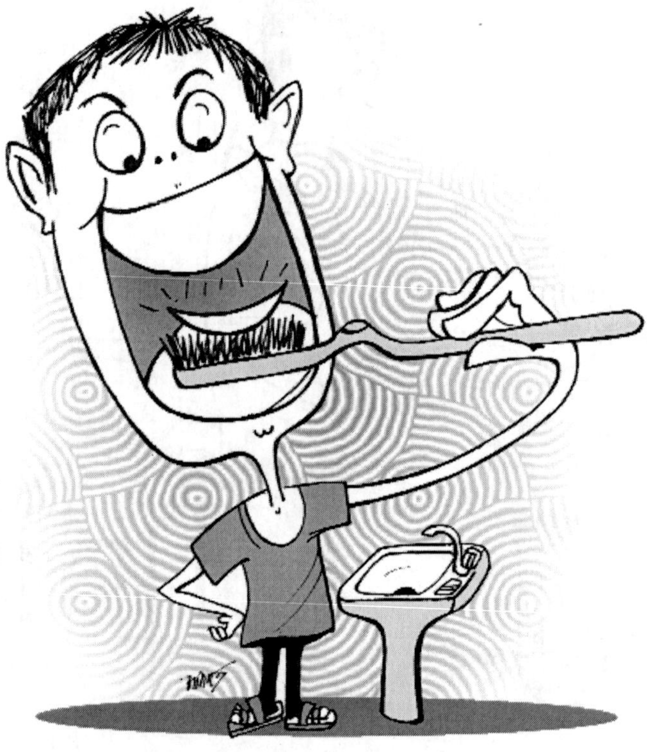

दिन में खायी गई चीजों के छोटे-छोटे कण दांतों पर चिपके रहते हैं। अगर उन्हें ब्रश से साफ न किया जाए तो उन पर बैक्टीरिया बढ़ने लगते हैं। अन्न कणों पर बैक्टीरिया के असर से लैक्टिक एसिड बनता है। यह दांतों के इनेमल में सेंध लगाकर उसे कमजोर कर देता है। मसूढ़ों में भी पॉयरिया पनप सकता है।

186

## दांतों पर मैल जमी हो तो डेंटिस्ट से साफ करवाने से दांत कमजोर तो नहीं हो जाते?

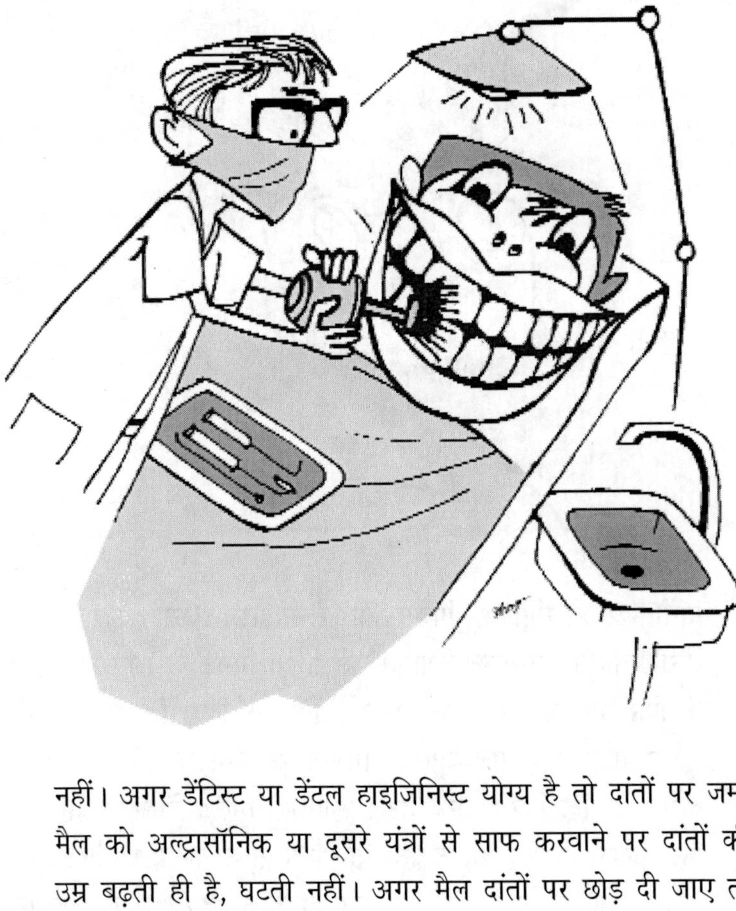

नहीं। अगर डेंटिस्ट या डेंटल हाइजिनिस्ट योग्य है तो दांतों पर जमा मैल को अल्ट्रासॉनिक या दूसरे यंत्रों से साफ करवाने पर दांतों की उम्र बढ़ती ही है, घटती नहीं। अगर मैल दांतों पर छोड़ दी जाए तो देर-सबेर पायरिया होना तय है।

187

## दांतों में ठंडा-गर्म-खट्टा लगने लगे और दर्द होने लगे तो क्या करना चाहिए?

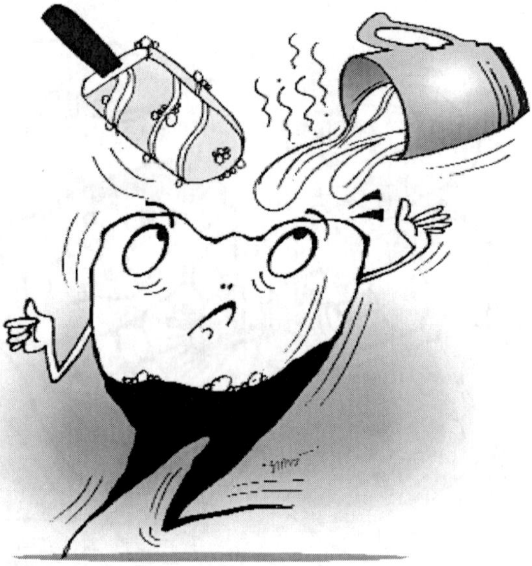

दांतों पर सेन्सोफार्म, पिक्स या सेन्सोडाइन जैसा कोई विशेष डिसेंसिटाइजिंग टूथपेस्ट लगाएं। उसे 5-10 मिनट के लिए लगे रहने दें, फिर ब्रश कर लें। बहुत संभव है कि 7-8 दिन में इसी सरल सी युक्ति से आराम मिल जाए। अगर इससे काम न बने तो बेहतरी इसी में है कि किसी योग्य डेंटल सर्जन से मिलें। सेंसिटिव दांत का रूट केनाल ट्रीटमेंट कर दूषित दंत-मज्जा साफ कर देने और उसके ऊपर से पोर्सालिन या धातु की कैप चढ़वाकर तकलीफ से छुटकारा पाया जा सकता है।

188

## दांत बाहर निकले हुए हों या आगे-पीछे हों तो क्या उन्हें किसी प्रकार सुंदर समतल बनाया जा सकता है?

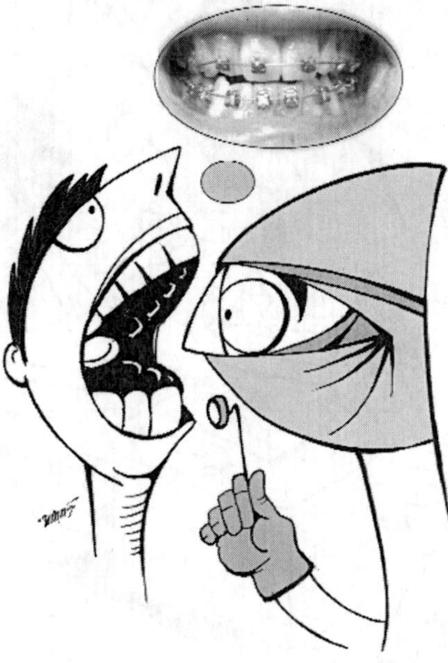

हां। इस समस्या का समाधान किसी निपुण दंत चिकित्सक से दांतों का ऑर्थोडोन्टिक इलाज करा कर हो सकता है। यह इलाज किसी ओर्थो डेन्टिस्ट की देख-रेख में ही करवाना उचित है। कुल उपचार में एक-डेढ़ साल का समय लगता है। दांतों पर तारें और इलास्टिक बैंड (डेंटल ब्रेसिस) कसने के बाद उनपर धीरे-धीरे दाब डाला जाता है जिससे वे खिसकते-ख़िसकते ठीक जगह पर पहुंच जाते हैं। फिर उन पर रिटेनर लगाकर उन्हें इस नई जगह पर पक्का कर दिया जाता है।

189

## ऊंचे-नीचे, टेढे-मेढ़े दांतों का इलाज किस उम्र में करवाना उचित है?

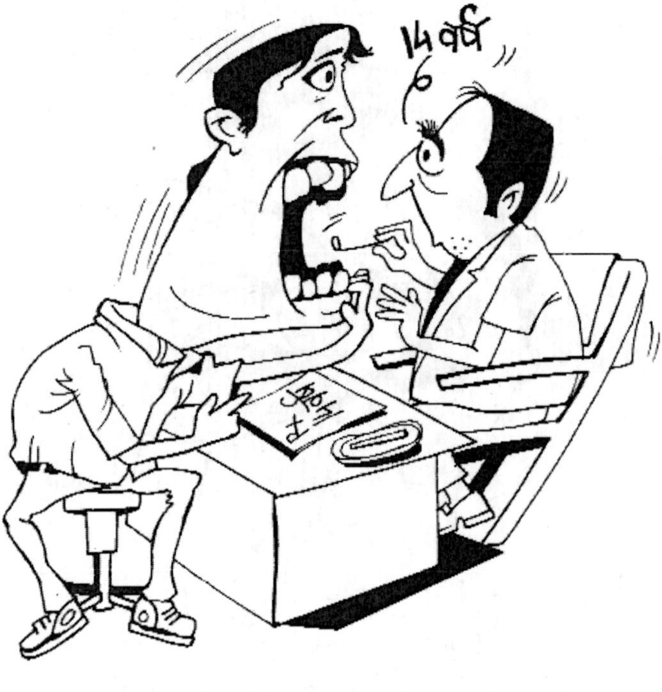


13-14 की उम्र में आखिरी दाड़ को छोड़ जब सभी स्थायी दांत मुंह में खिल आएं, तभी से इलाज शुरू कर देना चाहिए। यह इलाज किसी कुशल डेंटल सर्जन की देख-रेख में करवाना चाहिए। वह दांतों के मॉडल ले पहले यह अनुमान लगाता है कि दांतों को सही जगह पर लाने के लिए क्या करना होगा और फिर उन पर ब्रेसिस कसकर दांतों को धीरे-धीरे सही स्थान पर लाने की कोशिश करता है।

190

## क्या नींद में दांत किटकिटाने के मायने आंतों में कीड़े होना है?

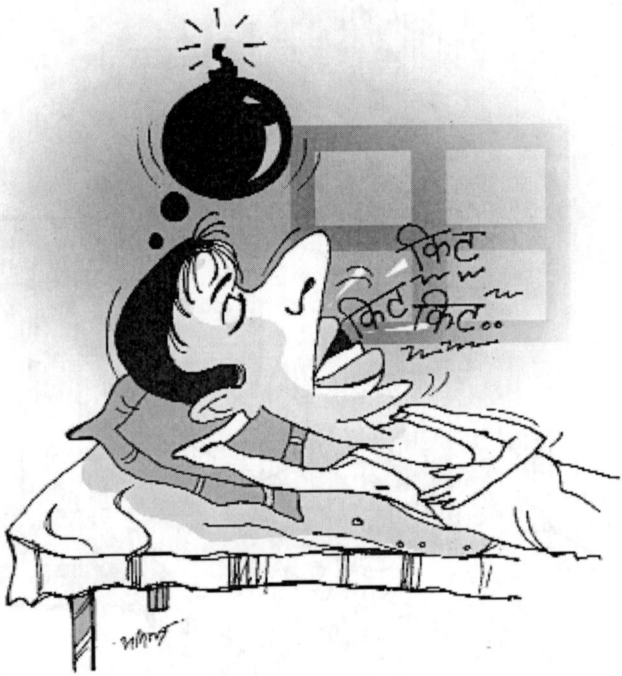


नहीं। दात किटकिटाने का सबसे आम कारण भीतर छुपा मानसिक तनाव होता है। दांतों की असमता दूसरा बड़ा कारण है, और तीसरा कारण ऊपर और नीचे के जबड़ों का आपस में ठीक से न बैठ पाना है। दांत किटकिटाते हों तो पहले तनाव-मुक्ति के उपाय आजमाएं और अगर इससे बात न बने तो डेंटल सर्जन से परामर्श लें।

**191**

## नींद में दांत किटकिटाने से स्वास्थ्य पर क्या असर पड़ता है?

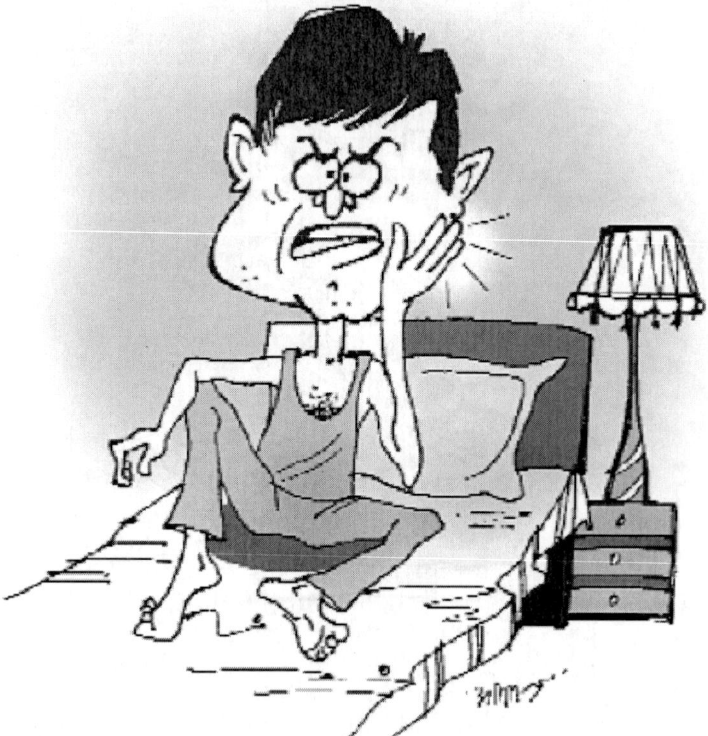

दिनोंदिन के घर्षण से दांत समय से पहले बूढ़े हो जाते हैं। जोर पड़ने से उनके कोने टूटने लग सकते हैं और उनमें दरारें पैदा होने लगती हैं। जबड़ों में दर्द भी हो सकता है। यूं भी लगातार मानसिक तनाव बने रहना शारीरिक और मानसिक स्वास्थ्य के लिए नुकसानदेह है।

192

## रात में दांत किटकिटाने की आदत से छूटने के लिए क्या उपाय करने चाहिए?

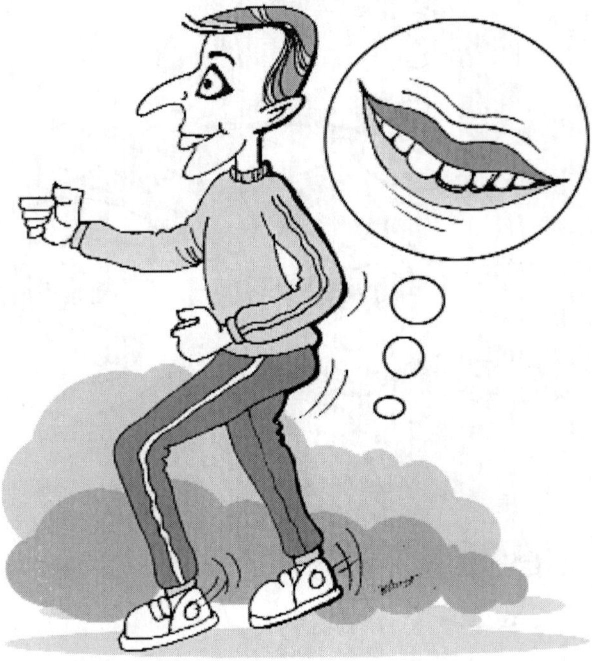

तनावमुक्ति के उपाय आजमाकर देखें। योग, सुबह-शाम की सैर और सोने से पहले शवासन या योगनिद्रा करने से मन शांत और स्थिर किया जा सकता है। दांत किटकिटाने की समस्या तब भी न छूटे तो डेंटल सर्जन से सलाह लें। सोते हुए माउथ गार्ड पहनने से दांत सुरक्षित रहेंगे। जिन दांतों में दरारें आ चुकी हैं, उनकी भराई जरूरी है।

**193**

## दांत गिरने पर नए दांत कितने दिन में लगवा लेने चाहिए?

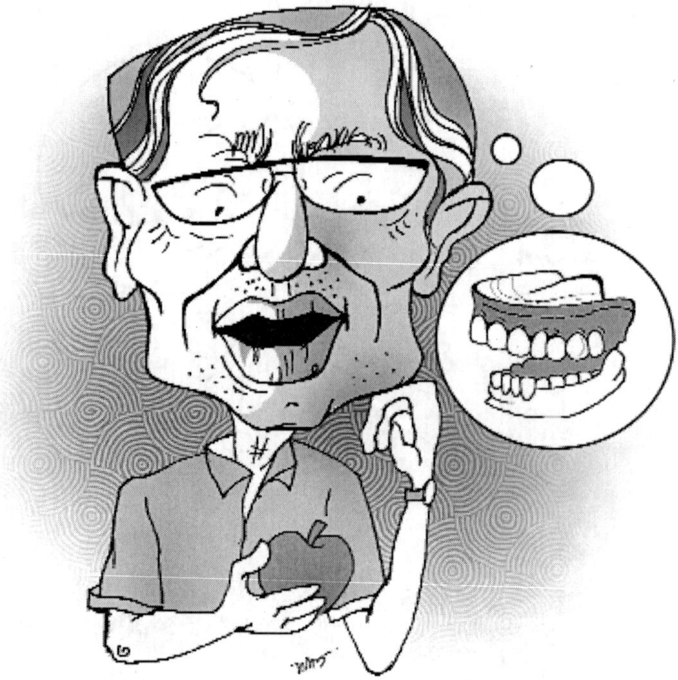

जैसे ही डेंटल सर्जन इस बात की सलाह दे। अधिक दिन गुजरने पर मसूड़ों के नीचे की हड्डी घुल जाती है और कृत्रिम दांत मुंह में बैठा पाना मुश्किल हो जाता है। कई दांत एक साथ गिर जाएं तो मुंह पोपला दिखने लगता है। खाना-पीना, शब्दों के उच्चारण और मुस्कराहट सभी पर मानो ग्रहण लग जाता है।

194

## गुटका खाने से स्वास्थ्य पर क्या-क्या बुरा असर पड़ सकता है?

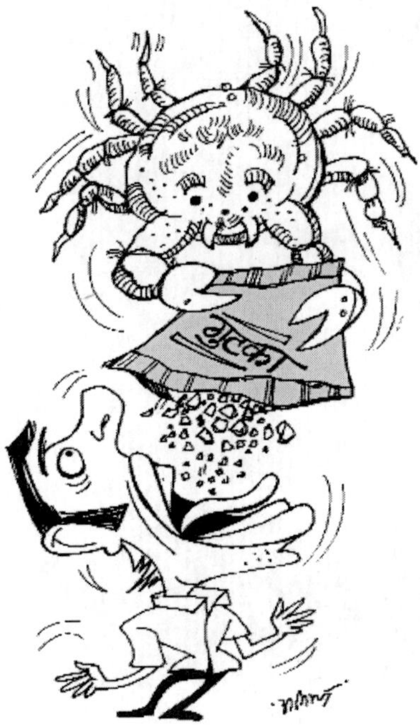


गुटके में डाला जाने वाला तंबाकू, चूना और सुपारी कैंसर-प्रेरक हैं। गुटके के नियमित सेवन से मुंह की अंदरूनी सतह में अस्वाभाविक परिवर्तन आ जाते हैं। सफेद दाग यानी ल्यूकोप्लेकिया उपज सकता है। इससे मुंह खुलना मुश्किल हो जाता है। आगे चलकर मुंह का कैंसर भी हो सकता है। आमाशय, फेफड़ों, अंडग्रंथियों, डिंबग्रंथियों और एड्रिनल ग्रंथि का कैंसर प्रेरित होने के सबूत भी मिले हैं।

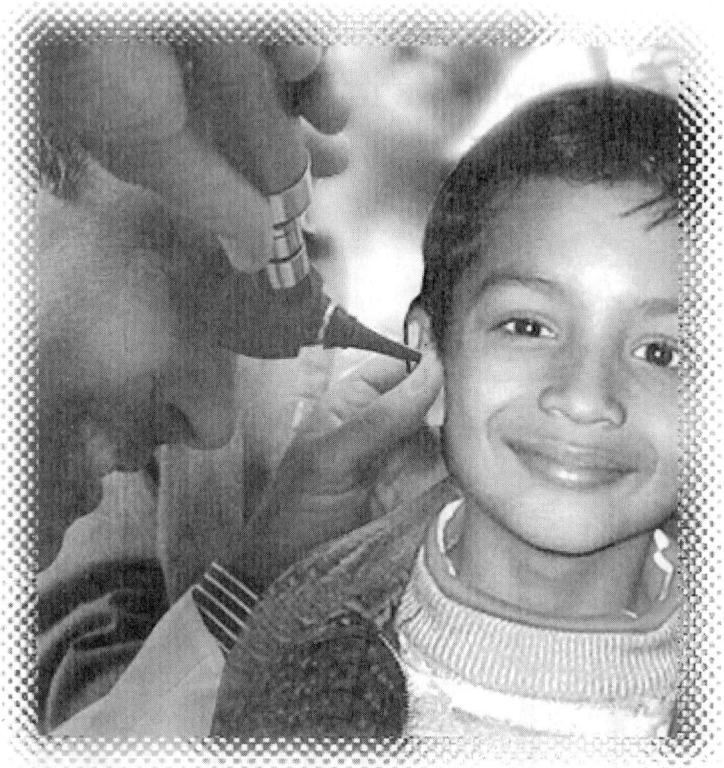

ग्यारहवां खंड

# द ईएनटी एंड रेस्पीरेटरी क्लीनिक

**195**

## क्या कान से मैल साफ करते रहना जरूरी है?

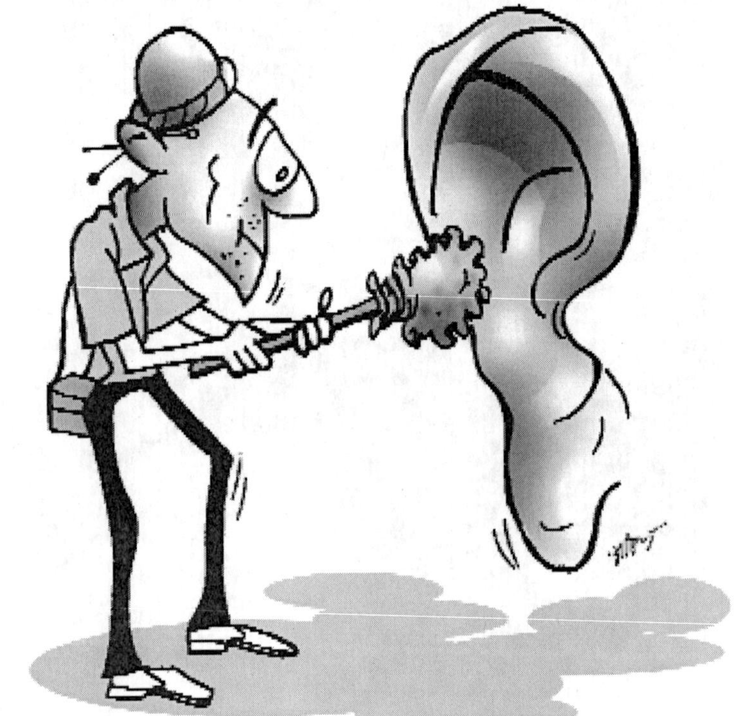

नहीं। जब तक कि यह जमकर इतनी सख्त और इतनी अधिक न हो जाए कि सुनने में अड़चन पैदा करने लगे, मैल साफ करते रहना न सिर्फ अनावश्यक है, बल्कि अनुचित भी है। प्रकृति ने मैल की व्यवस्था कानों की सुरक्षा के लिए की है। इससे कानों में धूल नहीं जाती, न ही फफूंद या बैक्टीरिया घात करते हैं।

196

## क्या धूम-धड़ाका मचाने वाले हाई डेसीबल म्यूजिक सिस्टम स्वास्थ्य के लिए ठीक हैं ?

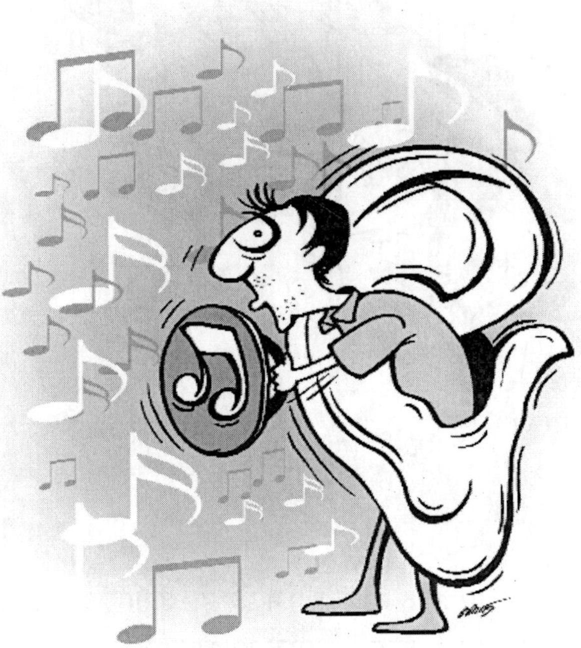

नहीं। 60-80 डेसीबल के बाद संगीत भी कानों के लिए शोर बन जाता है। कान के अंदरूनी भाग में बसे ऑर्गन ऑफ कॉर्टी की नाजुक अतिसंवेदी ग्राही कोशिकाएं अपनी संवेदनशीलता गंवाती जाती हैं। इससे कानों में पहले तो अजीब ध्वनियां और गुंजन सुनाई देती हैं, पर ध्यान न दें तो कान बहरे हो जाते हैं।

197

## उम्र बढ़ने पर सुनने में क्यों परेशानी आने लगती है?

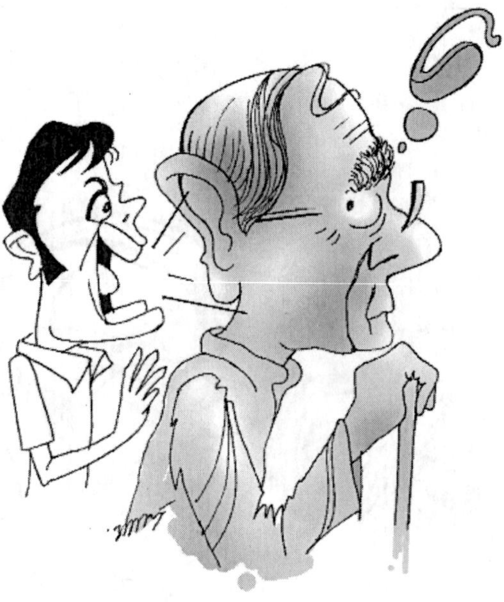

उम्र बढ़ने पर श्रुति तंत्रिका कमजोर हो जाती है। इसी से बुढ़ापे में सुनने में परेशानी होती है। इसके समाधान के लिए हियरिंग-एड पहनी जा सकती है। यह कान में पहुंचने वाली ध्वनियों को एम्प्लीफाई कर देती है जिन्हें बूढ़ी श्रुति तंत्रिका भी ग्रहण कर लेती है। इसी से सुनने की ताकत में सुधार आ जाता है। हमारे सुनने की क्षमता श्रुति तंत्रिका से संबंधित है। उम्र बढ़ने पर यह तंत्रिका कमजोर पड़ जाती है। इसी से वृद्धावस्था में ऊंचा सुनने लगता है। इसका आंशिक समाधान हियरिंग-एड लगा कर संभव है।

198

## हियरिंग-एड सुनने में कैसे मदद करती है?

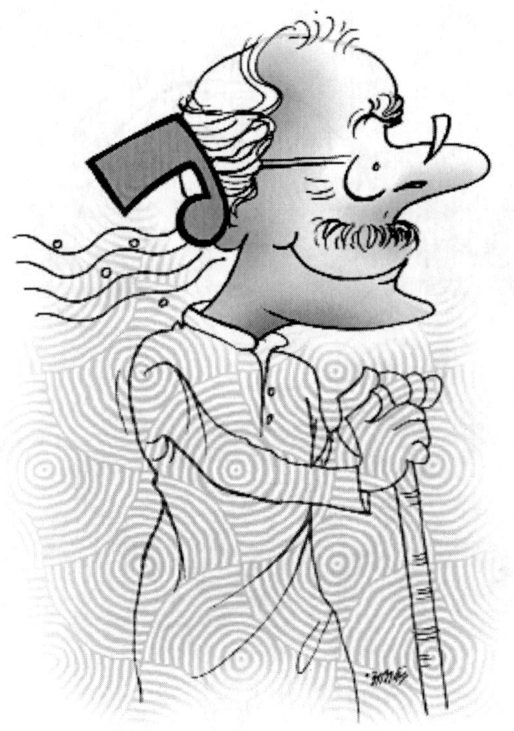

हियरिंग-एड का काम कान में पहुंचने वाली ध्वनि तरंगों का संवर्धन (एम्प्लीफाई) करना है। अगर श्रुति तंत्रिका कमजोर हो तब भी यह हियरिंग-एड से पहुंचने वाली संवर्धित ध्वनि तरंगों को ग्रहण कर लेती है और उन्हें आगे मस्तिष्क के श्रुति संबंधी क्षेत्र तक पहुंचा देती है। इससे श्रव्य क्षमता में सुधार आ जाता है।

**199**

## क्या मानसिक टेंशन होने से कान में भी दर्द हो सकता है?

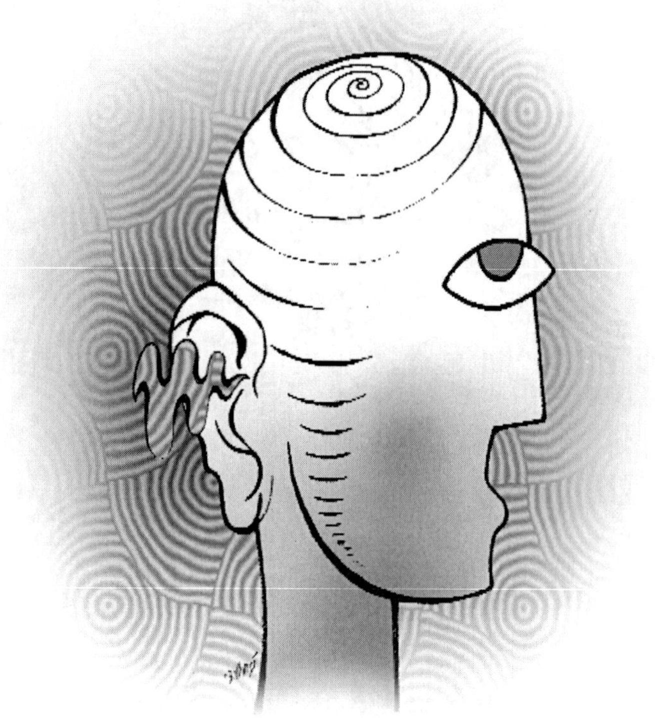

हां। लगातार टेंशन रहने से ऊपरी जबड़ों के जोड़ में तनाव पैदा हो सकता है। इसी से कान में दर्द उठ जाता है। टेंशन से उबरने के लिए जीवन-पद्धति में सुधार लाएं। रचनात्मक कार्य करें। रोज सुबह-शाम घूमने के लिए जाएं, योगाभ्यास करें और उतने ही काम अपने ऊपर लें जिसमें तनाव न हो।

200

## क्या नाक के अन्दर की हड्डी टेढ़ी होने पर ऑपरेशन कराना जरूरी है?

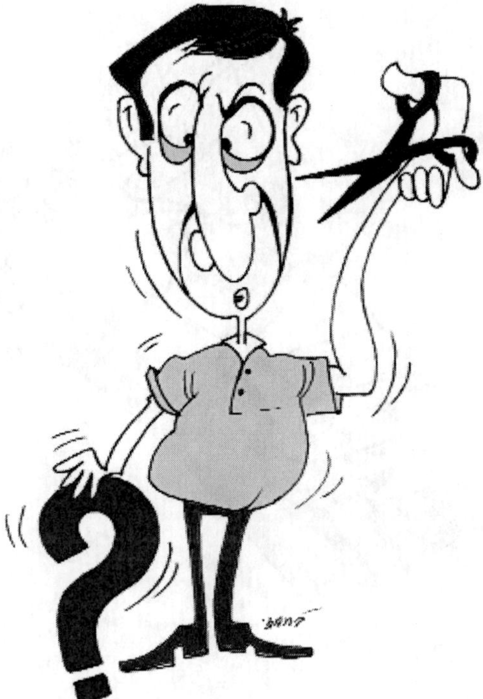

नहीं। यह सोच अब पुरानी हो गई है। सच तो यह है कि 90 प्रतिशत लोगों में नाक के अन्दर की हड्डी टेढ़ी होती है। ऑपरेशन की जरूरत तभी पड़ती है जब हड्डी के टेढ़े होने से किसी साइनस या नासिका में रुकावट पैदा होती है और साइनस में सूजन पैदा हो जाती है।

**201**

## गाड़ी चलाते हुए बार-बार हॉर्न बजाने से कानों पर क्या असर पड़ता है?

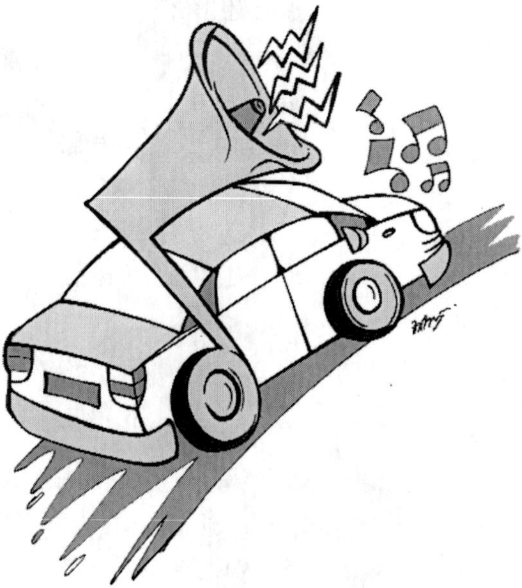

70-80 डेसिबल से ऊंची कोई भी ध्वनि, फिर चाहे वह किसी संगीत सम्राट का सुर ही क्यों न हो, कानों के लिए नुकसानदेह है! यह शोर कानों में से बार-बार गुजरता रहे तो कुछ समय बाद कानों के सुनने की क्षमता कमजोर हो जाती है। हाई प्रेशर हॉर्न और साइलेंसर हटाकर गाड़ी चलाना सड़क पर चल रहे सभी लोगों के कानों को बहरा बनाता है।

202

## हकलेपन की समस्या किस कारण से होती है?

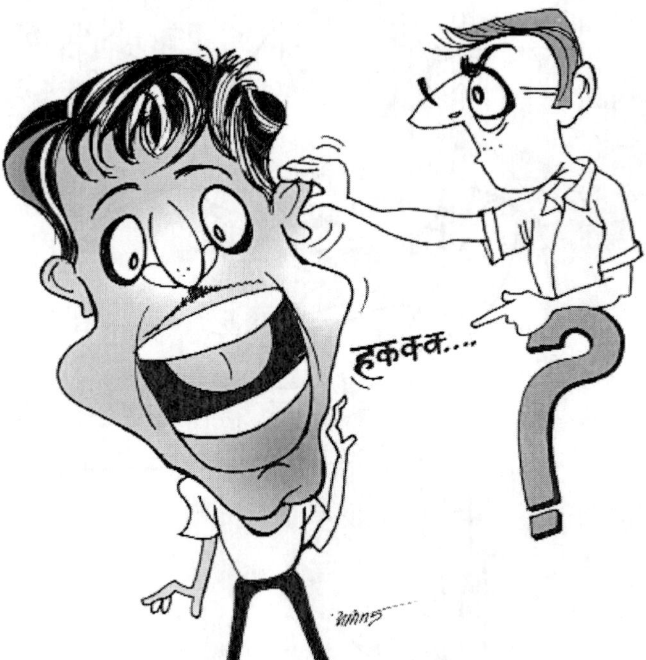


हकलाने का संबंध हमारे आत्मविश्वास से जुड़ा है। यदि बचपन में मनोवैज्ञानिक स्थितियां विपरीत रहें, माता-पिता या टीचर की बहुत रोकटोक रहे या पारिवारिक कलह रहे तो बच्चे का मनोवैज्ञानिक विकास अवरुद्ध हो जाता है। इसी के फलस्वरूप कुछ बच्चे हकलाने लगते हैं। उनके स्वर यंत्र में कहीं कोई कमी नहीं होती।

203

## एक्यूट साइनॅसाइटिस होने पर क्या करना चाहिए?

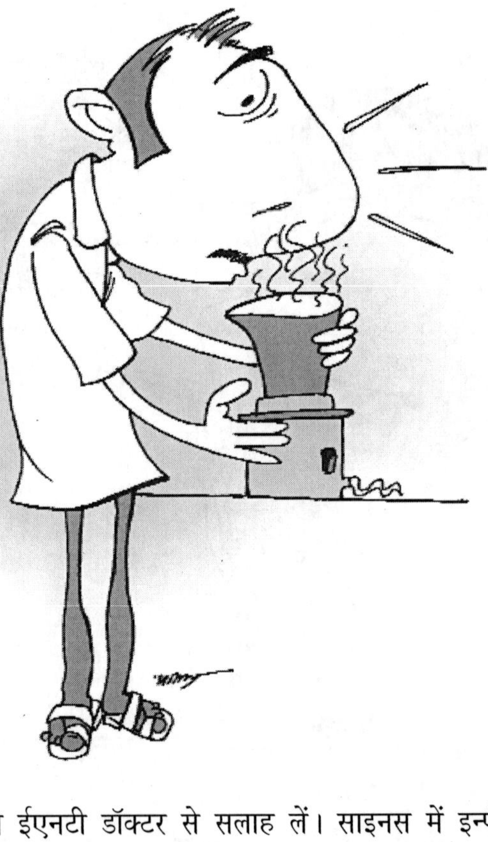

तुरंत किसी ईएनटी डॉक्टर से सलाह लें। साइनस में इन्फेक्शन है तो ऐंटिबायटिक दवा लेनी होगी। नासिका की सूजन मिटाने के लिए कुछ दिन तक डीकंजस्टेंट नेजल ड्रॉप्स डालनी होगी। दर्द और सूजन से राहत पाने के लिए सूजनहारी दर्द-निवारक दवा लेनी होगी। भाप सूंघने, खूब पानी पीने और आराम करने से भी लाभ पहुंचता है।

204

## पुरानी साइनॅसाइटिस का क्या समाधान है?

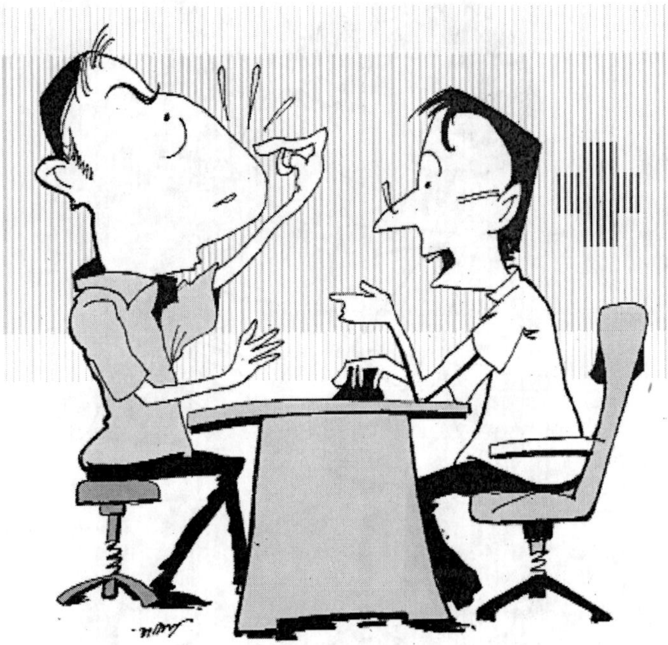

यह मामले की गंभीरता पर निर्भर करता है। ज्यादातर मामलों में हवा-कूपों के नाक में खुलने वाले रास्ते को साफ करने की सख्त जरूरत होती है। यह छोटा-सा ऑपरेशन एंडोस्कोप यंत्र से किया जा सकता है। अधिक गंभीर मामलों में बड़े ऑपरेशन से साइनस की भीतरी सफाई की जाती है। एलर्जीजन्य साइनॅसाइटिस में लंबे समय तक एलर्जी-रोधक दवाएं लेने की जरूरत होती है।

205

## गले में खिच-खिच रहती हो तो क्या करना चाहिए?

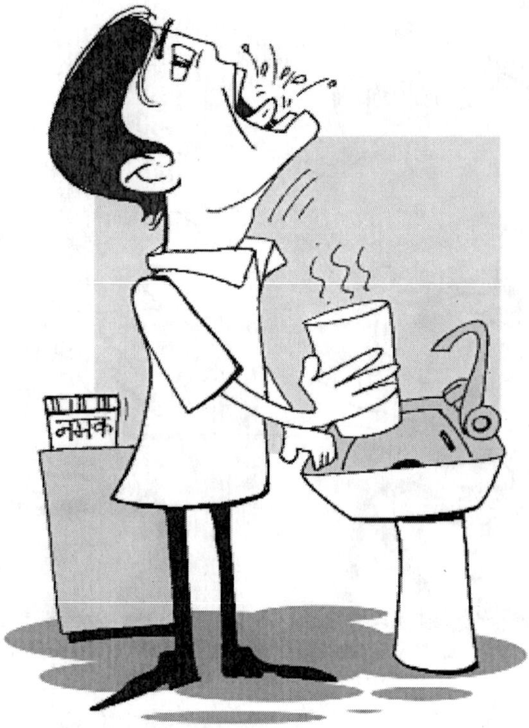


गुनगुने पानी में चुटकी भर नमक डाल गरारे करें। लोजेन्जेस चूसने से भी लाभ पहुंचेगा। बीच-बीच में गुनगुना पानी पीने से भी गला तरल रहेगा और आराम मिलेगा। कमरे में ह्यूमिडीफायर चलाने और हवा में वाष्प का पर्याप्त स्तर बनाए रखने से भी लाभ पहुंचेगा। तुलसी की चाय भी लाभप्रद साबित हो सकती है।

206

## सर्दी-जुकाम-खांसी में बलगम के साथ खून की छींट आने के क्या मायने हैं?

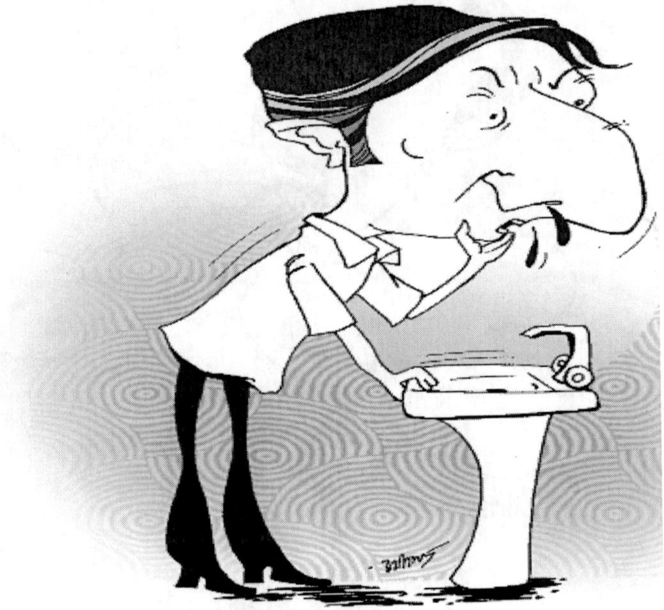

मात्र इतना कि नाक, गले या श्वसन मार्ग के किसी हिस्से में सूजन है जिससे उस अंग की सूक्ष्म रक्त-वाहिकाएं फैल गई हैं और उनके आहत होने से यह खून की छींट आयी है। सूजन दूर होने पर यह लक्षण अपने से शांत हो जाएगा। पर बार-बार बहुत मात्रा में खून जाए तो डॉक्टर से सलाह ले लें। हो सकता है, अंदर कोई गंभीर रोग पांव पसार रहा हो।

207

## दमा ठंड बढ़ने पर क्यों बिगड़ उठता है?

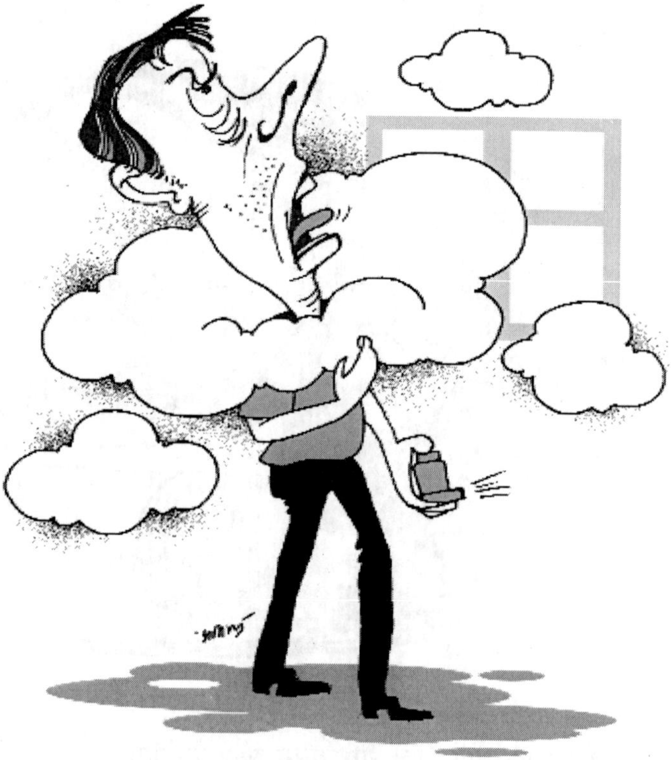

इसके कई कारण हैं। पहला यह कि ठंड के दिनों में हवा में नाइट्रोजन डायऑक्साइड, सल्फर डायऑक्साइड और ओजोन की मात्रा अक्सर बढ़ जाती है। दूसरा, इन दिनों सर्दी-जुकाम और गले में सूजन पैदा करने वाले बैक्टीरिया और वायरसों का भी पूरा जोर रहता है। तीसरा, सांस-नलियों में ठंडी हवा के प्रवेश करने से भी कुछ लोगों का रोग बढ़ जाता है।

**208**

## खर्राटे क्यों आते हैं?

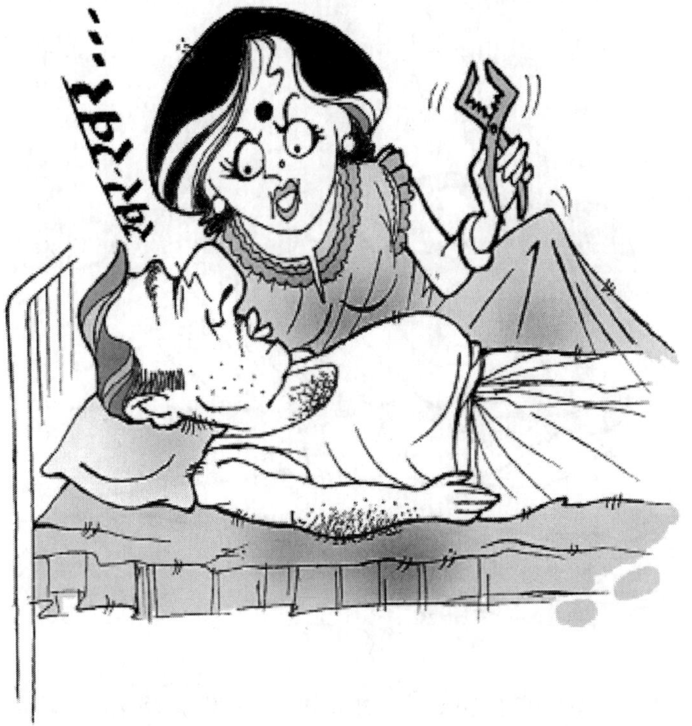


सोते समय श्वसन-प्रणाली के रास्ते में कहीं कोई रुकावट हो, तभी खर्राटे आते हैं। नाक बंद हो, जुबान जरूरत से ज्यादा बड़ी हो, मोटापा हो, टॉनसिल या एडिनवाइड्स बढ़े हुए हों, गले की पेशियां शिथिल पड़ जाएं, मदिरा का नशा हो या शरीर बहुत थका हुआ हो तो नींद में खर्राटे आना स्वाभाविक है।

209

## खर्राटों से बचने का सरल उपाय क्या है?

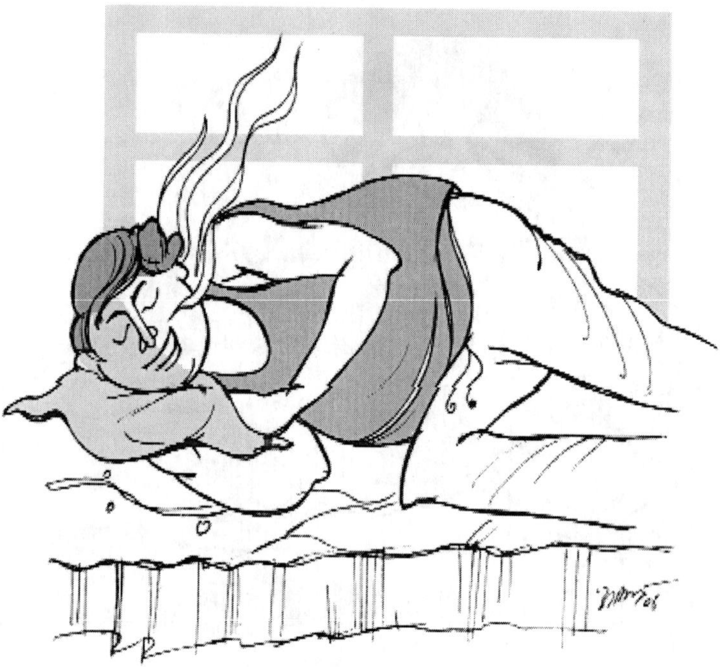

पीठ के बल सीधे लेटने के बजाय किसी एक करवट सोएं। संभव है कि इससे श्वसन-प्रणाली के ऊपरी मार्ग की रुकावट दूर हो जाए और व्यक्ति खर्राटे लेने से छुटकारा पा ले। नाक बंद रहती हो तो किसी ईएनटी विशेषज्ञ से लगकर इलाज कराएं। शरीर भारी हो तो कैलोरी में कटौती करें और नित्य व्यायाम कर वजन घटाने का प्रयास करें। मदिरा या स्लीपिंग पिल्स लेकर सोते हों, तो इन चीजों को तिलांजलि दे दें।

210

## सांसों में बदबू तो नहीं है, यह कोई कैसे जान सकता है?

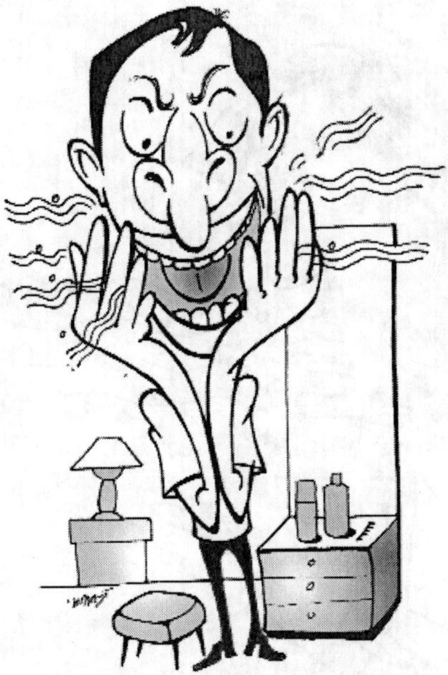

दोनों हथेलियों को आपस में जोड़कर कप जैसी आकृति बना लें। अब उसमें एक लंबी गहरी सांस छोड़ें। हथेलियां नाक के पास लाकर सूंघें। यदि यह गंध अप्रिय लगे तो समझ लें कि पास आने वाले लोग कैसा महसूस करते होंगे। अपनी सांसों की गंध का जायजा लेने के लिए कौन-सी विधि अपनाई जा सकती है? पलभर के लिए नफाजत त्याग दें। अकेले में बैठ अपनी साफ-सुथरी हथेली पर जीभ घुमाएं। दो मिनट तक इसे सूखने दें। अब हथेली को सूंघकर देखें। स्पष्ट हो जाएगा कि दूसरों को आपकी सांसों की महक कैसी महसूस होती होगी!

211

## सांस किन-किन कारणों से दूषित हो सकती है?

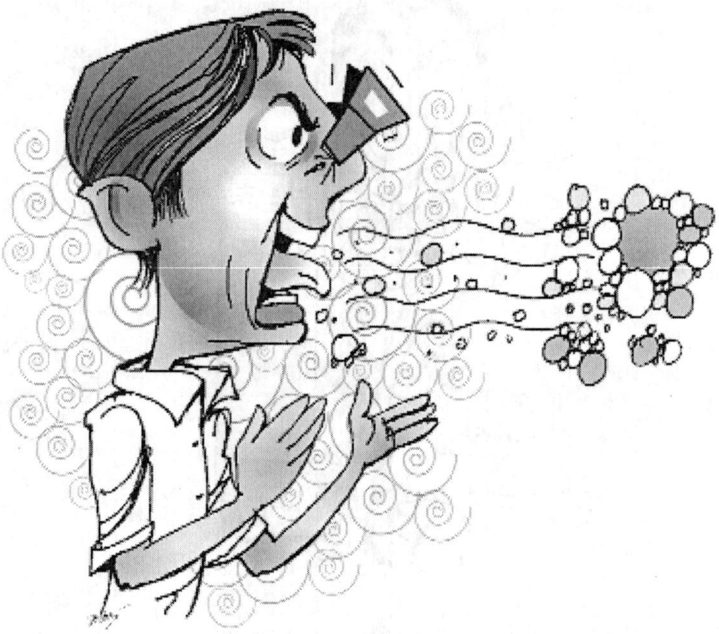

मसूड़ों में पायरिया, दांत में कीड़ा और गंदी जिह्वा सांस के दुर्गंधमय होने के प्रमुख कारण हैं। बूढ़े लोगों में डेंचर के प्रति ढील रखने से भी सांस दूषित होती है। पर नाक के बंद होने, क्रोनिक साइनोसायटिस होने, गले में बलगम गिरने, टॉन्सिल बढ़ने, क्रोनिक ब्रोन्काइटिस होने, निमोनिया होने, पेट खराब होने या पेट का अल्सर होने पर भी सांस दुर्गंधमय हो जाती है।

212

## किन-किन खाने की चीजों से सांस में बास आ जाती है?

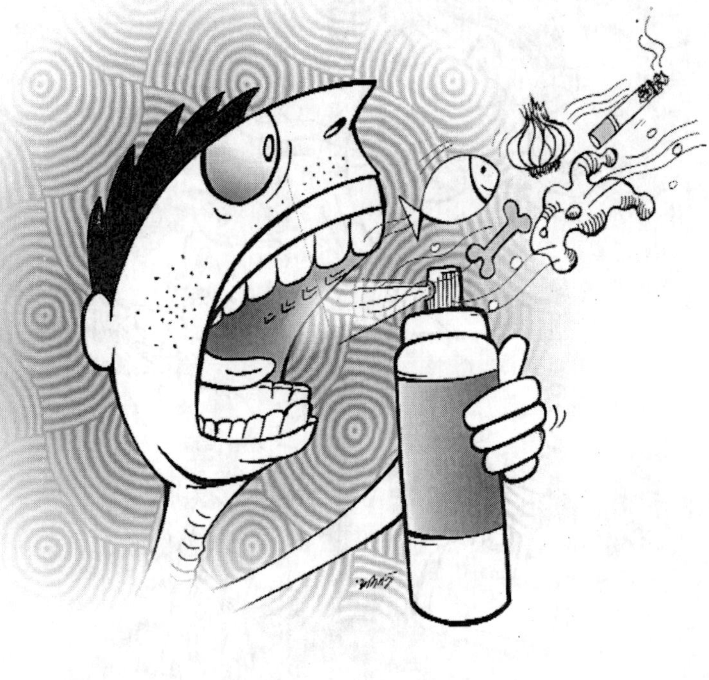

मांस-मछली, दुग्ध उत्पाद, पनीर, लहसुन, अदरक, प्याज खाने से अगले कई घंटों तक मुंह से बास आती है। यह बदबू इन खाद्य पदार्थों में पाए जाने वाले गंधयुक्त यौगिकों के कारण होती है। धूम्रपान करने पर भी सांस दुर्गंध से भर जाती है। किसी विशेष मुलाकात से पहले इन चीजों से दूर रहने में ही भलाई है।

213

## सांसों को खुशबूदार बनाने का क्या उपाय है?

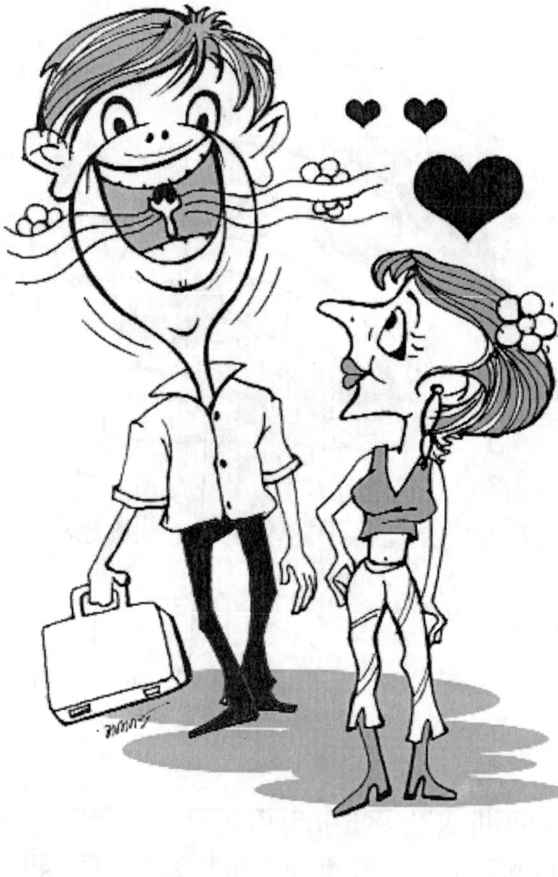

मुंह में लौंग, सौंफ या इलायची डाल लें, सांसों में खुशबू आने लगेगी। इसी प्रकार चाहें तो चुइंग-गम या पिपरमिंट का भी प्रयोग कर सकते हैं। डेट पर जाना हो तो यह युक्ति बहुत कामयाब साबित होती है।

214

## क्रोनिक ब्रांकाइटिस होने पर बलगम के पीले होने के क्या मायने हैं?

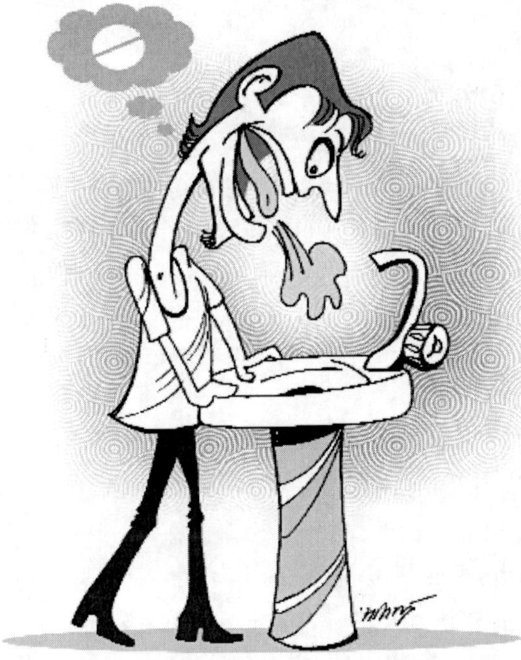

बलगम के पीले या हरे होने के मायने हैं कि क्रोनिक ब्रांकाइटिस से घिरे रुग्ण फेफड़ों में किसी संक्रमणकारी बैक्टीरिया ने धावा बोल दिया है। साथ में बुखार भी हो तो जान लीजिए कि इन्फेक्शन से लड़ने के लिए ऐंटिबायोटिक लेना जरूरी है। तुरंत अपने डॉक्टर से मिलें और दवा लें।

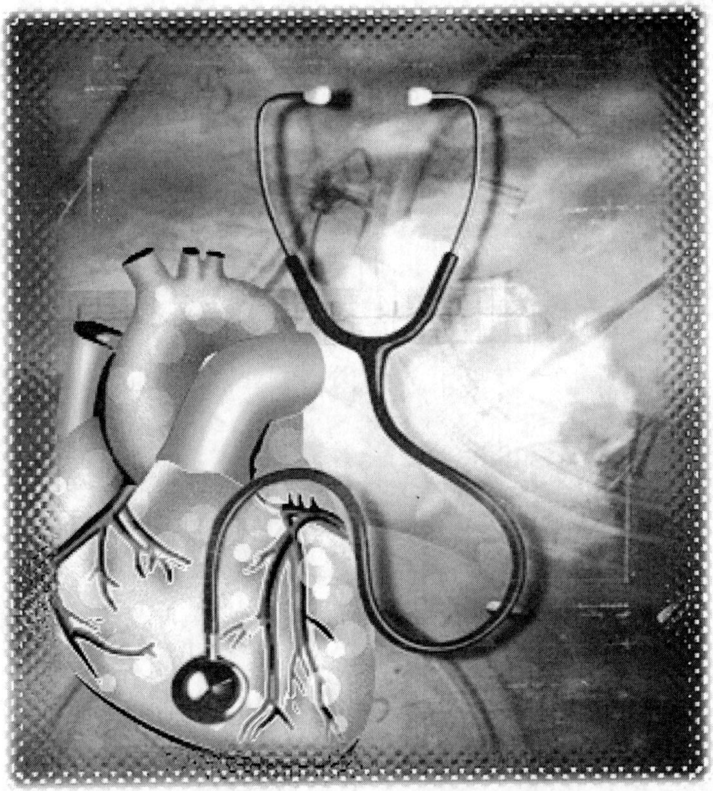

बारहवां खंड

# हार्ट टू हार्ट

215

## दिल का कोरोनरी धमनी रोग क्यों और कैसे उपजता है?

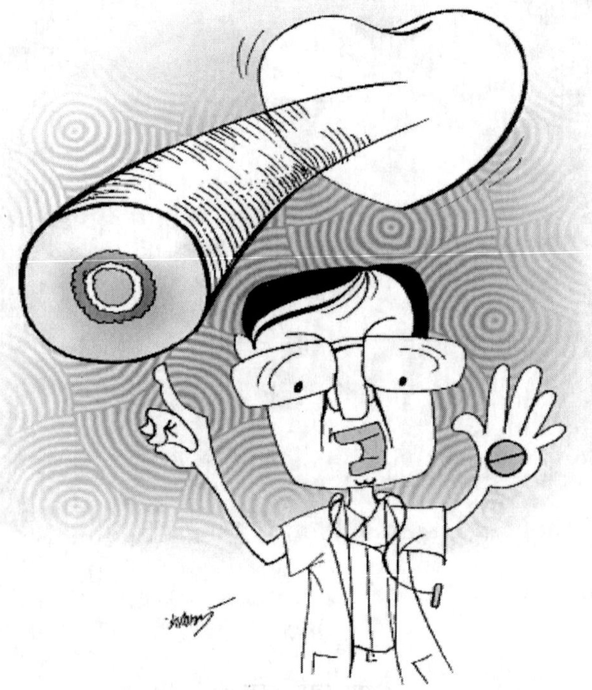

कोरोनरी धमनियां ही दिल की पेशियों को ऊर्जा देती हैं। उनकी दीवारों में चर्बी जमने से उनका व्यास छोटा हो जाता है। उनमें आयी सिकुड़न से दिल की पेशियों में खून का दौरा घट जाता है। इसी से ऐंजाइना का दर्द उठता है। कोई सिकुड़ी हुई कोरोनरी अचानक रुक जाए तो दिल का दौरा पड़ जाता है।

216

## दिल की कोरोनरी धमनियों में चर्बी किन कारणों से जमती है?

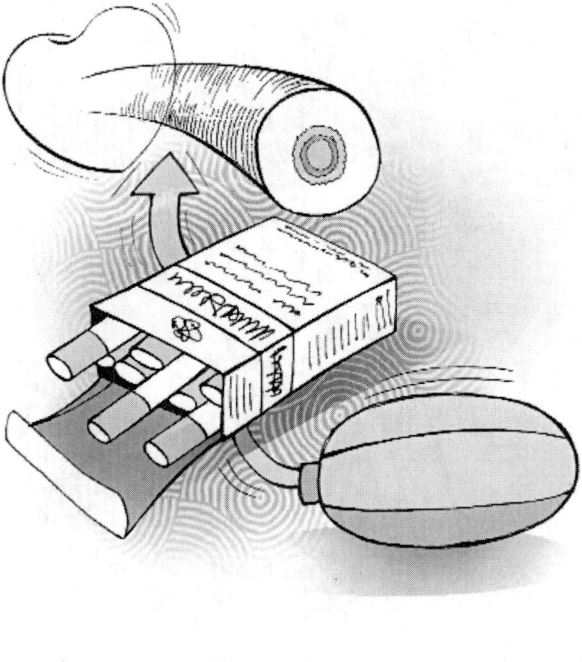

कोई ठीक नहीं। लेकिन खून में एलडीएल कोलेस्ट्रॉल या ट्राइग्लीसराइड्स बढ़े हुए हों, धूम्रपान की लत हो, रक्तचाप बढ़ा हुआ हो, डायबिटीज हो या रक्त संबंधियों में कोरोनरी रोग हो तो कोरोनरी धमनी रोग होने का जोखिम बढ़ जाता है। अतः इन पांचों जोखिमकारी तत्त्वों से बचे रहने में ही भलाई है।

217

## कोरोनरी हृदय रोग के डायग्नोसिस में ट्रैडमिल टैस्ट कितना भरोसेमंद है?

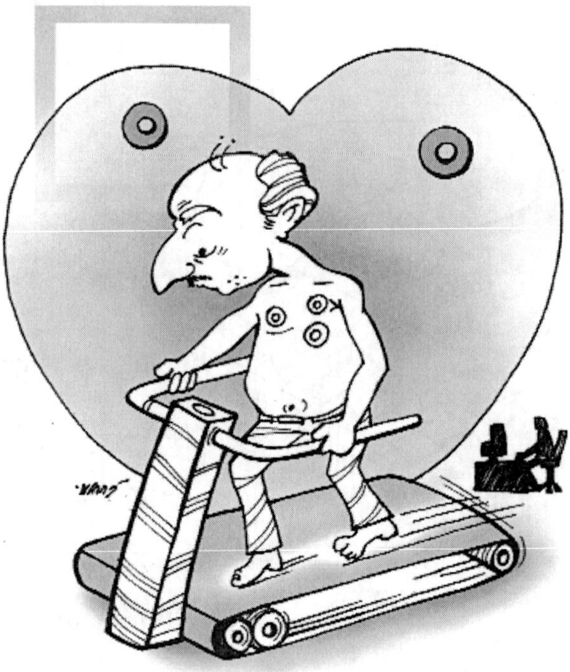

ट्रैडमिल टैस्ट के नतीजे हमेशा सही नहीं होते। टैस्ट करानेवाले 10 प्रतिशत व्यक्तियों में कोरोनरी हृदय रोग न होते हुए भी टैस्ट पॉजीटिव आता है। दिल स्वस्थ होता है, पर संकेत मिलते हैं कि रोग है। 15 प्रतिशत में उलट होता है, रोग होता है, पर टैस्ट उसका सुराग नहीं देता।

218

## कोरोनरी ऐंजियोप्लास्टी किस प्रकार के हृदय-रोगियों के लिए उपयोगी साबित होती है?

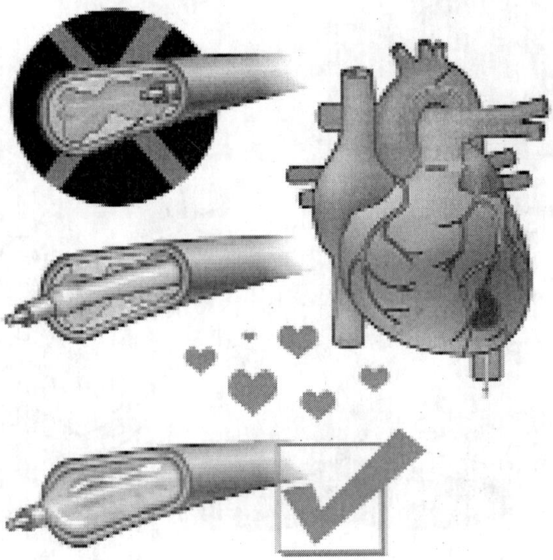

यह उपचार तकनीक संकरी हुई कोरोनरी धमनियां खोलने के काम आती है। यह खासकर उन कोरोनरी हृदय रोगियों के लिए लाभकारी है जो मध्यम दर्जे के ऐंजाइना से पीड़ित होते हैं और जिन्हें दवाओं से आराम नहीं मिल रहा होता। कुछ के ऊपर दिल का दौरा पड़ने का भारी खतरा होता है।

219

## क्या हार्ट अटैक बिल्कुल गुपचुप रूप से भी हो सकता है?

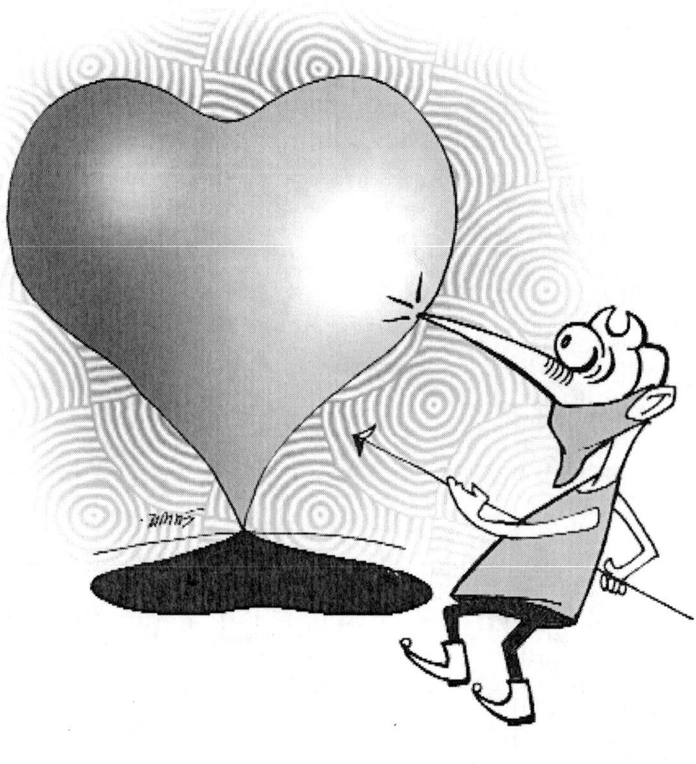

हां। 20 प्रतिशत रोगियों को हार्ट अटैक होने का जरा आभास नहीं होता। न सीने में दर्द उठता है, न जी कच्चा होता है। उम्रदराज लोगों तथा डायबिटीज और ब्लड प्रेशर से घिरे लोगों में यह स्थिति खासकर देखी जाती है।

220

# वृद्ध लोगों में दिल का दौरा होने पर क्या-क्या लक्षण देखे जा सकते हैं?

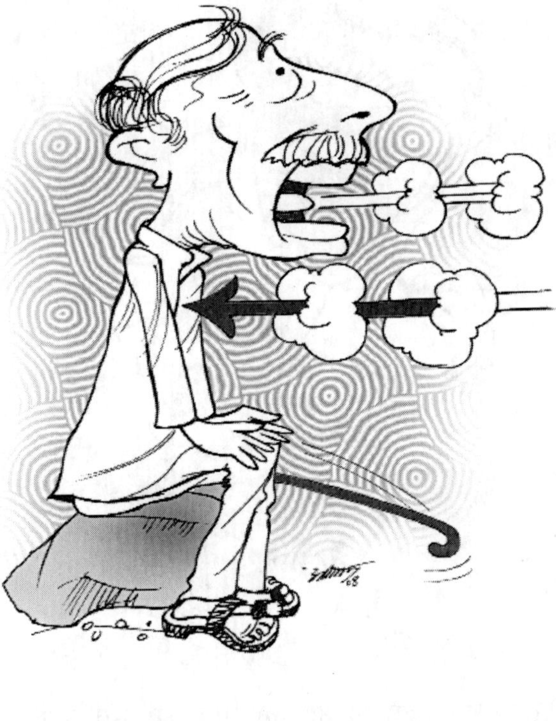

कुछ को सीने के बीचोबीच दर्द उठता है, जोरों से पसीना आता है और उबकाई आती है। लेकिन बहुत से वृद्ध लोगों में ये शास्त्रीय लक्षण नहीं दिखते। हार्ट अटैक होने पर अचानक दम फूलने लगता है, बेहोशी छा जाती है, तीव्र कमजोरी अनुभव होती है और रक्तचाप गिर जाता है। ईसीजी करने पर ही दिल का दौरा होने की पुष्टि होती है।

221

## दिल का दौरा पड़ने का शक हो, तो क्या करना चाहिए?

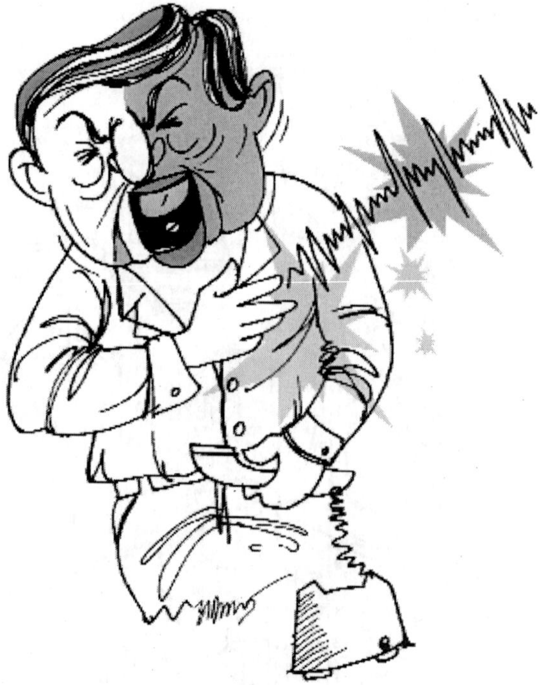

किसी सगे-संबंधी, सहकर्मी या मित्र को तुरंत आगाह करें कि वह जल्दी से जल्दी डॉक्टर को बुला ले। पास में नाइट्रोग्लीसरीन की गोली हो तो तुरंत उसे जुबान के नीचे रख लें। एस्प्रिन लेते हों, तो उसे तुरंत मुंह में डालें और चबा लें। इससे संकरी कोरोनरी धमनी में खून का दौरा बने रहने की उम्मीद बढ़ जाती है और दौरे की गंभीरता घटने की उम्मीद भी बढ़ जाती है।

222

## हार्ट अटैक की गंभीरता किस चीज पर निर्भर करती है?

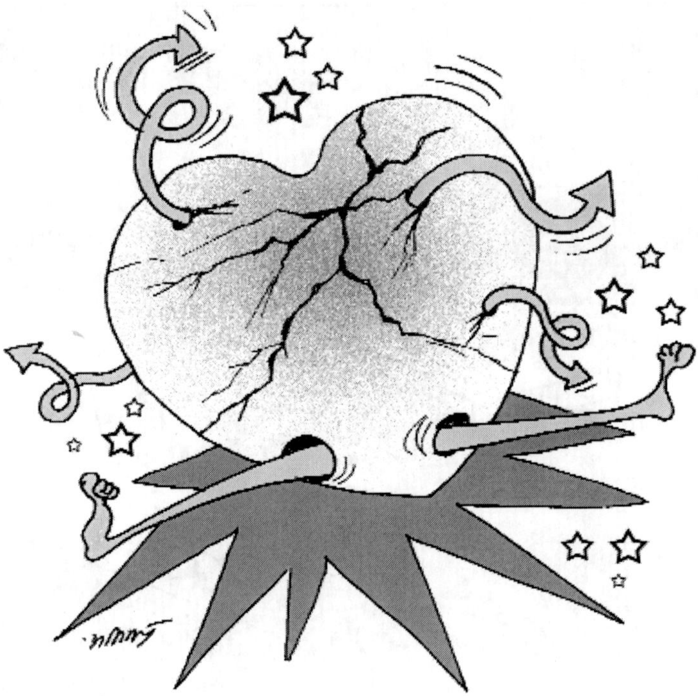

कई चीजों पर। जैसे दौरे की क्या वजह है, मरीज की सेहत कैसी है और इलाज की क्या सुविधाएं हैं। दौरा मुख्य कोरोनरी धमनी में रुकावट आने से पैदा हो, इस क्षेत्र में किसी दूसरी कोरोनरी उपशाखा की रक्त पूर्ति न हो, और तुरंत कोई उपाय न किया जाए तो समूचा क्षेत्र मृत हो जाता है। ऐसे में दिल कमजोर पड़ जाता है और जान पर बन आती है।

223

## दिल का दौरा पड़ने के कितने दिन बाद जीवन सामान्य धुरी पर लौट पाता है?

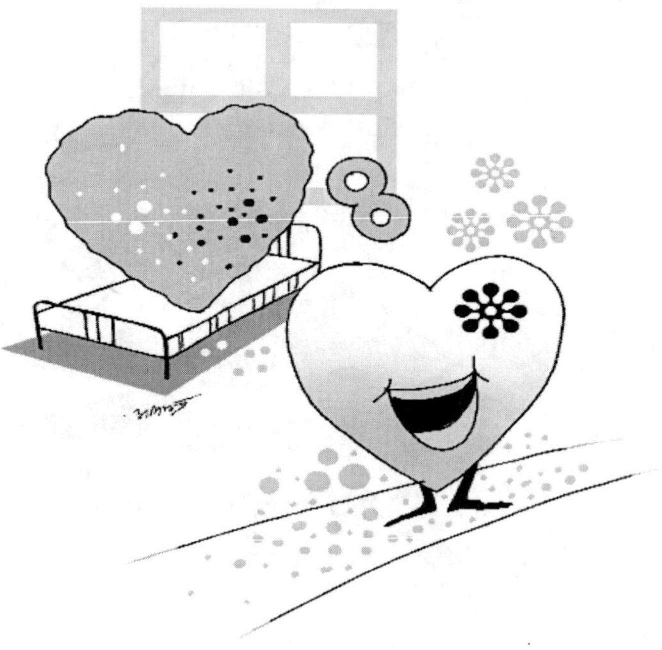

अक्सर 8वें हफ्ते तक चीजें बहुत कुछ सामान्य हो जाती हैं। अगर सुधार सामान्य गति से होता रहे, तो 8वें हफ्ते तक नित्य 30 मिनट की सैर, काम पर धीरे-धीरे लौटने की ताकत, गाड़ी चला सकना मुमकिन है। जल्द ही इतनी ताकत आ जाती है कि दो मील की सैर या दो मंजिल सीढ़ियां चढ़ने पर भी थकान नहीं होती। ऐसे में सामान्य दांपत्य-सुख भी भोगा जा सकता है।

224

## क्या डॉक्टर के ऑफिस में पहुंचते ही ब्लड प्रेशर की जांच करवा लेना ठीक है?

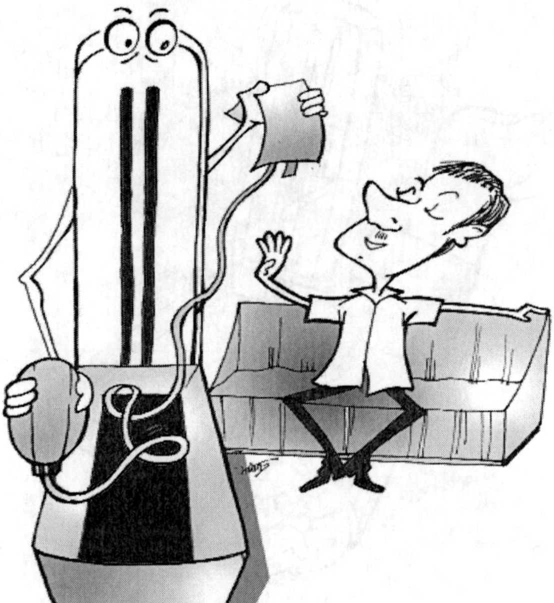

कतई नहीं। पहले कम-से-कम पांच मिनट तक आराम करें, फिर ही ब्लड प्रेशर की जांच करवाएं। कहीं दूर से चलकर आने, सीढ़ियां चढ़ने, दौड़ने-भागने के बाद यदि तुरंत जांच की जाए तो ब्लड प्रेशर बढ़ा हुआ होगा। जांच के समय कुर्सी से टेक लगाकर आरामपूर्वक बैठें और अपने पैर जमीन पर रखें। तनाव में होने से भी ब्लड प्रेशर बढ़ जाने की पूरी संभावना होती है।

**225**

## ब्लड प्रेशर मापक-यंत्र के कफ का घेरा कम-ज्यादा होने से ब्लड प्रेशर रीडिंग पर क्या असर पड़ता है?

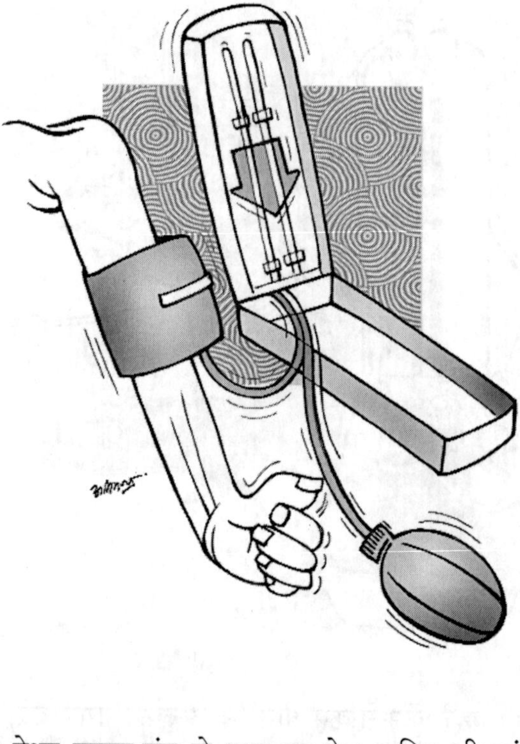

ब्लड प्रेशर मापक-यंत्र के कफ का घेरा व्यक्ति की बांह की मोटाई के हिसाब से होना चाहिए। कफ इतना बड़ा होना चाहिए कि बांह का 80 प्रतिशत घेरा उसमें आ जाए। बांह मोटी हो और साधारण कफ से ब्लड प्रेशर मापा जाए तो रीडिंग बढ़ी हुई आती है। यदि बांह पतली और कफ बड़ा है तो रक्तदाब कम नापा जाता है।

226

## ब्लड प्रेशर किस संख्या तक सामान्य गिना जाता है?

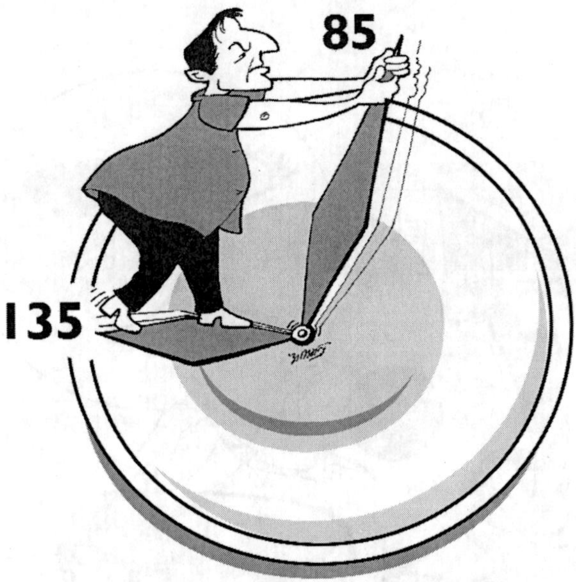


ब्लड प्रेशर 120/80 या कम रहे तो ठीक है। अगर सिस्टोलिक प्रेशर 120 का अंक पार कर जाए मगर 140 से कम रहे और डायस्टोलिक प्रेशर 80 के ऊपर चला जाए परन्तु 90 से कम रहे तो इसे खतरे की घंटी मानना चाहिए। इसे घटाने के लिए खानपान में सुधार लाने के साथ-साथ वजन घटाने का प्रयत्न करना चाहिए और नित व्यायाम के लिए समय निकालना चाहिए। परन्तु ब्लड प्रेशर अगर 140/90 के पार चला जाए तो जीवन शैली में साकारात्मक परिवर्तन लाने के साथ-साथ दवा लेना भी जरूरी है।

227

## ब्लड प्रेशर का पता चलने पर डॉक्टर तरह-तरह के टैस्ट क्यों करवाते हैं?

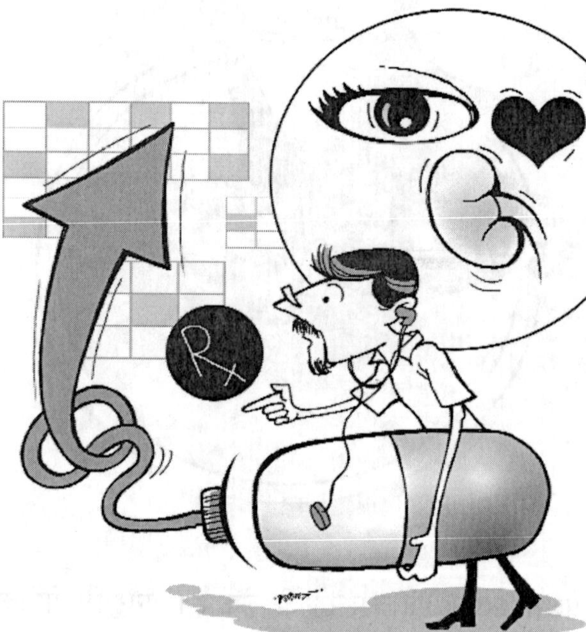

ये टैस्ट इसलिए करवाए जाते हैं ताकि यह पता चल सके कि ब्लड प्रेशर कहीं किसी दूसरे रोग के कारण तो नहीं बढ़ा। उसके बढ़े होने से शरीर के किस अंग को कितनी हानि पहुंची है, जीवन-शैली में क्या-क्या सुधार जरूरी हैं, और रोगी के लिए ब्लड प्रेशर की कौन सी दवाएं लेना बेहतर होगा।

228

## क्या ब्लड प्रेशर घटाने वाली बीटा-ब्लॉकर दवाएं जैसे ऐटिनोलोल हर कोई ले सकता है?

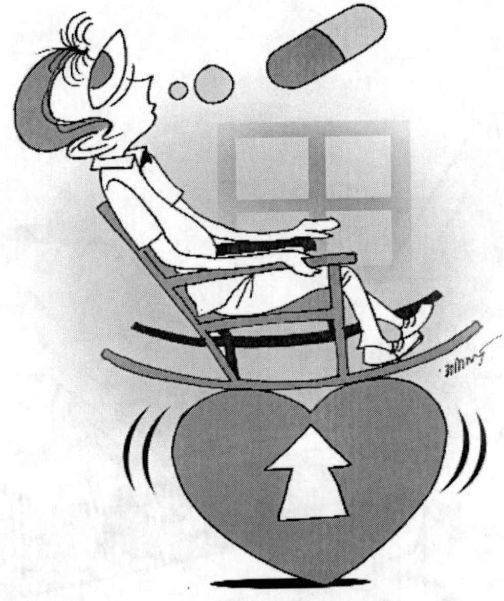

नहीं। अगर किसी को दमा या क्रोनिक ब्रोंकाइटिस हो, डायबिटीज हो या कोई धूम्रपान करता हो तो उसे डॉक्टर को इस बारे में आगाह कर देना चाहिए। ऐसे में ऐटिनोलोल सरीखी बीटा-ब्लॉकर दवाएं नुकसानदेह साबित हो सकती हैं। दमा या श्वास रोग हो, डायबिटीज हो, हाथ-पैर बहुत ठंडे रहते हों या नींद न आने की परेशानी हो तो बीटा-ब्लाकर दवाओं की जगह पर दूसरी कोई उच्च रक्तचाप-रोधक दवा लेने में ही बेहतरी रहती है।

229

## क्या खाने-पीने से ब्लड प्रेशर पर कुछ असर पड़ता है?

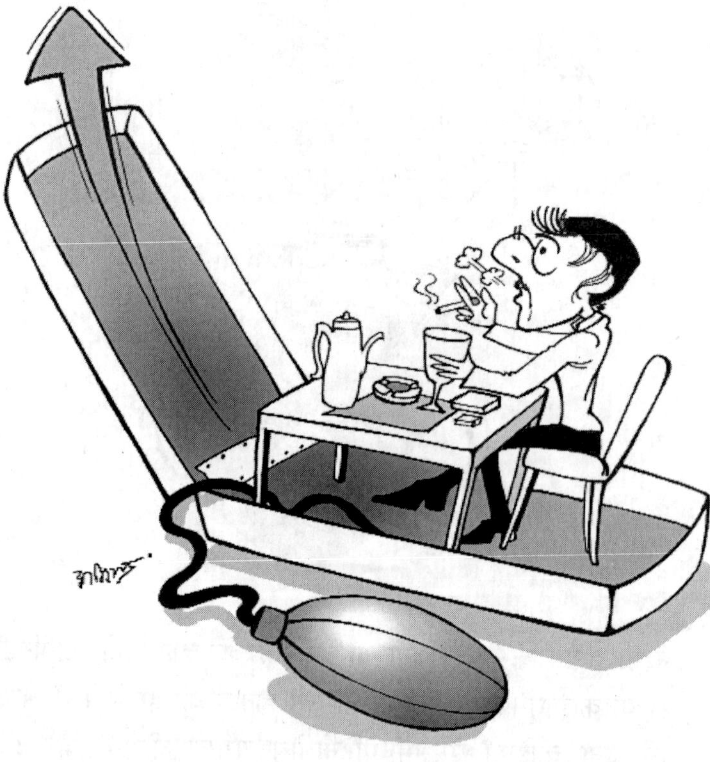

हां। चाय, कॉफी या कोला ड्रिंक पीने या धूम्रपान करने पर ब्लड प्रेशर 15-20 मिनट के लिए बढ़ जाता है। अतः ब्लड प्रेशर की जांच कराने से कम से कम 30 मिनट पहले से इन चीजों से परहेज बरतना जरूरी है।

230

## ब्लड प्रेशर बढ़े रहने से दिल पर क्या असर पड़ता है?

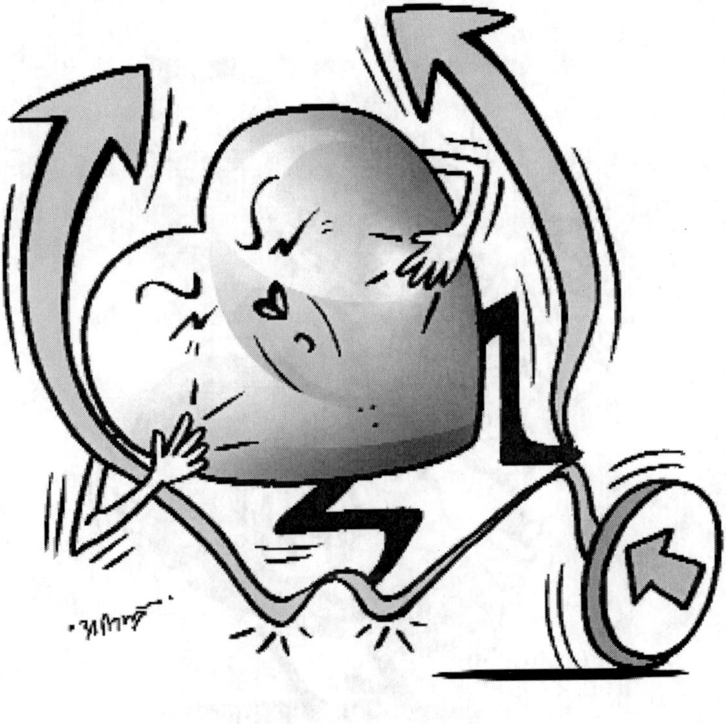

दिल को रक्त पंप करने के लिए अधिक जोर लगाना पड़ता है। इस का दिल की पेशियों पर बुरा असर पड़ता है। ऐंजाइना और हार्ट अटैक होने का खतरा बढ़ जाता है। कुछ वर्षों बाद दिल की ताकत घट जाती है और  वह फेल करने लगता है। सांस फूलने लगती है। शरीर में पानी भर जाता है। जान भी जा सकती है।

**231**

## ब्लड प्रेशर बढ़ने से मस्तिष्क की धमनियों पर क्या असर पड़ता है?

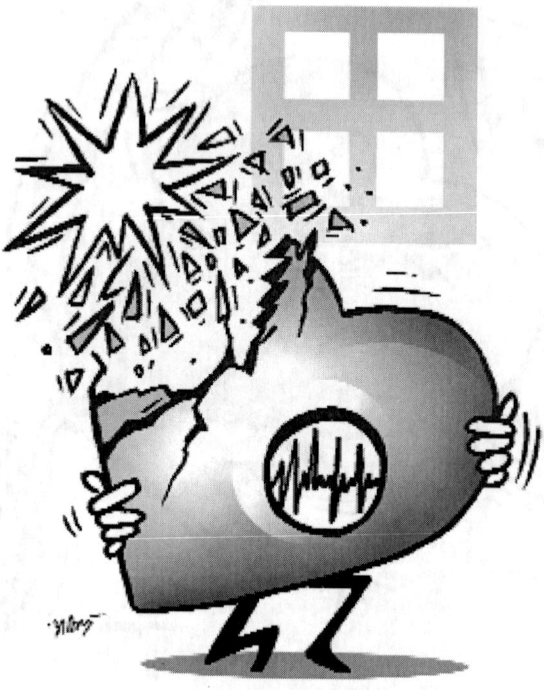

धमनियों में छोटे-छोटे फफोले (ऐन्यूरिज्म) बन सकते हैं। उनके कभी भी फटने से मस्तिष्क के भीतर रक्तस्राव (ब्रेन हेमरेज) हो सकता है। रक्त बिम्बाणुओं का थक्का (क्लोट) बनने और उसके किसी मस्तिष्क धमनी में फंसने से किसी भाग की रक्त आपूर्ति अचानक कट सकती है। दोनों सूरतों में फालिज पैदा हो जाती है।

232

## ब्लड प्रेशर को काबू में रखने के क्या लाभ हैं?

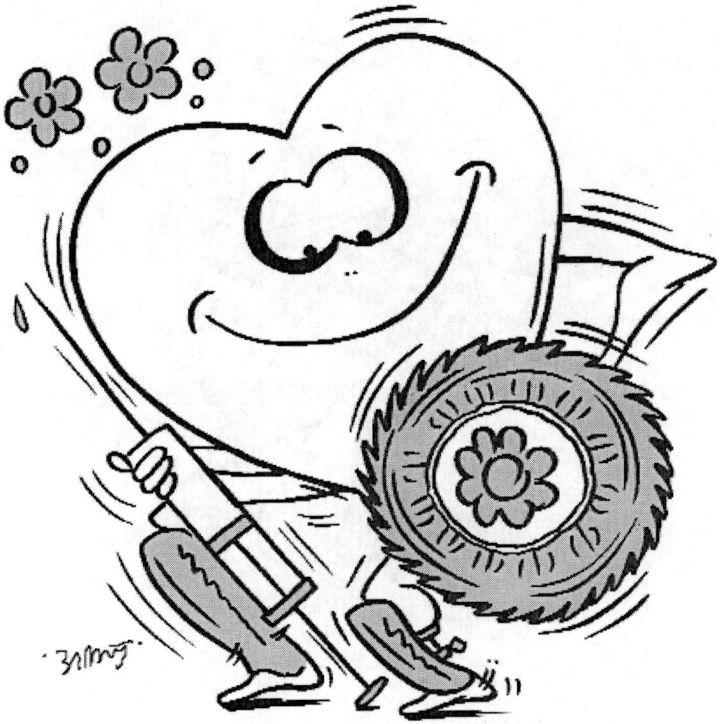

ब्लड प्रेशर संयत रखने से उच्च रक्तचाप से प्रेरित होने वाली कई प्राणघातक स्थितियों से बचा जा सकता है। सामुदायिक अध्ययनों में ब्लड प्रेशर पर कंट्रोल रखने वालों में ब्रेन स्ट्रोक की दर में 35-40 प्रतिशत, दिल का दौरा पड़ने की दर में 20-25 प्रतिशत और हार्ट फेलियर की दर में 50 प्रतिशत की कटौती होती देखी गई है।

233

## हाई ब्लड प्रेशर को साइलेंट किलर क्यों कहा जाता है?

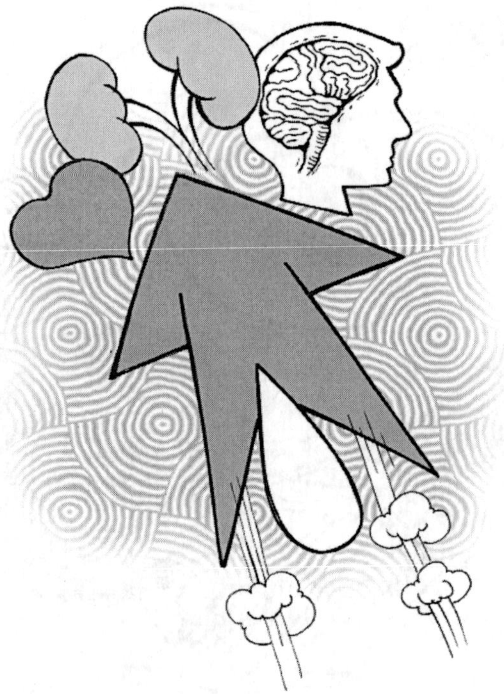

ब्लड प्रेशर बढ़े रहने पर शरीर की समस्त धमनियों पर बुरा असर पड़ता है। हृदय, मस्तिष्क, गुर्दों और रेटिना में आए दुष्परिवर्तनों के कारण दिल का दौरा, ब्रेन हेमरेज, फालिज, किडनी फेलियर और रेटिनोपैथी जैसी गंभीर स्थितियों से सामना करना पड़ सकता है, लेकिन ब्लड प्रेशर अपने होने का जरा बोध नहीं देता।

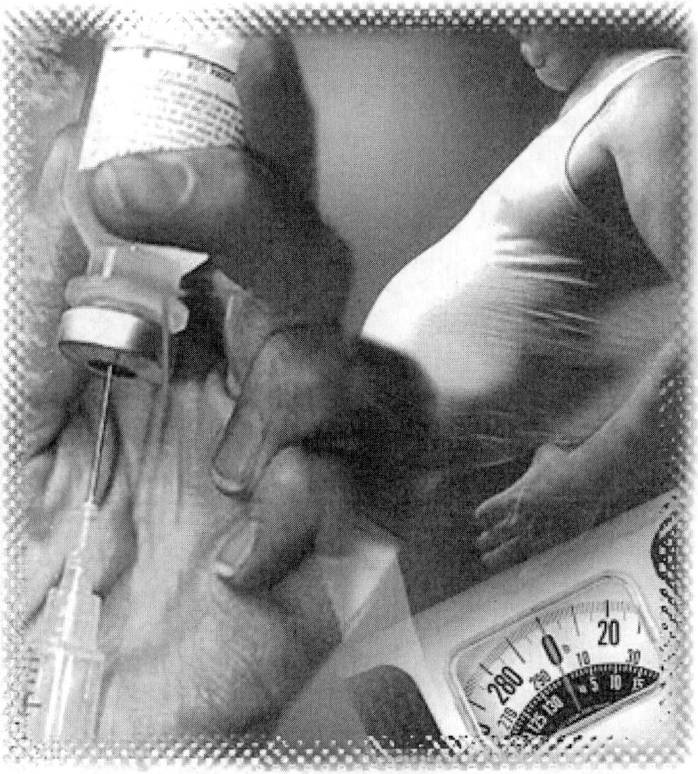

तेरहवां खंड

# डायबिटीज के पेच

234

## क्या डायबिटीज अधिक मीठा खाने से होती है?

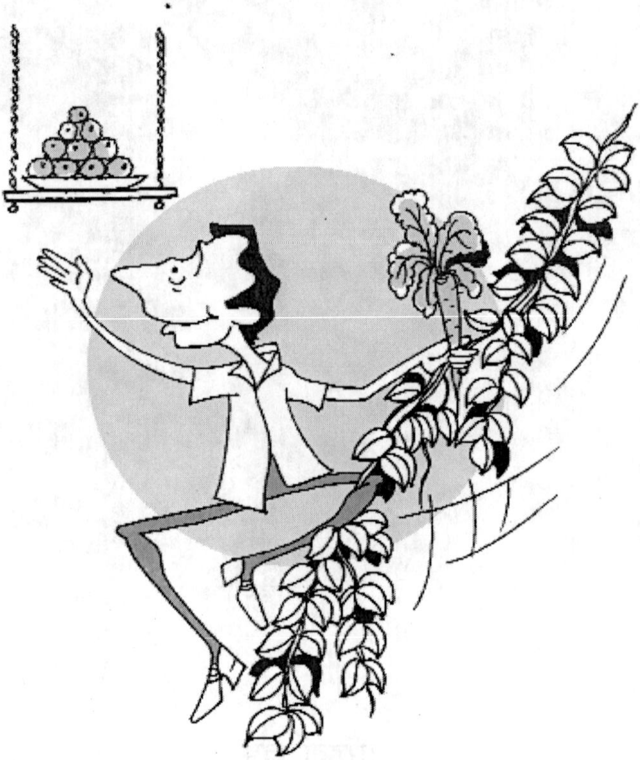

नहीं। दोनों का आपस में कोई सीधा संबंध नहीं है। लेकिन मोटापा और शारीरिक निष्क्रियता अवश्य व्यक्ति को डायबिटीज की ओर धकेलते हैं। इसी प्रकार माता-पिता या भाई-बहन में डायबिटीज होने पर और 45वीं सालगिरह मना लेने के बाद भी डायबिटीज होने का रिस्क बढ़ जाता है।

235

## डायबिटीज से बचे रहने के लिए क्या-क्या सावधानियां बरतना उचित है?

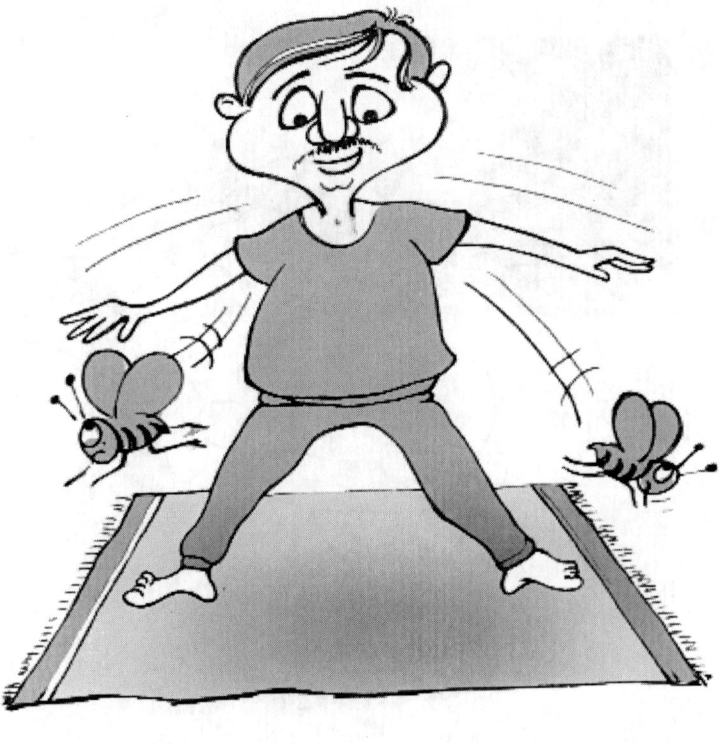

चुस्त जीवनशैली अपनाएं। हफ्ते में कम-से-कम 150 मिनट व्यायाम करें। वजन सीमा में रखें। संतुलित भोजन लें, जिसमें प्राकृतिक रेशेदार चीजें अधिक मात्रा में हों। मात्र इन उपायों से डायबिटीज होने की संभावना 50-60 प्रतिशत घट जाती है।

236

## डायबिटीज डायग्नोज करने का सबसे विश्वसनीय तरीका कौन-सा है?

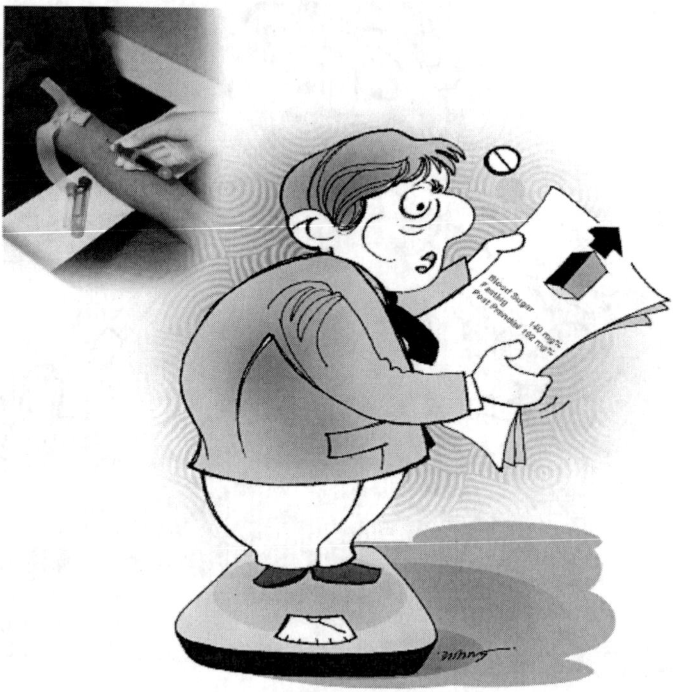


सबसे विश्वसनीय तरीका ब्लड शुगर की जांच है। यदि सुबह खाली पेट जांच कराने पर ब्लड शुगर 126 मिलीग्राम प्रति डेसीलिटर और नाश्ता करने के दो घंटे बाद (पीपी) ब्लड शुगर 200 मिलीग्राम प्रति डेसीलिटर से अधिक है, तो जान लें कि डायबिटीज है।

237

## मोटापे का डायबिटीज से क्या संबंध है?

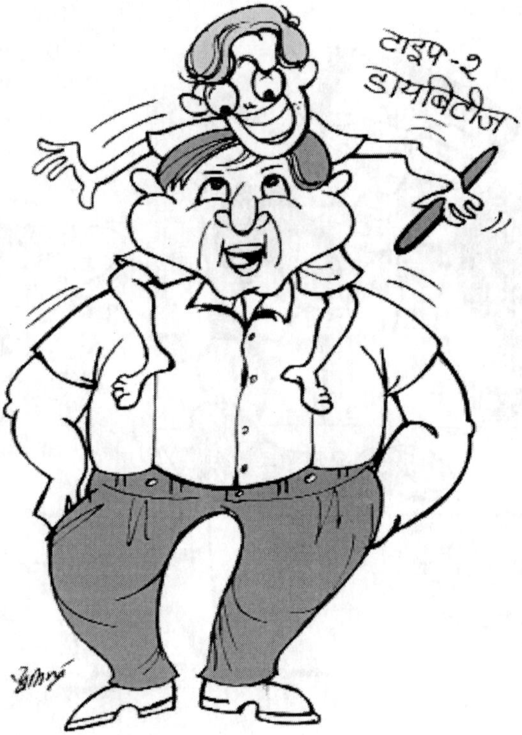


वजन बढ़ने पर इंसुलिन हार्मोन की क्रियाशीलता घट जाती है। इस कारण डायबिटीज होने का रिस्क बढ़ जाता है। वयस्क होने पर उपजी टाइप-2 डायबिटीज के 80 प्रतिशत रोगी स्थूल काया के होते हैं। अगर वे शुरू में ही वजन घटा लें, तो संभावना है कि मात्र इसी से उनकी बढ़ी हुई ब्लड शुगर सामान्य स्तर पर लौट जाए।

238

## ग्लाइकोसलेटिड हीमोग्लोबिन टैस्ट से क्या पता चलता है?

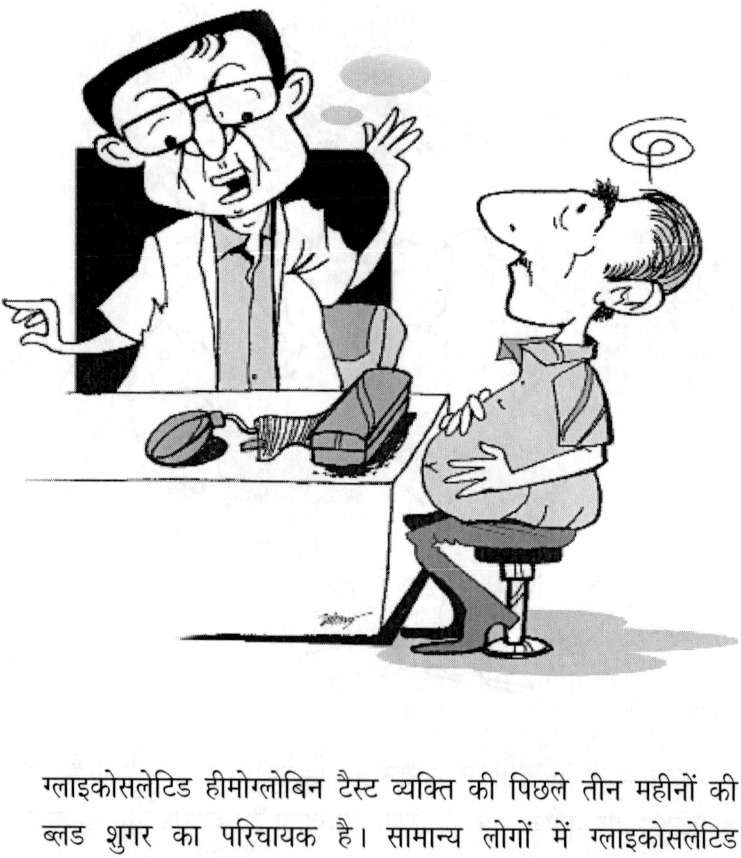

ग्लाइकोसलेटिड हीमोग्लोबिन टैस्ट व्यक्ति की पिछले तीन महीनों की ब्लड शुगर का परिचायक है। सामान्य लोगों में ग्लाइकोसलेटिड हीमोग्लोबिन की मात्रा 6 प्रतिशत से कम रहती है। डायबिटीज में यदि यह 7 प्रतिशत तक भी बनी रहे, तब भी बहुत अच्छा है। अगर यह 8 प्रतिशत से अधिक है तो समझ लें कि उपचार में सुधार जरूरी है।

**239**

## अगर ब्लड शुगर घटने से किसी डायबिटीक पर बेहोशी छाने लगे तो तुरंत क्या करना चाहिए?

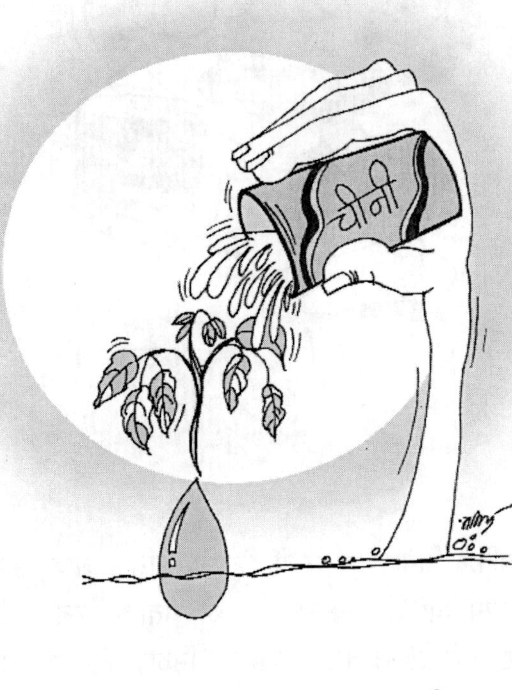


व्यक्ति होश में हो तो तुरंत उसे 25-50 ग्राम ग्लूकोज या चीनी पीस कर दे दें। फलों का रस हो तो यह भी बढ़िया है। पर व्यक्ति होश में न हो तो तुरंत डॉक्टरी मदद लें, उसे कुछ पिलाने की कोशिश न करें। तुरंत ग्लूकागोन का टीका या ग्लूकोज चढ़ाकर ब्लड शुगर सामान्य स्तर पर लाई जा सकती है। यह जीवन-रक्षक साबित होता है।

240

## क्या डायबिटीज में मिठाई खाना सख्त मना है?

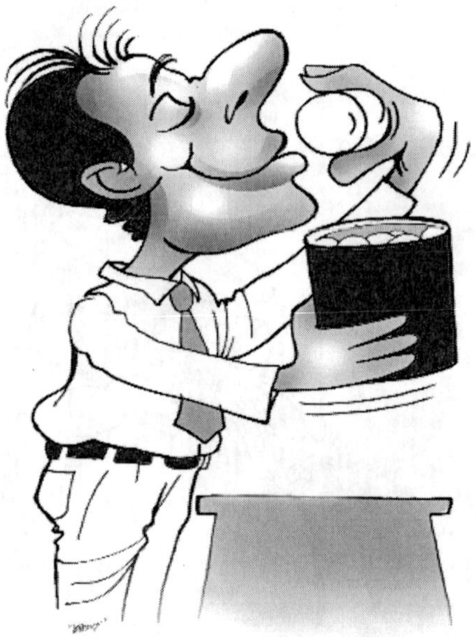

नहीं। लेकिन दैनिक आहार में जितनी अधिक शाक-सब्जियां, अन्न और वनस्पतियां हों, रक्त-शर्करा को संतुलित रखने में उतनी ही आसानी होती है। सच्चाई यह है कि मिठाई और अन्य प्रोसेस्ड फूड जल्दी पचकर खून में शुगर की मात्रा में अचानक बढ़ोतरी कर देते हैं। इसके विपरीत प्राकृतिक भोजन को पचने में समय लगता है और उनसे शुगर खून में धीरे-धीरे जज्ब होती है और उसका संतुलन बेहतर बना रहता है। फलस्वरूप ब्लड शुगर पर कंट्रोल बनाए रखने में आसानी होती है।

241

## क्या किसी दवा से डायबिटीज बिल्कुल ठीक की जा सकती है?

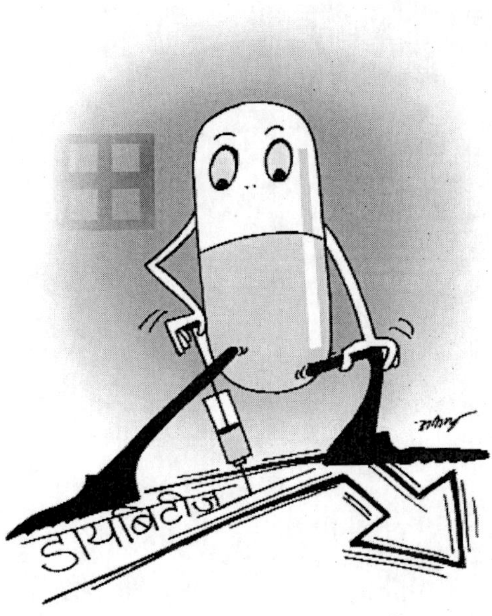


शुरू में वजन घटाने, नियमित व्यायाम करने और स्वस्थ संतुलित आहार लेने से ब्लड शुगर को स्वस्थ सीमा में लौटा पाना मुमकिन है। लेकिन ब्लड शुगर बहुत बढ़ी हो, तो उसे वश में करने के लिए जीने का रंग-ढंग बदलने के साथ-साथ शुगर घटाने वाली गोलियां या इंसुलिन लेने की भी जरूरत पड़ती है। अब तक कोई ऐसी दवा नहीं बनी जिससे डायबिटीज जड़ से मिट सकती हो।

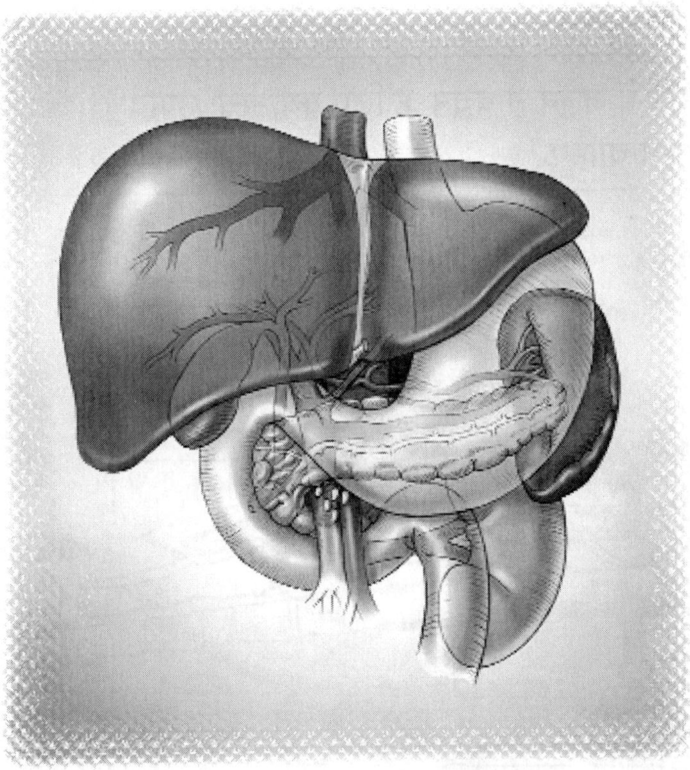

चौदहवां खंड

# पाचन तंत्र और पेट की नगरी

242

## सीने में जलन से बचने के लिए क्या-क्या उपाय करने चाहिए?

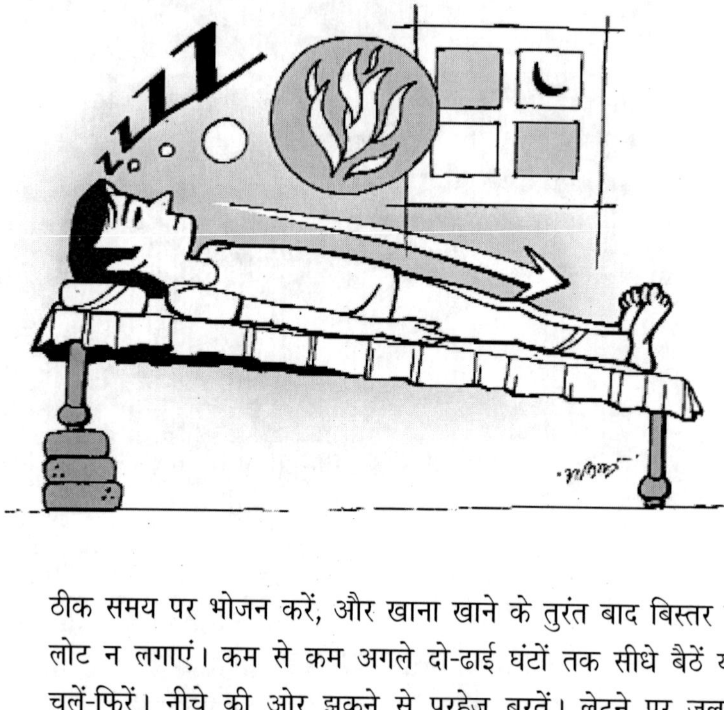

ठीक समय पर भोजन करें, और खाना खाने के तुरंत बाद बिस्तर में लोट न लगाएं। कम से कम अगले दो-ढाई घंटों तक सीधे बैठें या चलें-फिरें। नीचे की ओर झुकने से परहेज बरतें। लेटने पर जलन होती हो तो पलंग के सिरहाने वाले पांवों पर इंटें रखकर सिरहाना छह इंच ऊपर उठा लें। इससे पेट में बना तेजाब पलटकर कलेजे में नहीं आएगा और आप चैन की नींद सो सकेंगे। इन उपायों के साथ-साथ जलन मिटाने के लिए डॉक्टरी सलाह से उचित दवाएं भी ले सकते हैं।

243

## एसिडिटी से बचने के लिए खान-पान की किन-किन चीजों से परहेज बरतना चाहिए?

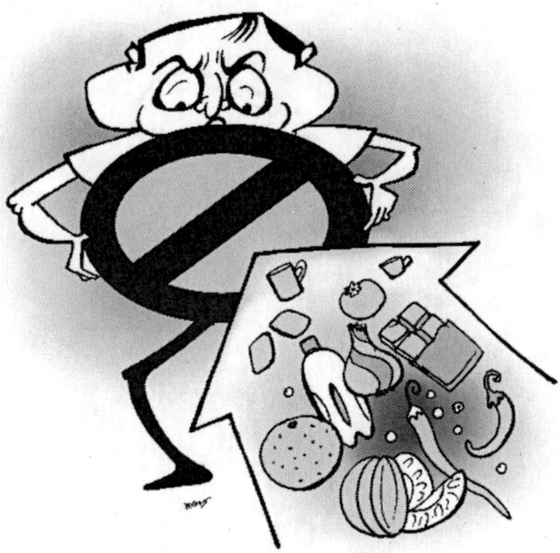

प्याज, टमाटर, लाल और काली मिर्च, संतरा, मौसमी, चाकलेट और पिपरमिंट खाने की नली (फूड पाइप) के निचले छोर और आमाशय के बीच बसे वाल्व को कमजोर करते हैं। फलतः आमाशय में बना तेजाब पलटकर खाने की नली में जा सकता है। चाय, कॉफी और कोला ड्रिंक्स में कैफीन होती है और उसका भी वाल्व पर यही असर दिखता है। तली हुई चीजों और गरिष्ट व्यंजनों को पचाने में समय लगता है। इसीलिए उन्हें ग्रहण करने के बाद पेट देर तक भारी रहता है, जिसके फलस्वरूप आमाशय में अधिक तेजाब बनता है और वाल्व पर भी जोर पड़ता है। इन सभी चीजों का लालच छोड़ने में ही सुख है।

244

## अगर गॉल ब्लैडर में पथरी है तो उसे ऑपरेशन से निकलवाना कितना जरूरी है?

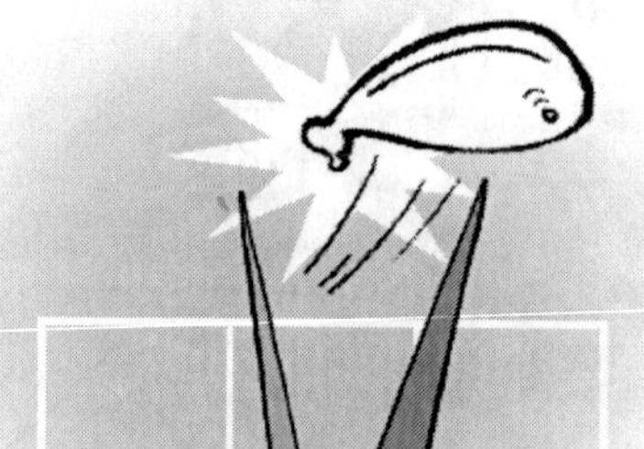

जब तक पथरी के फलस्वरूप पेट के दाहिने ऊपरी भाग में कम से कम एक बार तेज दर्द न उठे, गॉल ब्लैडर में सूजन न पैदा हो, तब तक प्रायः उसे निकलवाने की कोई जरूरत नहीं।

245

## पित्त की थैली (गॉल ब्लैडर) में पथरी होने पर क्या सिर्फ पथरी नहीं निकाली जा सकती? ऐसे में सर्जन पूरा का पूरा गॉल ब्लैडर क्यों निकाल देते हैं?

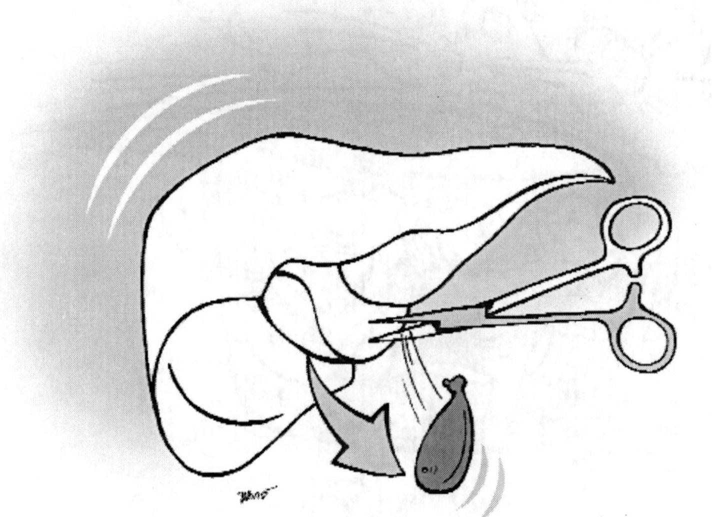

जिस समय ऑपरेशन किया जाता है, उस समय तक गॉल ब्लैडर सूजन के चक्र से इतनी बार गुजर चुका होता है कि किसी काम का नहीं रहता। इस स्थिति में उसे शरीर में छोड़ने का कोई औचित्य नहीं होता। सच तो यह है कि पथरी के होते हुए भी यदि गॉल ब्लैडर ठीक से काम कर रहा हो और कष्ट न दे रहा हो तो ऑपरेशन कराने की ही जरूरत नहीं रहती।

246

## कौन-कौन सी चीजें खाने से आंतों में अधिक वायु बनती है?

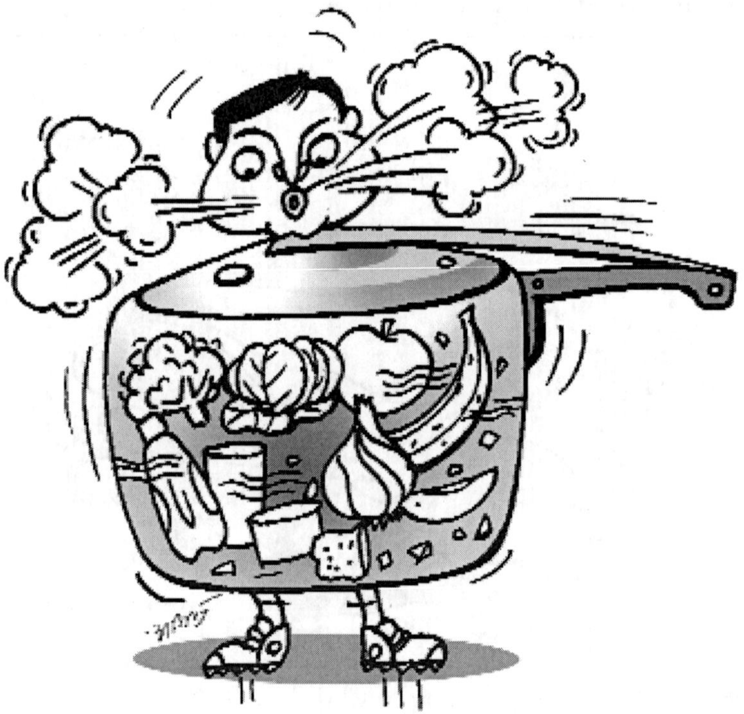

मटर, फूलगोभी, शलजम, प्याज, पत्तागोभी, केला, अलूचे, सेब और फिंटी हुई फ्रूटक्रीम आंतों में पहुंच अधिक वायु उत्पन्न करते हैं। कार्बोनेटिड पेय, कोला ड्रिंक्स और सोडा भी पेट में पहुंच कार्बन डायऑक्साइड गैस छोड़ते हैं। कई लोगों को दूध और दुग्ध उत्पाद भी माफिक नहीं आते।

247

## क्या खानपान के तौर-तरीके और पेट में वायु बनने के बीच कोई सीधा संबंध है?

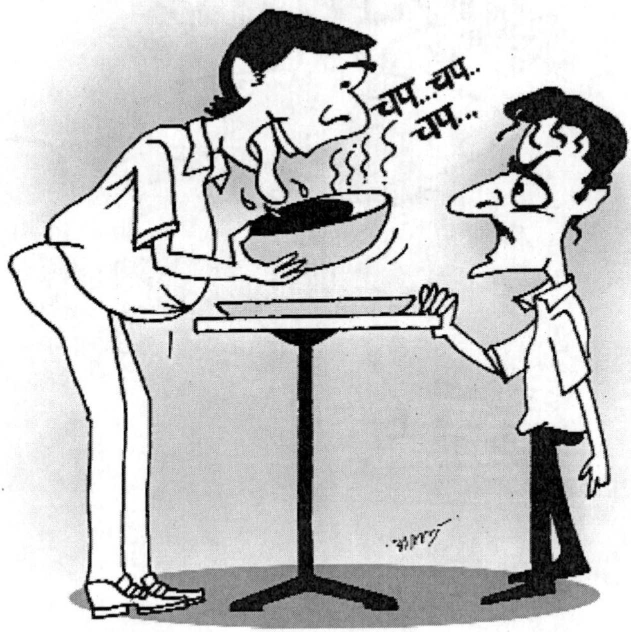


सुड़-सुड़ कर बहुत गर्म चाय-कॉफी पीने, अधिक गर्म चीजें जैसे सिज़लर का लुत्फ उठाने और चप-चप कर भोजन करने से हम हर नवेले के साथ भारी मात्रा में हवा भीतर निगल लेते हैं। यही हवा पेट में उमड़-घुमड़ करती है और वायु के रूप में या तो नीचे से या मुंह से डकार के रूप में निष्कासित होती है।

248

## पेप्टिक अल्सर कैसे पैदा होता है?

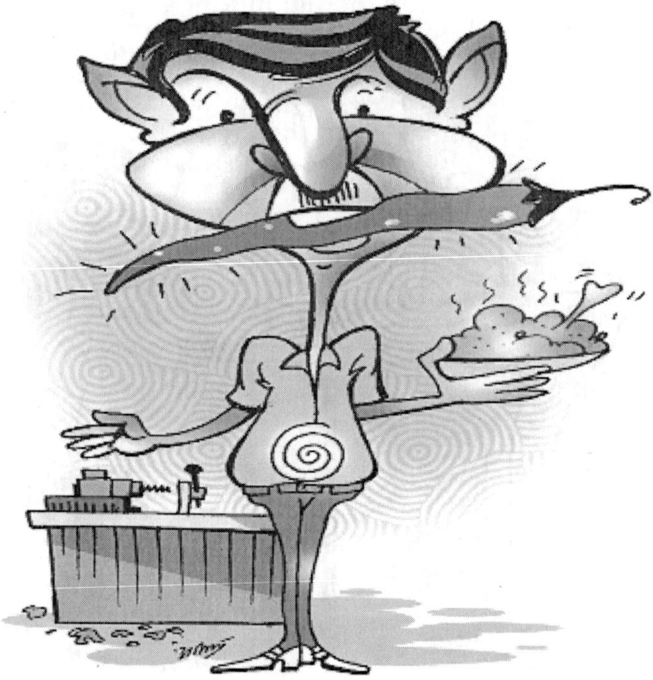

पेट में खास किस्म के 'बैक्टीरिया हैलिकोबैक्टर' पायलोरी की पैठ आमाशय और डयूडनम में अल्सर होने का सबसे बड़ा कारण है। यह बैक्टीरिया साफ-सफाई के प्रति लापरवाही बरतने से एक से दूसरे व्यक्ति में फैलता है। हैलिकोबैक्टर पायलोरी के होने पर पेट में एसिड निर्माण बढ जाता है जिससे अल्सर पैदा हो जाता है।

249

## पेप्टिक अल्सर को प्रेरित करने में किन-किन चीजों का हाथ हो सकता है?

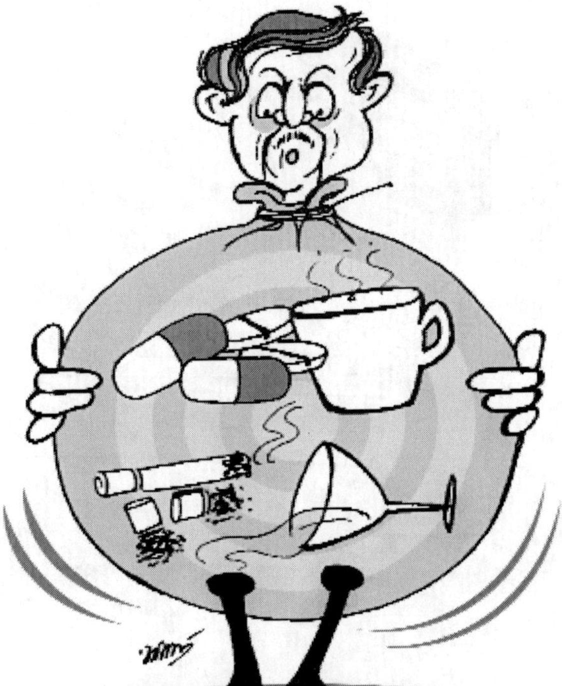

लंबे समय तक एस्प्रिन और इक्यूप्रोफेन सरीखी दर्द निवारक दवाएं लेने, प्रेडनीसलोन जैसी स्टीरायड दवाएं लेने, सिगरेट या बीड़ी पीने, मदिरा पीने और अधिक चाय-कॉफी पीने से पेट का अल्सर होने के आसार बढ़ जाते हैं।

250

## क्या रसोई में काम में आए पौने रोजाना बदलना जरूरी है?

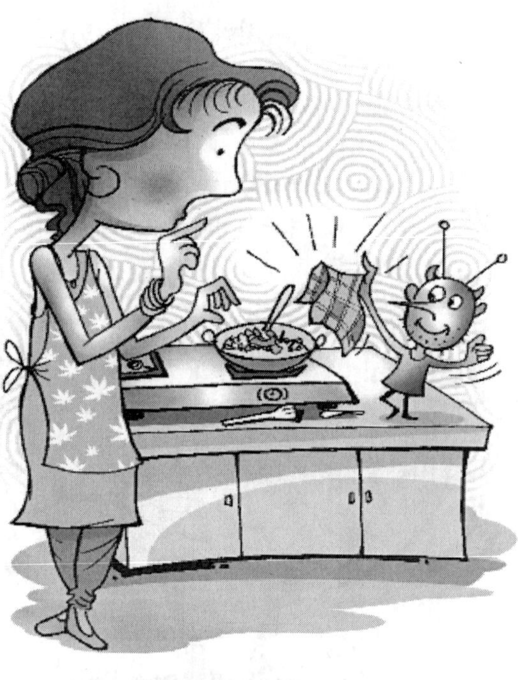

हां। पौने के साथ-साथ बर्तन मांजने वाला जूना भी साफ-सुथरा होना जरूरी है। उन पर छूटी जूठन पर बैक्टीरिया, वायरस और प्रोटोजोआ का पेट पलता है। लापरवाही बरतने से आंतों में संक्रमण होने और पेट के गड़बड़ होने की भारी संभावना रहती है। हर दिन धुला हुआ साफ पौना निकालें। जूना भी साफ-सुथरा रखें।

251

## अधिक कसी हुई पेंट पहनने के क्या-क्या नुकसान हो सकते हैं?

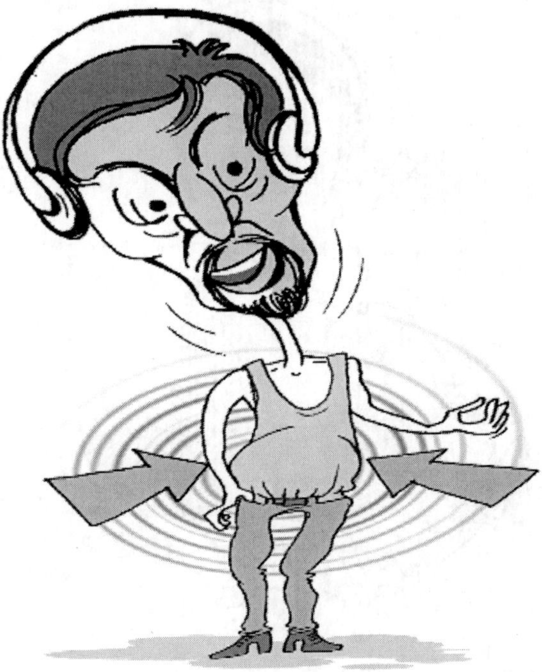

आमाशय से भोजन पलट कर खाने की नली में लौट सकता है जिससे कलेजे में जलन और बेचैनी पैदा हो सकती है, खुलकर सांस लेने में बाधा उत्पन्न होती है, और पेट के भिंचे रहने से आंतों में वायु के आगे बढ़ने में अड़चन आने से परेशानी महसूस हो सकती है।

252

## शाम होने तक पेट गुम सा हो जाता हो तो इससे बचने के लिए क्या-क्या उपाय करना फायदेमंद है?

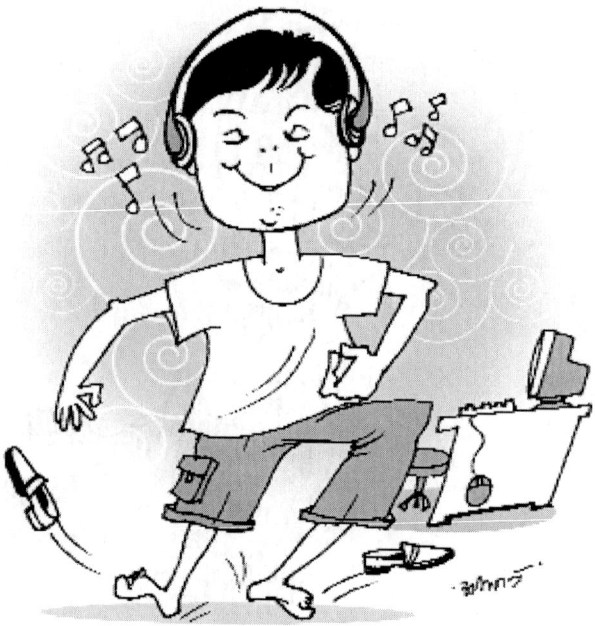

अपनी शारीरिक गतिविधि बढ़ाएं, चलें-फिरें, दिनभर एक स्थान पर बैठे-बैठे समय न गुजारें। ढीले-ढाले कपड़े पहनें, पेट तंग जींस में भींचकर न रखें। सुबह-शाम सैर के लिए जाएं। तनाव से बचने के समुचित उपाय करें, उसे अपने ऊपर हावी न होने दें। जल्द ही आप सुधार महसूस करेंगे।

253

## क्या भोजन करते समय पानी पीने से पाचन क्रिया में अड़चन आती है?

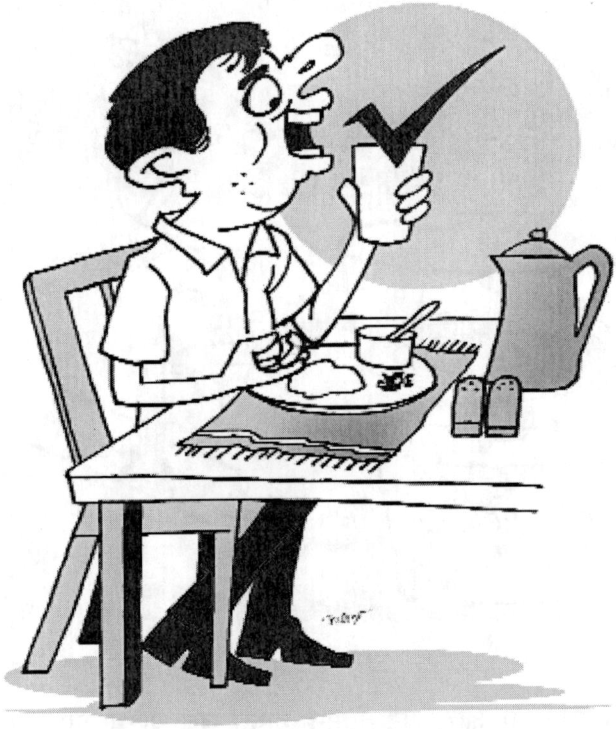

ऐसे कोई वैज्ञानिक साक्ष्य उपलब्ध नहीं हैं। अधिकांश भोज्य पदार्थों में यूं भी जल ही सबसे अधिक मात्रा में होता है। सच्चाई तो यह है कि मानव शरीर भी 65-70 प्रतिशत पानी से ही बना है।

254

## हैपेटाइटिस होने के मुख्य कारण क्या हैं?

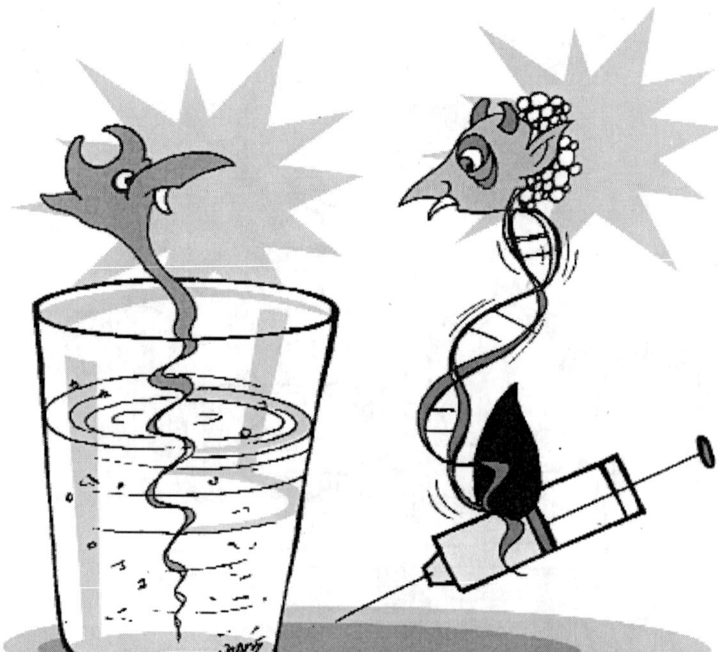

हैपेटाइटिस-ए और हैपेटाइटिस-ई दूषित जल या भोजन ग्रहण करने से उपजता है, जबकि हैपेटाइटिस-बी और हैपेटाइटिस-सी किसी वायरस-प्रभावित व्यक्ति के साथ शारीरिक संबंध स्थापित करने, वायरस-दूषित रक्त चढ़ाए जाने, या दूषित सुई से टीका लगने के कारण उत्पन्न होता है।

255

## क्या पीलिया पैदा करने वाले हैपेटाइटिस विषाणुओं की सभी नस्लों के विरुद्ध रोग-निरोधक टीके उपलब्ध हैं?

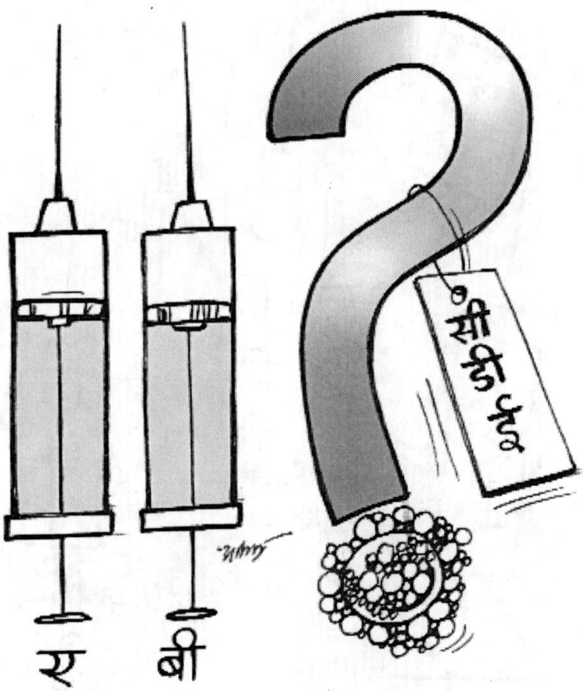


नहीं। हैपेटाइटिस वायरस पांच किस्म के हैं: ए, बी, सी, डी और ई। इनमें से हैपेटाइटिस-ए और हैपेटाइटिस-बी के विरुद्ध रोग-निरोधक टीके उपलब्ध हैं, लेकिन हैपेटाइटिस सी, डी और ई विषाणुओं से बचे रहने के लिए सुरक्षित सुइयां, सुरक्षित रक्ताधान, सुरक्षित यौन-संबंध और सुरक्षित जल की व्यवस्था बनाए रखना जरूरी है।

**256**

## हैपेटाइटिस-बी के कितने टीके लगवाए जाने चाहिए?

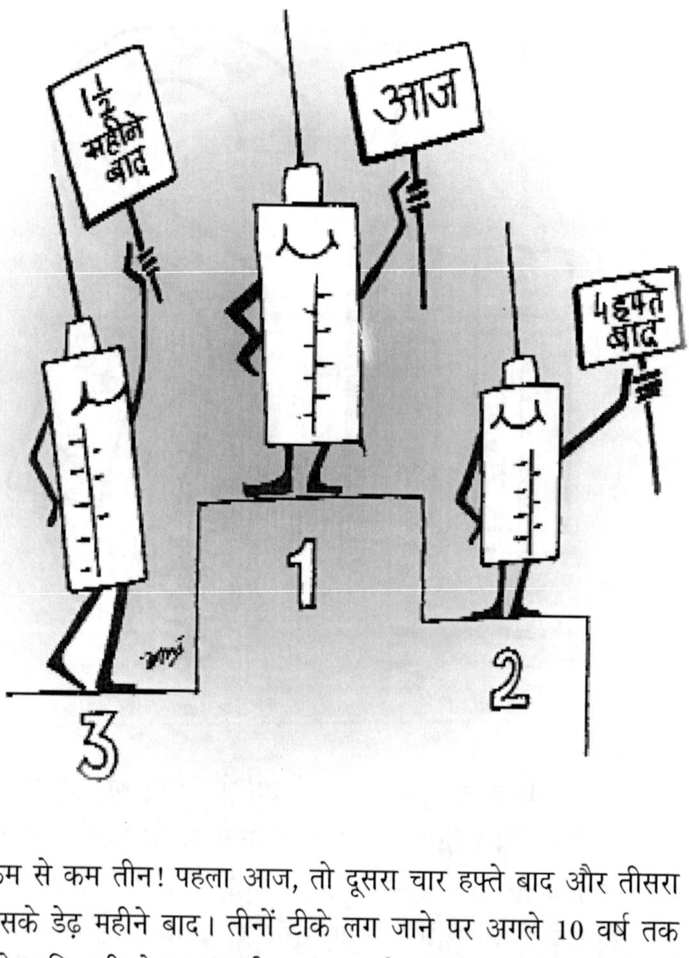


कम से कम तीन! पहला आज, तो दूसरा चार हफ्ते बाद और तीसरा उसके डेढ़ महीने बाद। तीनों टीके लग जाने पर अगले 10 वर्ष तक हैपेटाइटिस-बी से बचाव की बहुत अच्छी संभावना बनी रहती है।

257

## जिगर में सिरोसिस किस कारण होता है?

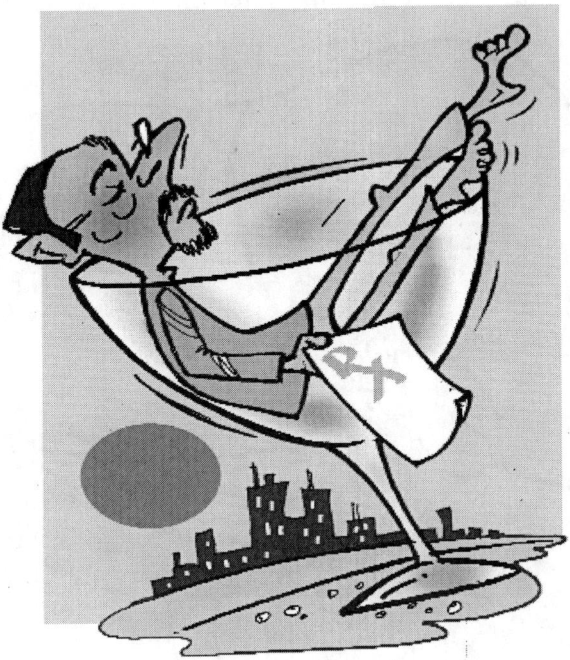

सिरोसिस का सबसे बड़ा कारण मदिरा का नशा है। कई कलाकार, रंगकर्मी, लेखक, कवि और अन्य क्षेत्रों के महारथी इसी कारण दुनिया से कूच कर गए। भारत-सहित विकासशील देशों में सिरोसिस का दूसरा बड़ा कारण हैपेटाइटिस-बी और हैपेटाइटिस-सी वायरस हैं जिनके दीर्घकालिक आक्रमण से जिगर कोशिकाएं नष्ट हो जाती हैं और यह रोग हो जाता है।

**258**

## यह पैन्क्रियाटाइटिस किस बला का नाम है?

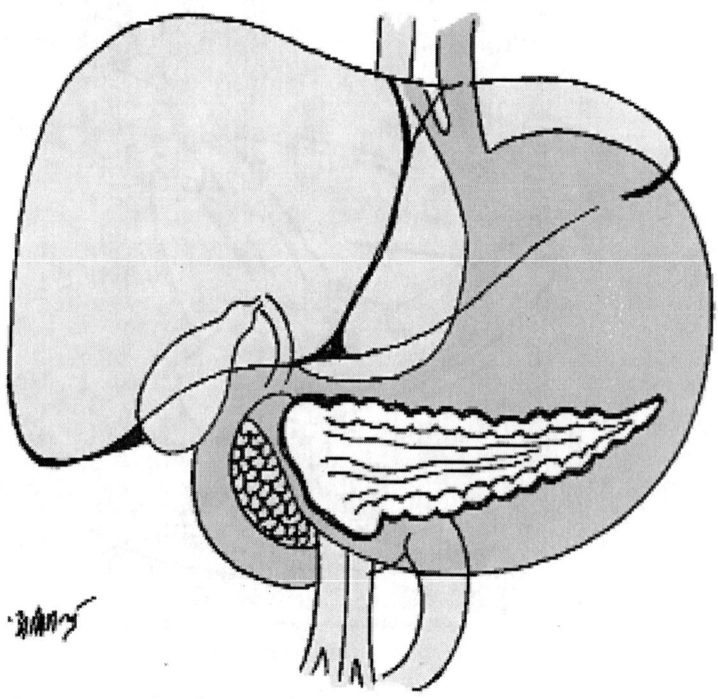

हमारे पेट के पिछले हिस्से में पैन्क्रियाज ग्रंथि पाई जाती है। यह पाचन और शरीर में रक्त शर्करा के नियंत्रण में महत्त्वपूर्ण भूमिका निभाती है। इंसुलिन हार्मोन भी यही बनाती है। पैन्क्रियाटाइटिस में इसी ग्रंथि में सूजन आ जाती है। प्रचंड होने पर पैन्क्रियाटाइटिस प्राण लेवा भी सिद्ध हो सकती है।

259

## पैन्क्रियाटाइटिस किन कारणों से होती है?

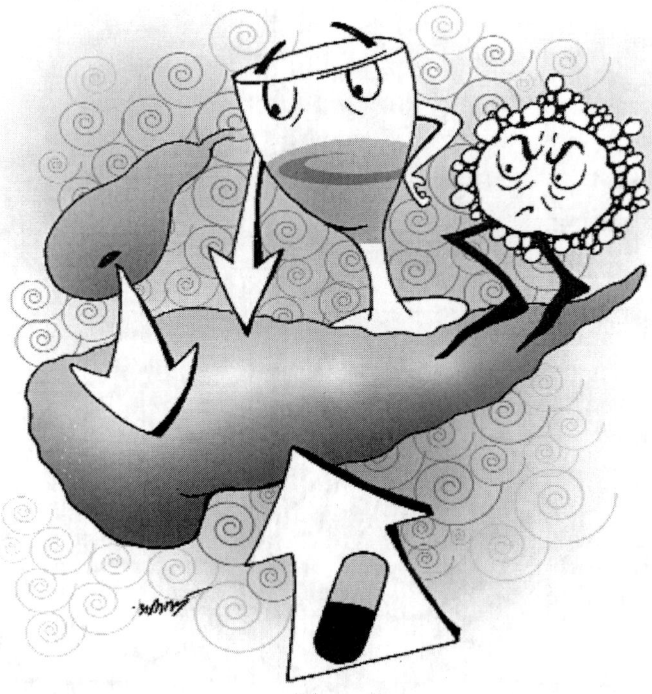

पैन्क्रियाटाइटिस होने के दो सबसे बड़े कारण गॉल ब्लैडर की पथरी और खूब जमकर मदिरा-सेवन करना है। परंतु यह कई कारणों से हो सकती है। कुछ विशिष्ट वायरसों का हमला, दवाओं का दुष्प्रभाव, पेट की चोट, हाइपरपैराथायरिडज्म और कुछ दूसरे विकार भी पैन्क्रियाटाइटिस पैदा कर सकते हैं।

260

## पेट चलने पर शरीर में जल और लवण की कमी होने के क्या लक्षण होते हैं?

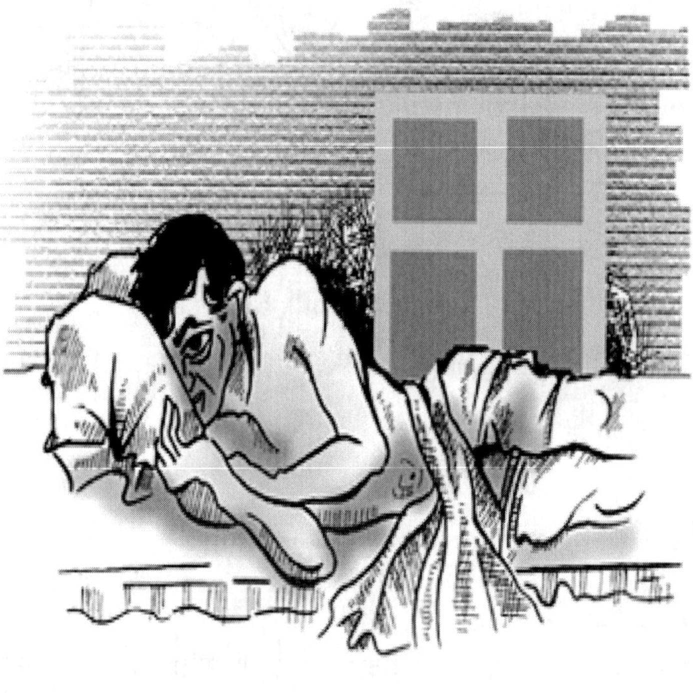

जुबान सूख जाती है। त्वचा सिकुड़ जाती है। मूत्र की मात्रा घटती जाती है। रक्तचाप घटने लगता है और स्थिति बिगड़ने पर मानसिक चेतना भी गफलत में पड़ती जाती है।

261

## क्या कब्ज से छुटकारा पाने के लिए लेग्जेटिव दवाएं लेना ठीक है?

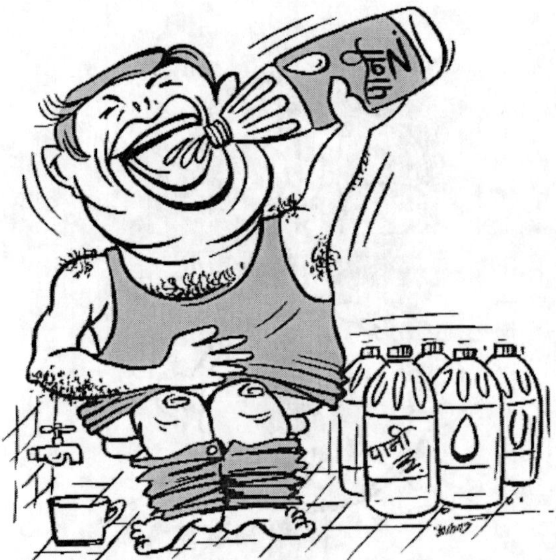


नहीं। इससे एक दुष्चक्र बन जाता है, फिर लेग्जेटिव दवा लिए बिना पेट साफ ही नहीं होता। कब्ज से छुटकारा पाने के लिए खूब पानी पीएं और आहार में प्राकृतिक रेशे वाली चीजें जैसे फल-सब्जियां, दालें और चोकर वाला आटा लें। सुबह उठने पर गर्म पेय पीने से भी पेट साफ होने में मदद मिलती है। कभी-कभार लेग्जेटिव लेने की जरूरत पड़े तो कोई हर्ज नहीं। लेकिन इसे आदत बना लेना खतरनाक है। इससे आंतों की स्वाभाविक क्रियाशीलता पर बुरा असर पड़ता है। लेग्जेटिव लेने की आदत पड़ जाए तो उन्हें लिए बिना आंतें हिलकर ही नहीं देतीं। यह समस्या बुढ़ापे में खासकर तकलीफदेह बन सकती है।

262

## क्या कब्ज को नजरअंदाज करना ठीक है?

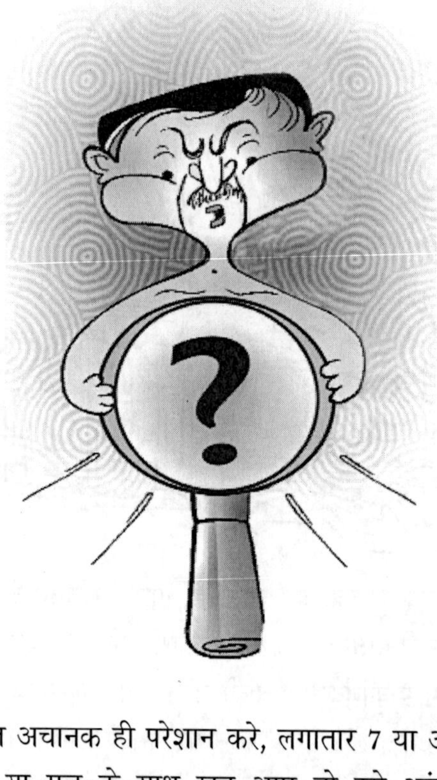

यदि कब्ज अचानक ही परेशान करे, लगातार 7 या अधिक दिनों तक बनी रहे या मल के साथ खून आए तो इसे आंतों की आंतरिक रूग्णता का लक्षण समझें। यह स्थिति आंतों में किसी अंदरूनी वृद्धि, ट्यूमर, रसौली या टी.बी. से आई सिकुड़न या रुकावट से जुड़ी हो सकती है। ऐसे में डॉक्टर से परामर्श लेना जरूरी है। अपने से लेग्जेटिव लेते रहना खतरनाक है।

## क्रोनिक फिशर की पहचान क्या है?

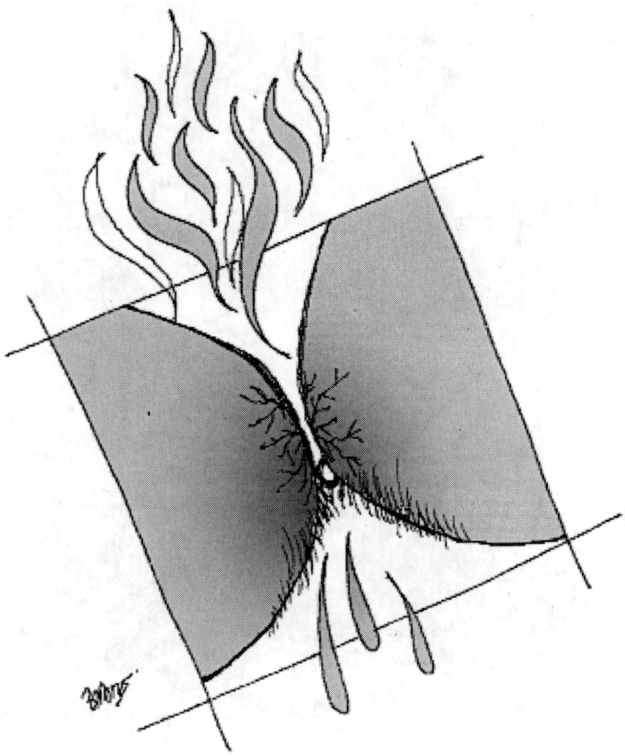

गुदा द्वार के पिछले या अगले हिस्से में दरार पड़ जाती है। ऐसे में शौच के समय दर्द होता है, जलन होती है, खून जा सकता है और खुजली हो सकती है। कुछेक लोगों में दरार के किनारे सतह पर छोटा सा मस्सा भी उठ आ सकता है। कुछ लोग गलती से इसे बवासीर समझ लेते हैं।

264

## गुदा में फिशर होने पर क्या करना चाहिए?

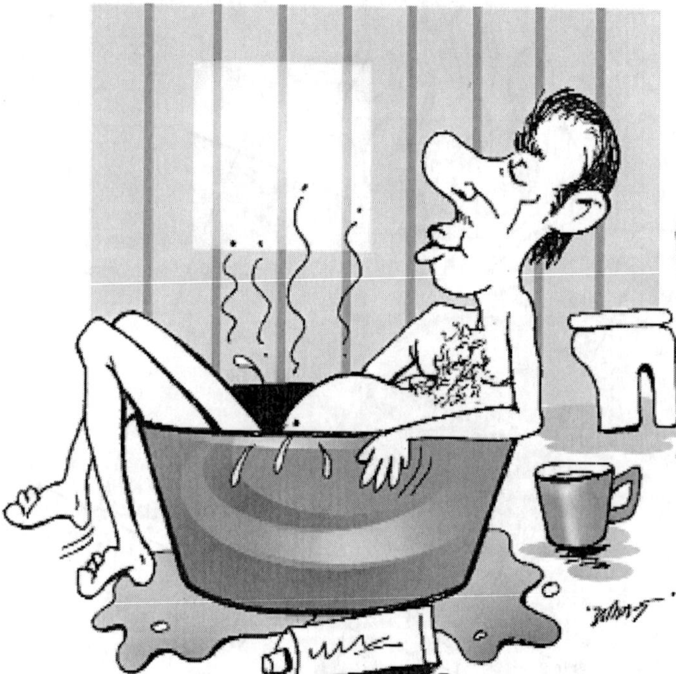

किसी सर्जन से सलाह लें। अंगुली से गुदा के भीतर दिन में 3 बार ग्लीसराइल नाइट्रेट मरहम (नाइट्रोजैसिक जैल) लगाने से आराम आता है। गुनगुने पानी में बैठ कर सेंक लेने से भी लाभ पहुंचता है। कब्ज से बचने के उपाय जरूरी हैं। 3-4 हफ्ते तक इलाज करने से 80-90 प्रतिशत मामलों में रोगी स्वस्थ हो जाते हैं।

265

## गुदा द्वार पर क्रोनिक फिशर हो जाए तो क्या ऑपरेशन कराना जरूरी होता है?

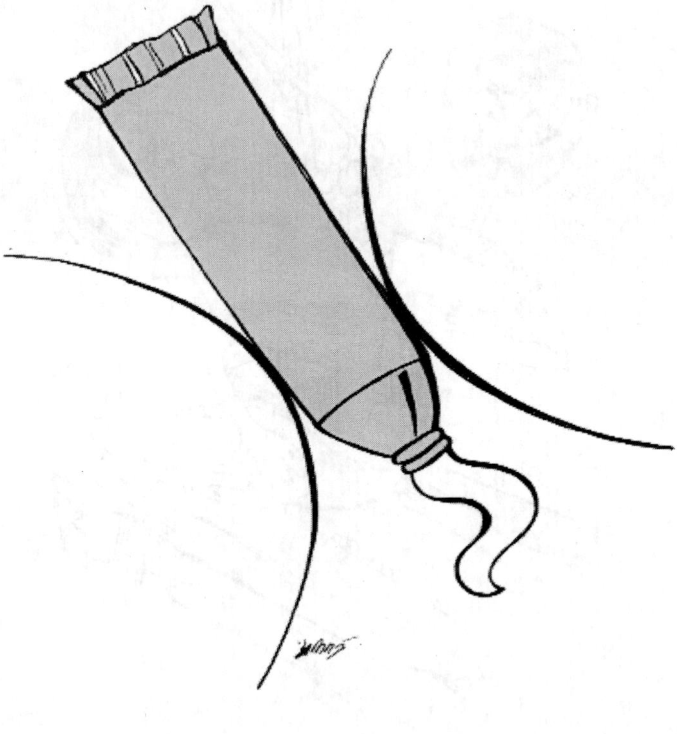

नहीं। अगर किसी सर्जन से इलाज कराएं तो 80-90 प्रतिशत संभावना है कि 3-4 हफ्तों के उपचार से रोग दूर हो जाए। उपाय भी सरल हैं। गुदा के भीतर ग्लीसराइल नाइट्रेट जैल अंगुली या एपलीकेटर से दिन में 3 बार लगाने, गुनगुने पानी में बैठने और कब्ज से बचने के उचित उपाय करने से फिशर भर सकता है।

266

## क्या हर्निया होने पर ऑपरेशन कराना जरूरी है?

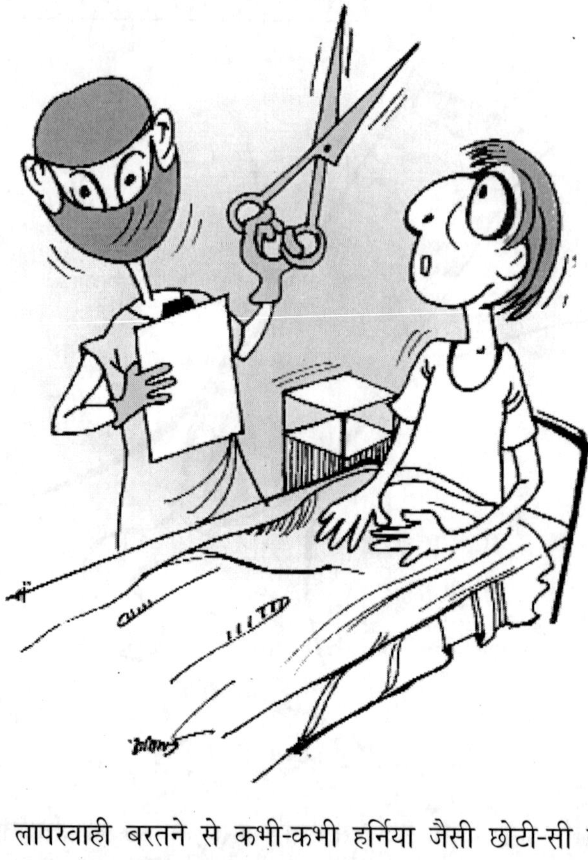

हां। लापरवाही बरतने से कभी-कभी हर्निया जैसी छोटी-सी समस्या भी गंभीर इमरजेंसी में तब्दील हो जाती है। यह स्थिति हर्निया में उतरी आंतों के आपस में उलझने और आंतों के रक्त प्रवाह में रुकावट आने से पैदा होती है। ऐसे में प्राण बचाने के लिए तात्कालिक सर्जरी करनी पड़ सकती है।

267

## ऑपरेशन के बाद हर्निया दुबारा न हो इसके लिए क्या-क्या सावधानियां बरतनी चाहिए?

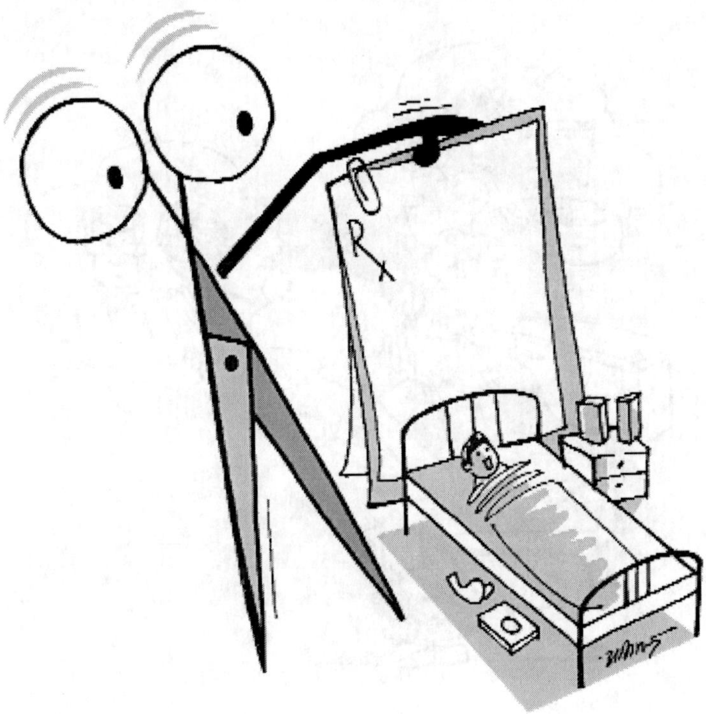

ऑपरेशन के बाद तीन महीनों तक कोई मेहनत-मशक्कत का काम न करें। वजन अधिक है तो उसे घटाएं। पेट की पेशियां चुस्त-दुरुस्त बनाने के लिए ऑपरेशन हुए 3 महीने बीत जाने पर व्यायाम शुरू कर दें। पूरी कोशिश रखें कि कब्ज न रहे। इससे हर्निया दुबारा होने का जोखिम कम हो जाएगा।

268

## क्या बवासीर पारिवारिक रोग है? अगर माता-पिता को हो तो क्या बच्चों को भी हो जाता है?

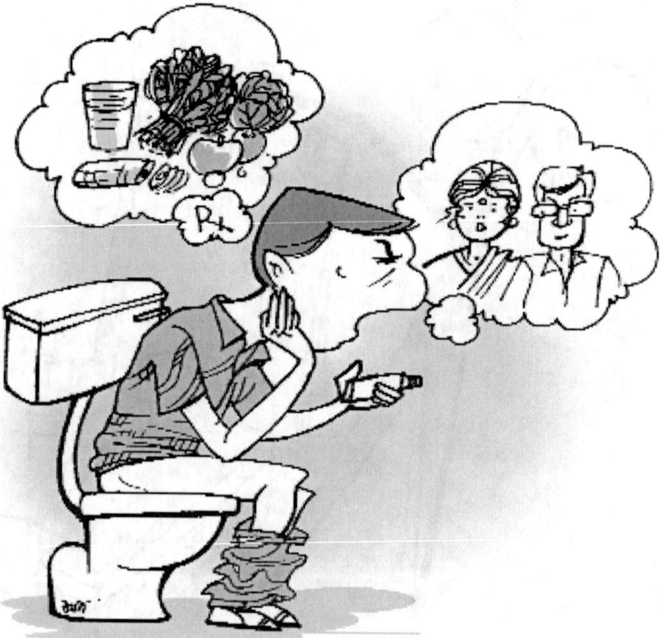

बवासीर के पारिवारिक रोग होने की पुष्टि कई अध्ययनों में हुई है। लेकिन जीवन-पद्धति में कुछ सावधानियां बरतने से यह जोखिम घटाया जा सकता है। हर रोज खूब फल-सब्जी और सलाद खाएं, अच्छी मात्रा में पानी और पेय पदार्थ ग्रहण करें, नियमित व्यायाम करें और कब्ज से बचें।

269

## क्या बवासीर होने पर ऑपरेशन करवाना जरूरी है?

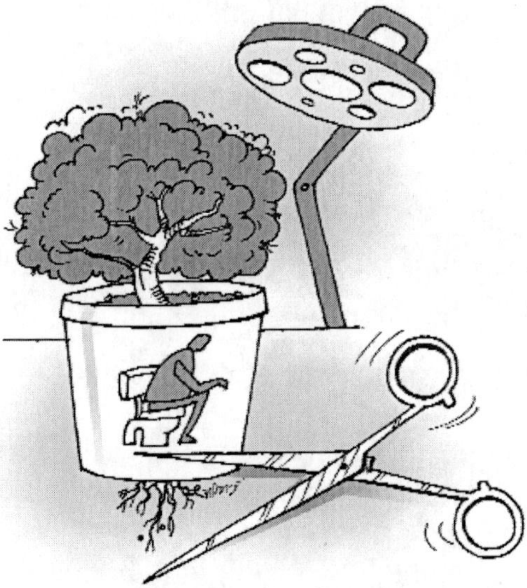

बवासीर में गुदा की नसें फूल जाती हैं। उपचार का फैसला यह जांचने के बाद किया जाता है कि यह फैलाव किस दर्जे का है। ऑपरेशन की जरूरत तभी पड़ती है जब बवासीर की स्फीत शिराएं मस्से की शक्ल ले लें और गुदा से बाहर आने लगें। शुरुआती बवासीर में फूली हुई नस में 5 प्रतिशत फिनोल का टीका लगाने मात्र से रोग खत्म किया जा सकता है। दूसरी डिग्री की बवासीर में भी ऑपरेशन की जरूरत नहीं पड़ती, फूली हूई नसों पर एलास्टिक बैंड बांध देने से नसें सिकुड़ जाती हैं और आगे तकलीफ नहीं देतीं। ऑपरेशन तभी जरूरी होता है जब फूली हुई नसें गुदा से बाहर आ जाती हैं।

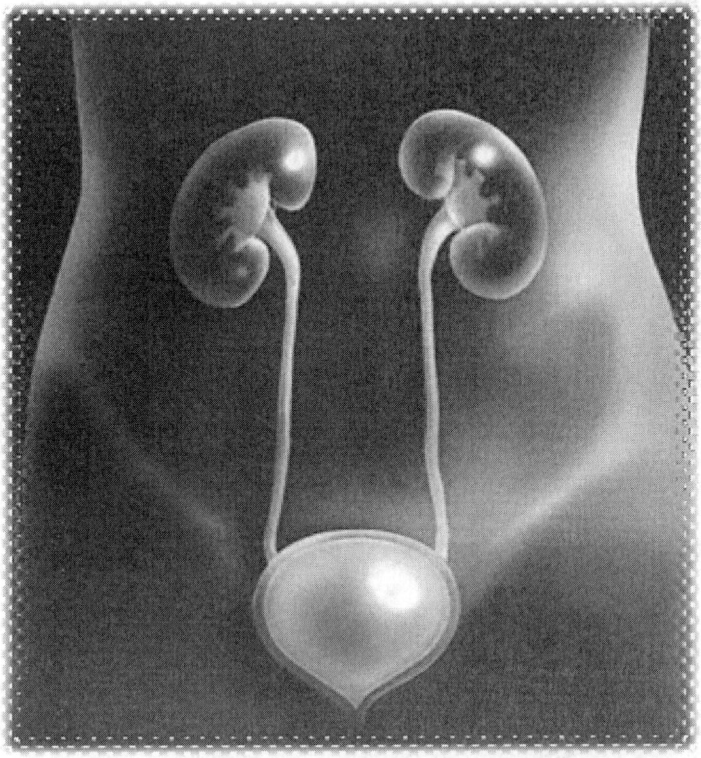

पन्द्रहवां खंड

# द किडनी एंड प्रोस्टेट जंक्शन

**270**

## नींद में बिस्तर गीला होने की समस्या किस कारण होती है? इससे कैसे उबरा जा सकता है?

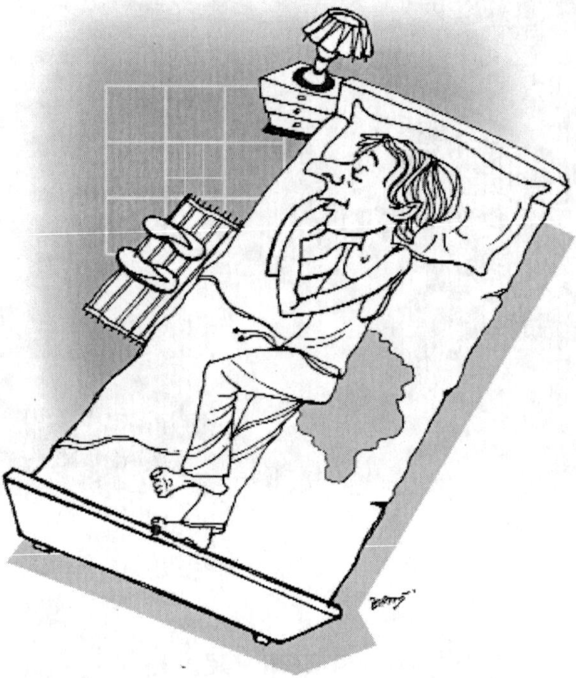

यह परेशानी हर 200वें वयस्क व्यक्ति में पाई जाती है। अक्सर यह मूत्राशय की गर्दन पर स्थित अवरोधिनी (स्फिंक्टर) के ठीक से काम न करने से उपजती है। ऐसी दवाएं उपलब्ध हैं जो अवरोधिनी के कंट्रोल में सुधार ला समस्या से निजात दिला सकती हैं। यह उपचार किसी यूरोलोजिस्ट की देख-रेख में करवाएं।

271

## यूटीआई होने पर क्या लक्षण दिखाई देते हैं?

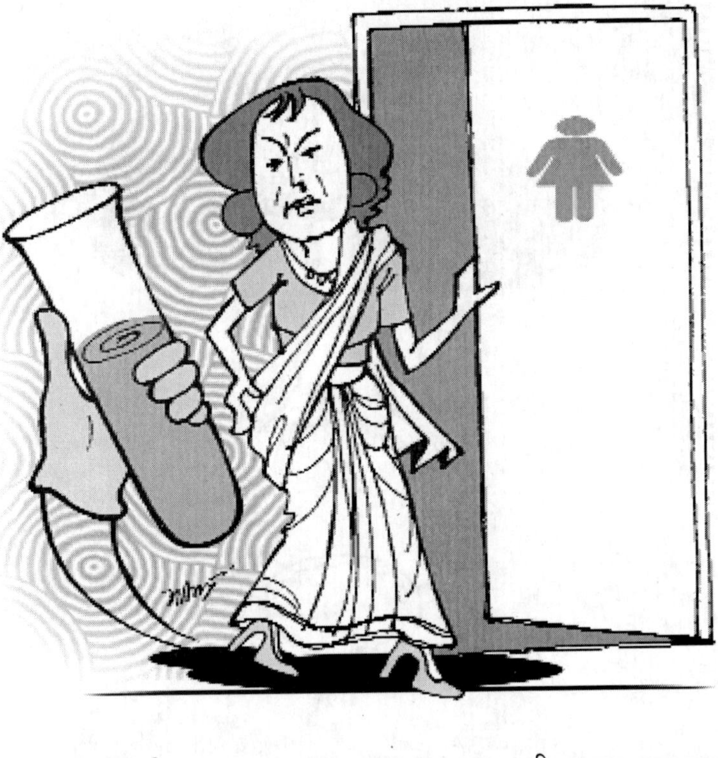

मूत्र-त्याग के समय जलन, बार-बार मूत्र-त्याग की हाजत, मूत्र-त्याग की तीव्र इच्छा होने के बावजूद मूत्र-त्यागने में कठिनाई, मूत्र से बदबू आना, धुंधला, गहरा और रक्त मिश्रित मूत्र आना और ठंड देकर कंपकंपी के साथ बुखार आना यूटीआई के लक्षण हैं। ऐसे में तुरंत डॉक्टर से सलाह लें।

272

## गुर्दे में बनी पथरी के अपने से निकलने की क्या संभावना होती है?

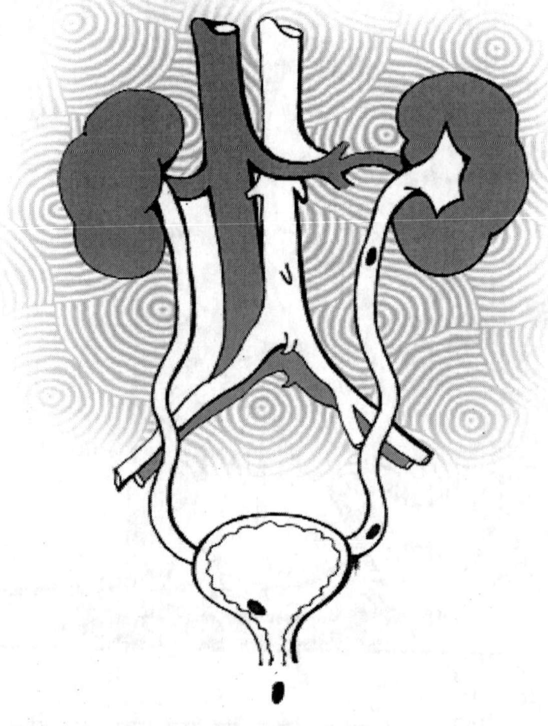

यह पथरी के आकार और आकृति पर निर्भर करता है। पथरी अगर 7 मिलीमीटर से छोटी है तो उसके मूत्र के साथ अपने से निकल जाने की 90 प्रतिशत संभावना होती है। पर जैसे-जैसे आकार बढ़ता है, वैसे-वैसे उसके अपने से निकलने की दर घटती जाती है।

273

## गुर्दे की पथरी का ऑपरेशन करवा लेने पर क्या यह फिर से हो सकती है?

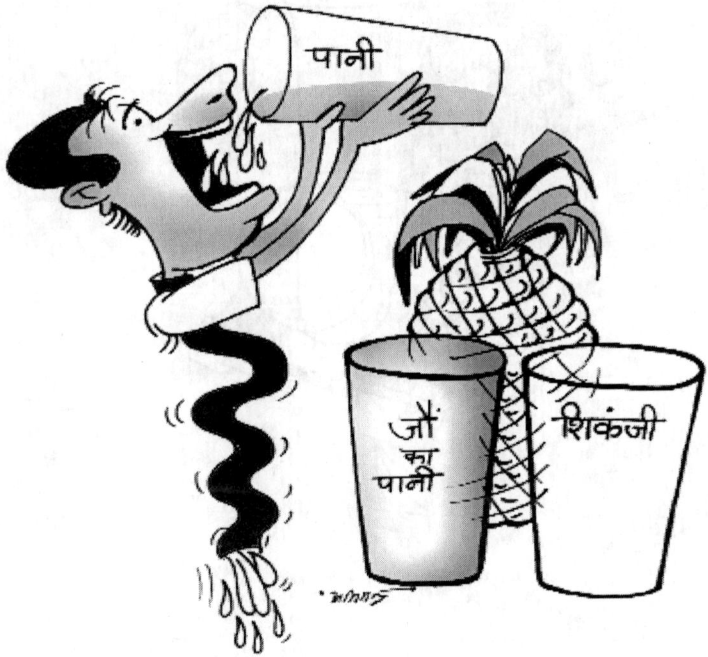


हां। इसका काफी रिस्क होता है। इसका संबंध बहुत-कुछ खानपान से होता है। इस परेशानी से बचने के लिए रोज कम से कम 4-5 लीटर पानी और दूसरे पेय पदार्थ लें। साधारण पेय जल, जौ का पानी, शिकंजी और अनानास का जूस इस दृष्टि से सबसे अच्छे हैं।

**274**

## गुर्दे की पथरी दुबारा न बनने देने के लिए क्या-क्या उपाय करना उपयोगी है?

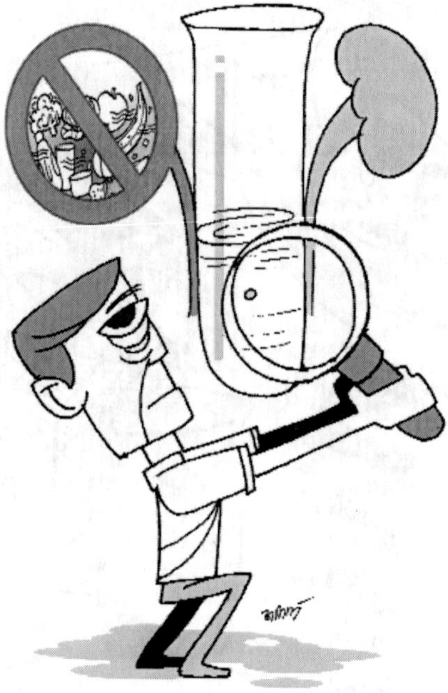

रोज 2-3 लीटर पानी और दूसरे पेय पदार्थ ग्रहण करें। गर्मियों के दिनों में शरीर में जल की मात्रा पर विशेष ध्यान दें। भोजन में कैल्सियम की कुल मात्रा सीमित रखें। पहले हुई पथरी की रासायनिक जांच करा कर डाइटीशियन की सलाह से उन भोज्य पदार्थों पर रोक-टोक रखें जिनमें पथरी में पाए गए रसायनों की भरमार होती है।

275

## प्रोस्टेट ग्लैंड के लिए किया जाने वाला पीएसए टैस्ट कितना विश्वसनीय है?

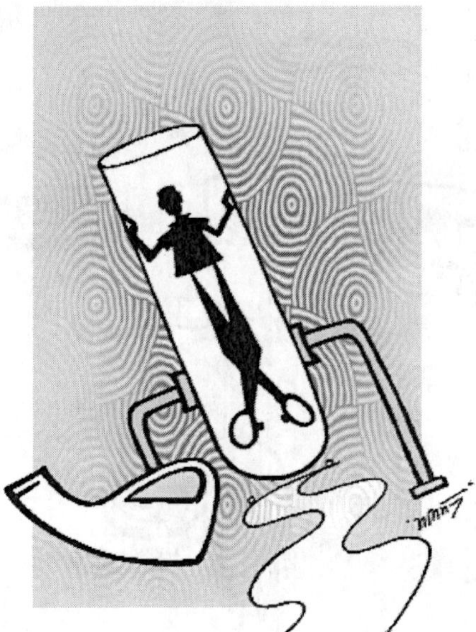

पीएसए टैस्ट रक्त में प्रोस्टेट स्पेसिफिक ऐंटिजन की मात्रा को मापता है। प्रोस्टेट कैंसर होने पर यह मात्रा बढ़ जाती है। लेकिन यह वृद्धि प्रोस्टेट में सूजन आने, यूटीआई होने, गुदा जांच करवाने, प्रोस्टेट बॉयप्सी होने के बाद जांच करवाने पर भी दिख सकती है। सामान्य वीर्य विसर्जन (मैथुन) के 48 घंटों बाद तक नमूना देने पर भी पीएसए बढ़ा हुआ हो सकता है। सिर्फ एक-तिहाई मामलों में पीएसए प्रोस्टेट कैंसर के कारण बढ़ा होता है।

276

## गदूद (प्रोस्टेट) बढ़ने पर क्या उसका इलाज ऑपरेशन द्वारा ही संभव है?

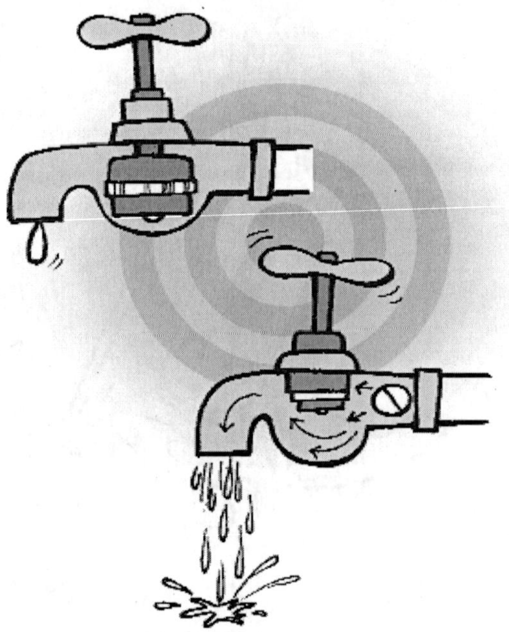

नहीं। हर किसी में ऑपरेशन करवाने की जरूरत नहीं पड़ती। बहुत से पुरुषों में दवाओं से ही स्थिति संभल जाती है। कुछ दवाएं जैसे हायट्रिन या यूरीमैक्स मूत्राशय की गर्दन की पेशियों पर लगे बंधन को खोल देती हैं, जबकि फिनेस्ट्राइड जैसी दवा लेने से बढ़ा हुआ गदूद धीरे-धीरे सिकुड़कर छोटा होता जाता है। लेकिन रोग पर नजर बनाए रखना जरूरी होता है।

277

## बढ़े हुए गदूद (प्रोस्टेट) का दूरबीन से ऑपरेशन कराने का क्या लाभ है?

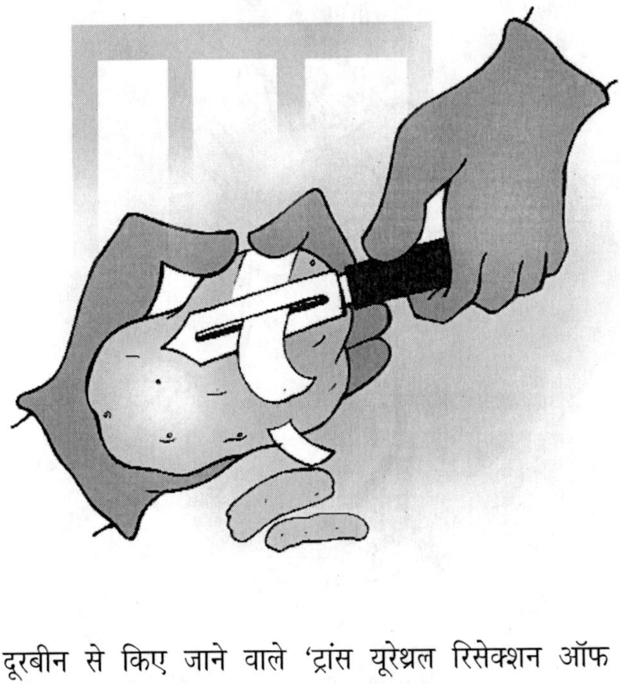

दूरबीन से किए जाने वाले 'ट्रांस यूरेथ्रल रिसेक्शन ऑफ प्रोस्टेट' (टी.यू.आर.पी.) ऑपरेशन में मूत्र नली के रास्ते ही गदूद को काटकर निकाल दिया जाता है। बाहर से कोई चीर-फाड़ नहीं करनी पड़ती, जिससे कोई जख्म भी नहीं बनता। दूसरे-तीसरे दिन ही अस्पताल से छुट्टी मिल जाती है। ऑपरेशन संबंधी परेशानियां कम होती हैं और जल्दी जीवन धुरी पर लौट जाता है।

278

## क्या बढ़े हुए प्रोस्टेट का टी.यू.आर.पी. ऑपरेशन कराने के बाद भी परेशानी बनी रह सकती है?

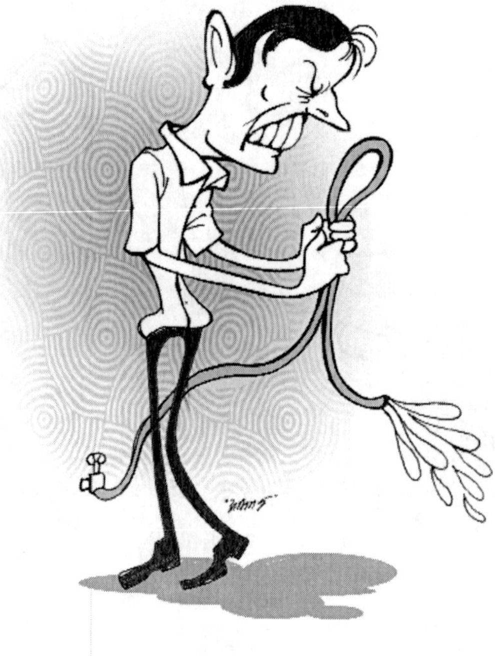

हां। अगर मूत्राशय की गर्दन की नियंत्रक पेशी ठीक से काम न करे, प्रोस्टेट ग्लैंड फिर से बढ़ जाए या मूत्र मार्ग की नियंत्रक पेशी आहत हो जाए तो हाजत उठने पर मूत्र पर नियंत्रण रख पाना दूभर हो सकता है। ऐसे में यूरोलाजिस्ट की देख रेख में पूरी जांच कराने पर ही समाधान हो सकता है।

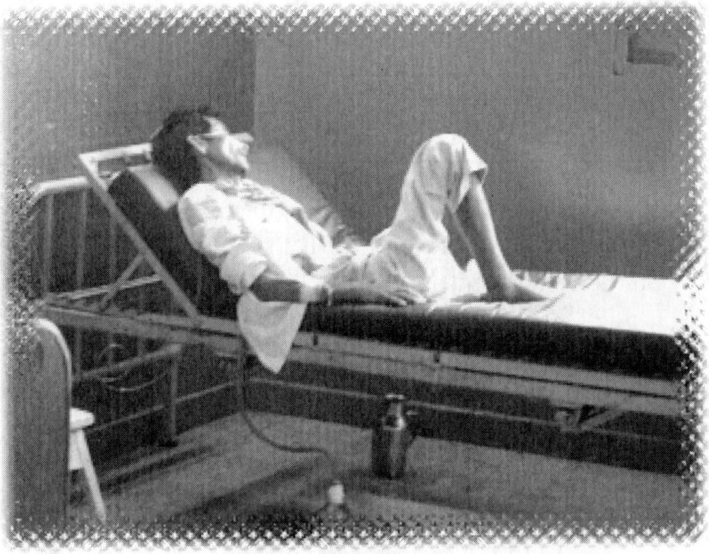

सोलहवां खंड

# टीबी का राजरोग

**279**

## क्या टीबी के हर रोगी से रोग दूसरों में फैल सकता है?

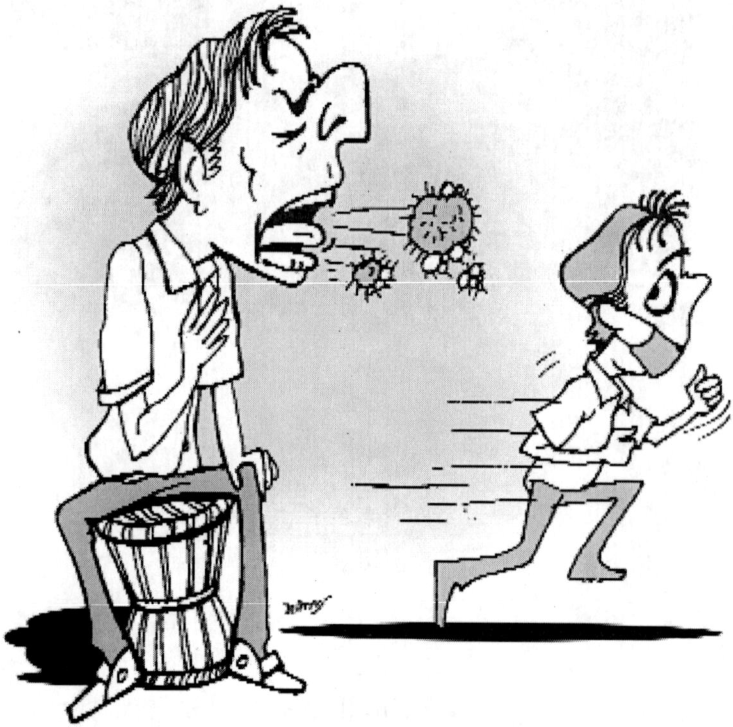

नहीं। टीबी फैलने का डर सिर्फ उन रोगियों से होता है जिनके फेफड़े में टीबी से बड़े-बड़े जख्म बन जाते हैं और असंख्य टीबी बैक्टीरिया इन जख्मों में पनप रहे होते हैं। रोगी के खांसने, छींकने, थूकने, सांस छोड़ने पर ये बैक्टीरिया हवा में फैल जाते हैं और दूसरों के फेफड़ों में पहुंच रोग पैदा कर सकते हैं।

280

---

## दवा शुरू करने के कितने दिन बाद टीबी के रोगी से टीबी फैलने का डर खत्म हो जाता है?

---

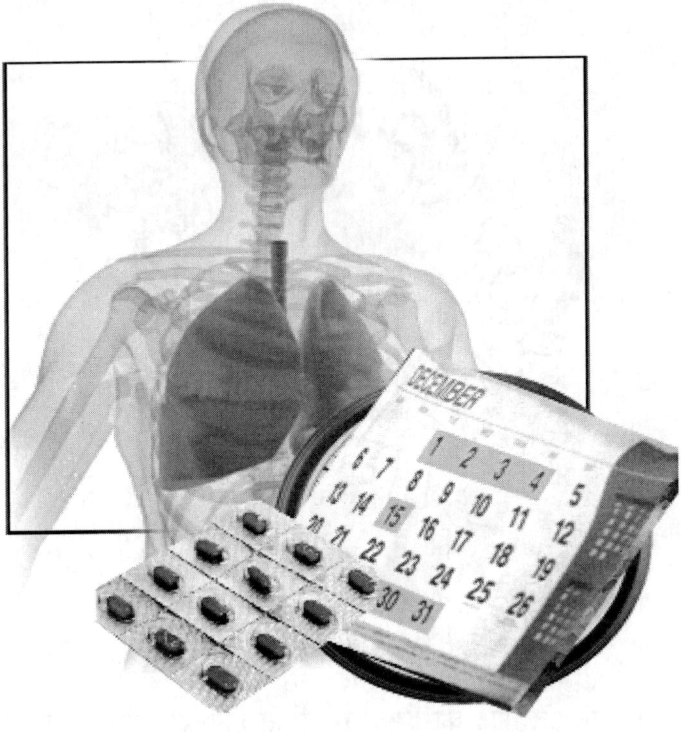


दवा शुरू करने के 72 घंटों के भीतर ही रोगी के फेफड़े में पल रहे माइकोबैक्टीरिया तेजी से मरने लगते हैं। तीन हफ्ते बीतते-बीतते शरीर के भीतर माइकोबैक्टीरिया की आबादी इतनी कम रह जाती है कि टीबी फैलने का खतरा बिल्कुल खत्म हो जाता है।

281

## एड्स का टीबी के साथ क्या संबंध है?

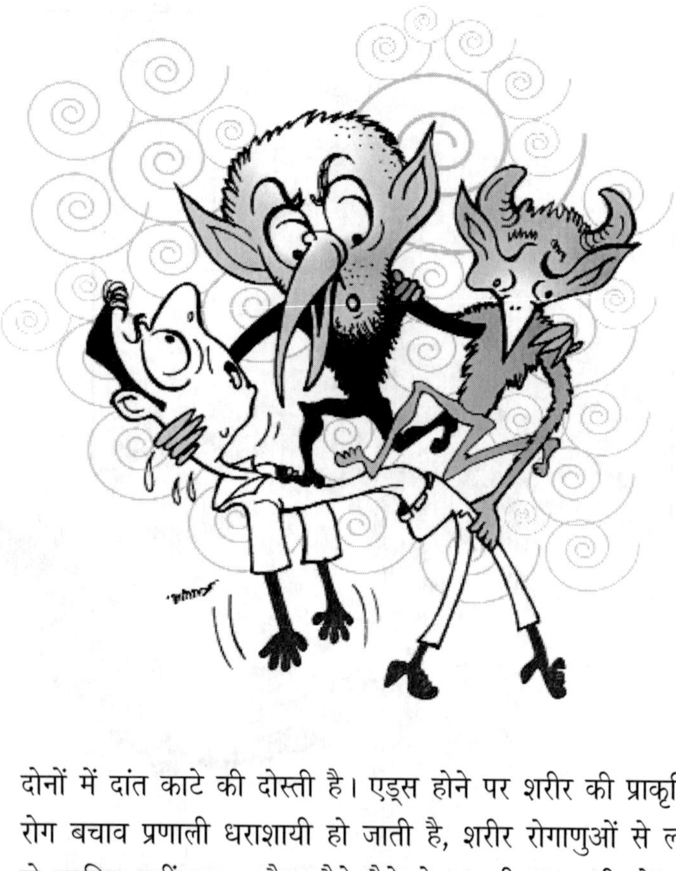

दोनों में दांत काटे की दोस्ती है। एड्स होने पर शरीर की प्राकृतिक रोग बचाव प्रणाली धराशायी हो जाती है, शरीर रोगाणुओं से लड़ने के काबिल नहीं रहता और औने-पौने रोगाणु भी बलशाली हो उठते हैं। यदि एड्स होने से पहले शरीर में टीबी के बैक्टीरिया की पैठ है तो एड्स होते ही ये सक्रिय हो जाते हैं और टीबी शरीर में आग की तरह फैल जाती है।

## एमडीआर टीबी क्या है?

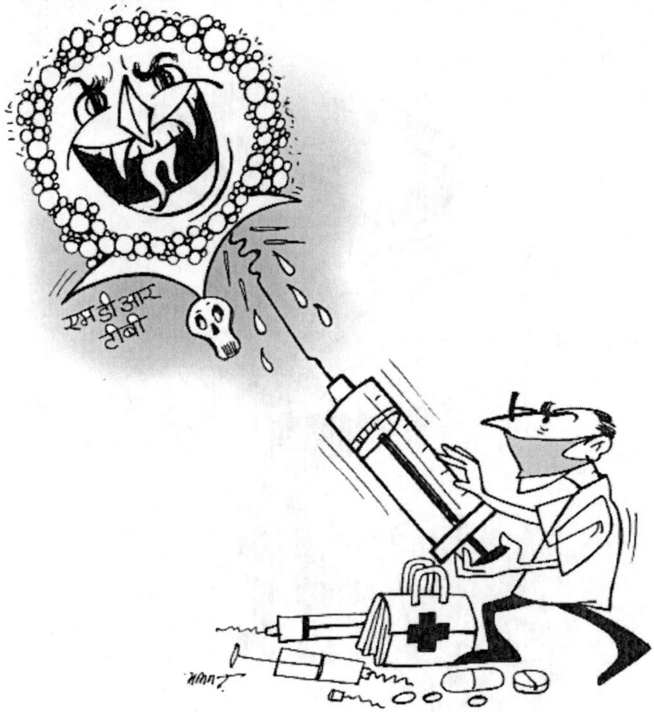


मनुष्य में फैलते-फैलते टीबी-कारक माइकोबैक्टीरिया की कई ऐसी नई नस्लें उपज आयी हैं जिनकी संरचना साधारण माइकोबैक्टीरिया की बनावट से अलग है। उन पर सामान्य टीबी-रोधक दवाएं असर नहीं कर पातीं। ऐसे माइकोबैक्टीरिया से उपजी टीबी मल्टी-ड्रग रजिस्टेंट होती है, जिसे संक्षेप में एमडीआर टीबी कहते हैं।

283

## टीबी का पूरा इलाज लेने के बाद भी क्या रोग की पुनरावृति हो सकती है?

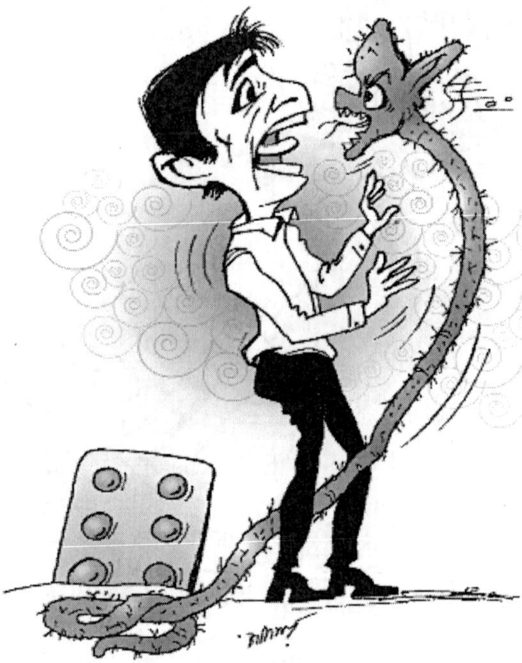

टीबी के फिर से होने की आशंका उन्हीं लोगों में अधिक होती है जो इलाज बीच में छोड़ देते हैं। इलाज पूरा लिया जाए तो टीबी की रिलेप्स दर 2 प्रतिशत से भी कम है। यह पुनरावृत्ति अगर हो तो इसकी सबसे प्रबल संभावना इलाज पूरा होने के पहले या दूसरे साल में होती है।

284

## टीबी-रोधक रिफेम्पिसिन दवा सुबह-सुबह खाली पेट लेना क्यों जरूरी है?

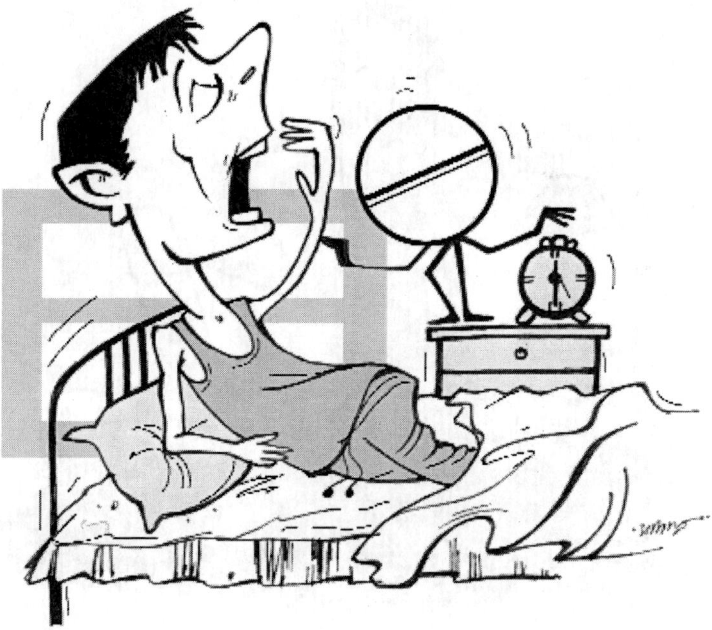

सुबह-सुबह खाली पेट लेने से रिफेम्पिसिन आंतों से बेहतर जज्ब होती है, खून में यह पूरी उपयुक्त मात्रा में पहुंचती है और रोगी को उसका पूरा लाभ मिलता है। नतीजतन यह पूरे जोर-शोर से शरीर में छुपे टीबी बैक्टीरिया का सफाया कर पाती है। टीबी पर जीत हासिल करने के लिए इसीलिए इस नेक डॉक्टरी सलाह का पालन करने में ही समझदारी है।

285

## टीबी-रोधक आईएनएच दवा के साथ विटामिन बी$_6$ की गोली लेना क्यों जरूरी है?

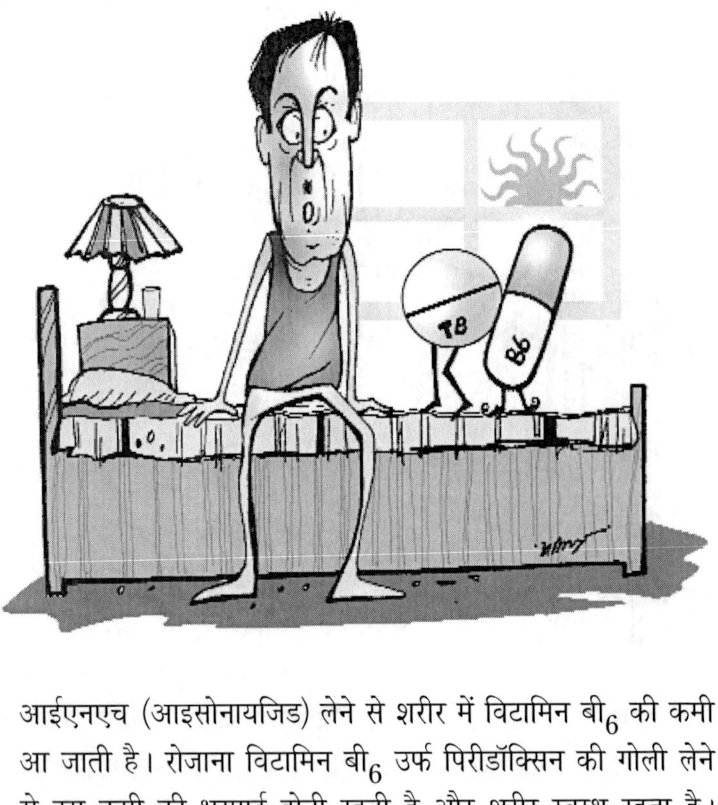


आईएनएच (आइसोनायजिड) लेने से शरीर में विटामिन बी$_6$ की कमी आ जाती है। रोजाना विटामिन बी$_6$ उर्फ पिरीडॉक्सिन की गोली लेने से इस कमी की भरपाई होती रहती है और शरीर स्वस्थ रहता है। चोकर वाला आटा, भूसी वाले चावल, अंकुरित दालें, सब्जियाँ और गोश्त भी विटामिन बी$_6$ के अच्छे स्रोत हैं, जिनके नियमित सेवन से यह पूर्ति की जा सकती है।

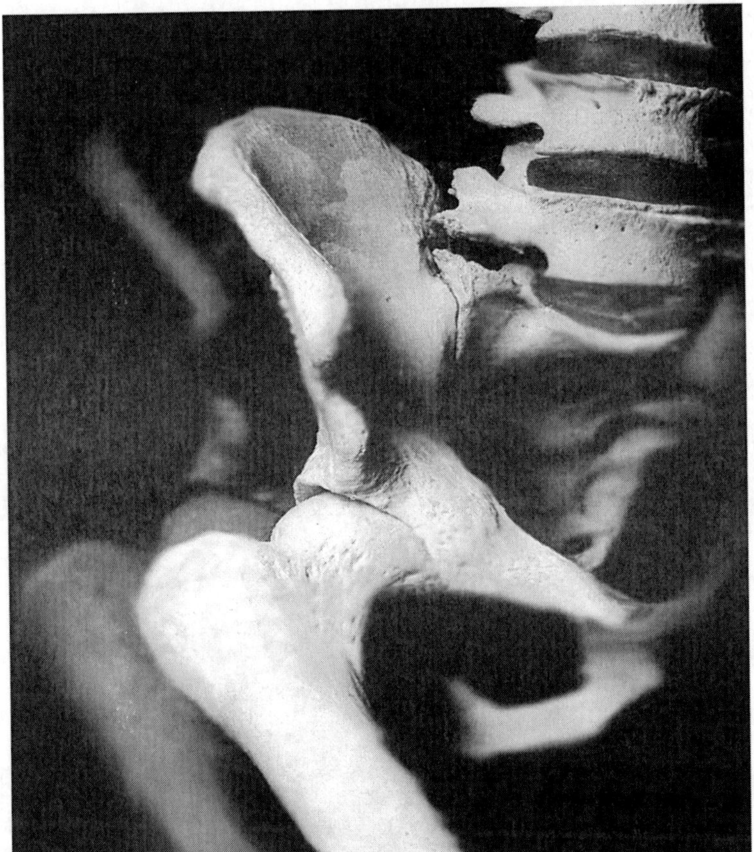

सत्रहवां खंड

# हड्डियों और जोड़ों का चल संसार

**286**

## हड्डियों को जवान रखने के लिए क्या उपाय करने चाहिए?

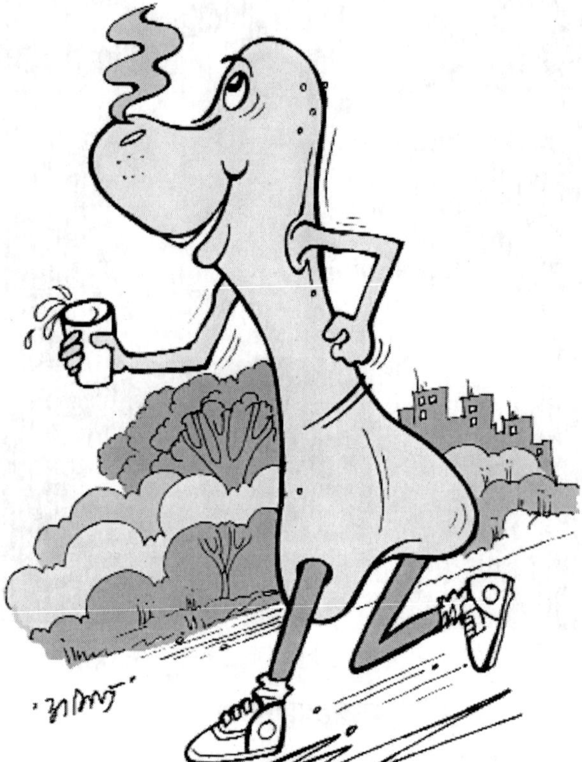

रोज कम से कम 30 मिनट की सैर या दूसरे शारीरिक व्यायाम करें, एक-डेढ़ लीटर दूध, दुग्ध पदार्थ या कैल्सियम देने वाली दूसरी चीजें ग्रहण करें, और हड्डियों को कमजोर बनाने वाली चीजों से परहेज बरतें।

287

## हड्डियां किन-किन चीजों के सेवन से कमजोर हो जाती हैं?

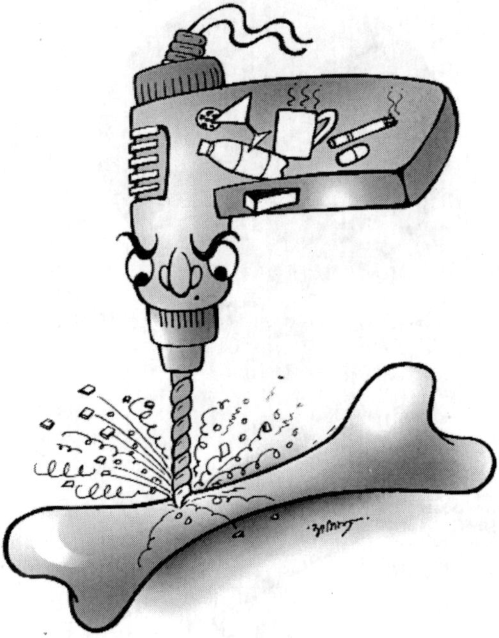

अधिक चाय-काफी पीने, कोला पेय पीने, अधिक मद्यपान करने और सिगरेट-बीड़ी पीने से हड्डियां जल्द पोली हो जाती हैं। कुछ दवाएँ जैसे कार्टिकोस्टीरॉयड, मिर्गीरोधक दवाएं और हिपेरिन के सेवन से भी हड्डियों की मजबूती घटती जाती है। यह विकार ऑस्टियोपोरोसिस कहलाता है। इसमें हड्डियों के किसी भी पल चटकने का डर लगा रहता है।

288

## सिगरेट पीने से हड्डियों के स्वास्थ्य पर क्या प्रभाव पड़ता है?

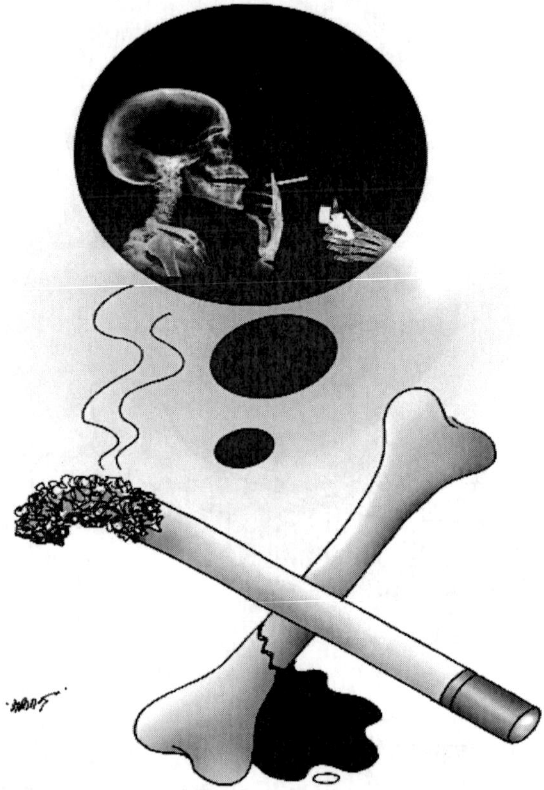

सिगरेट पीने से हड्डियां पोली और कमजोर हो जाती हैं। यह विकार ओस्टियोपोरोसिस कहलाता है। ऐसे में हड्डियां आसानी से टूट सकती हैं। यह नुकसान बीड़ी पीने वालों को भी उठाना पड़ता है।

289

## सरवाइकल स्पॉन्डिलॉसिस क्यों और कैसे उपजती है?

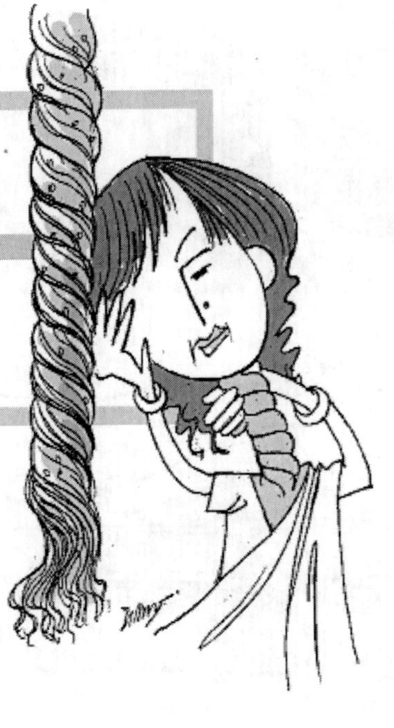

उम्र बढ़ने पर गर्दन की हड्डियां और उनके बीच के जोड़ घिस जाते हैं। हड्डियों पर कहीं-कहीं चोंचें निकल आती हैं। उनके दाब से रीढ़ से निकलकर आनेवाली तंत्रिकाएं और पास से गुजरने वाली धमनियां भिंचने लगती हैं। इसी से सिर, गर्दन, कंधों, बांहों में दर्द होता है। घुमेरी आ सकती है। अंग सुन्न हो सकता है। सुइयां-सी चलने लगती हैं।

290

## क्या गर्दन की स्पॉन्डिलॉसिस होने पर तकिया लगाना छोड़ देना चाहिए?

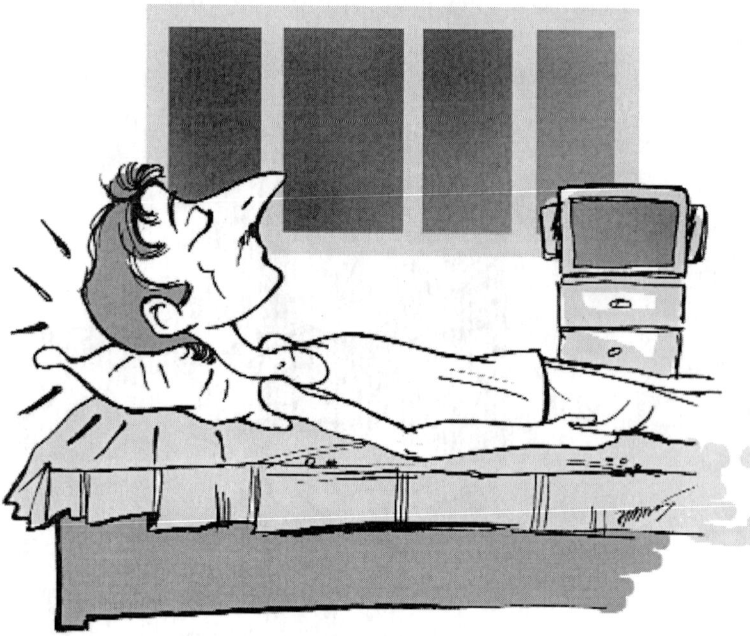

नहीं। तकिया छोड़ने की नहीं, बल्कि सही ऊंचाई का तकिया लगाने की जरूरत होती है। इस बाबत फिजियो थैरेपिस्ट से सलाह ले सकते हैं या केमिस्ट के पास उपलब्ध विशेष सरवाइकल पिलो भी ले सकते हैं। उसे लगाने से गर्दन पर जोर नहीं पड़ता।

291

## स्पॉन्डिलॉसिस में गर्दन या पीठ का गर्म सेंक करना कितना सार्थक है?

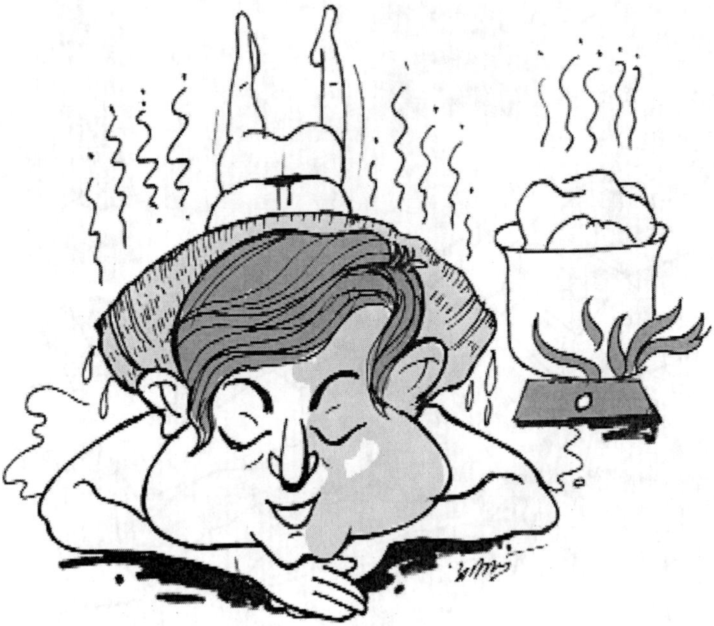

यह बिल्कुल वैज्ञानिक है। सेंक से अकड़ी हुई पेशियां खुल जाती हैं। रीढ़ की सक्रियता बढ़ जाती है। नतीजतन आराम मिलता है। घर पर सेंक लेने के लिए गर्म पानी में तौलिया भिगोकर दर्द कर रही रीढ़ के चारों ओर लपेट लें या गर्म शावर ले लें। फिजियो थैरेपिस्ट डायाथर्मी, अल्ट्रासोनिक या लेजर से भी सेंक दे सकता है।

292

## स्पॉन्डिलॉसिस में ट्रैक्शन किसलिए दी जाती है?

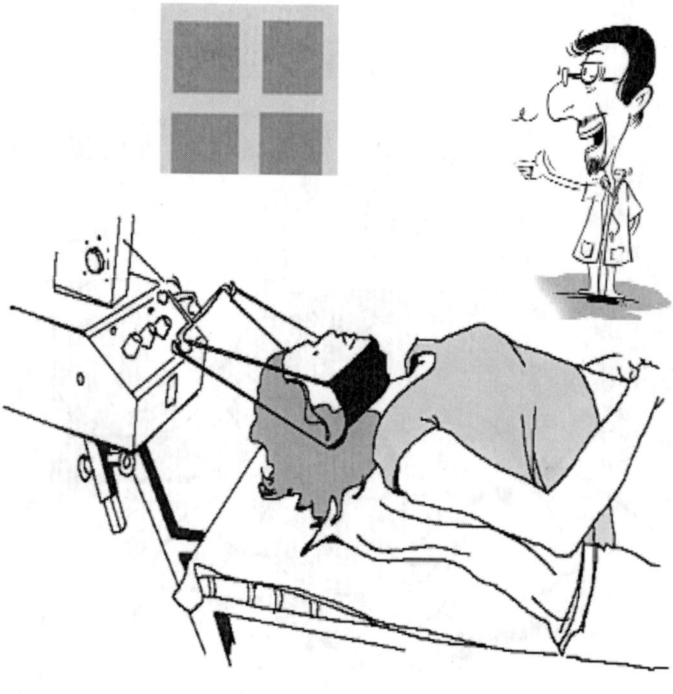

स्पॉन्डिलॉसिस में रीढ़ की हड्डियां और जोड़ घिस जाते हैं, उन पर चोंचें निकल आती हैं, और रीढ़ में बने छिद्रों से बाहर आने वाली तंत्रिकाएं भिंचने लगती हैं। ट्रैक्शन में रीढ़ की हड्डियों के बीच बसी इंटर वर्टिब्रल डिस्क पर से दबाव घटाने की कोशिश की जाती है ताकि भिंच रही तंत्रिकाएं दबाव से मुक्त हो सकें और तकलीफ मिट सके।

293

## क्या ट्रैक्शन घर पर दी जा सकती है?

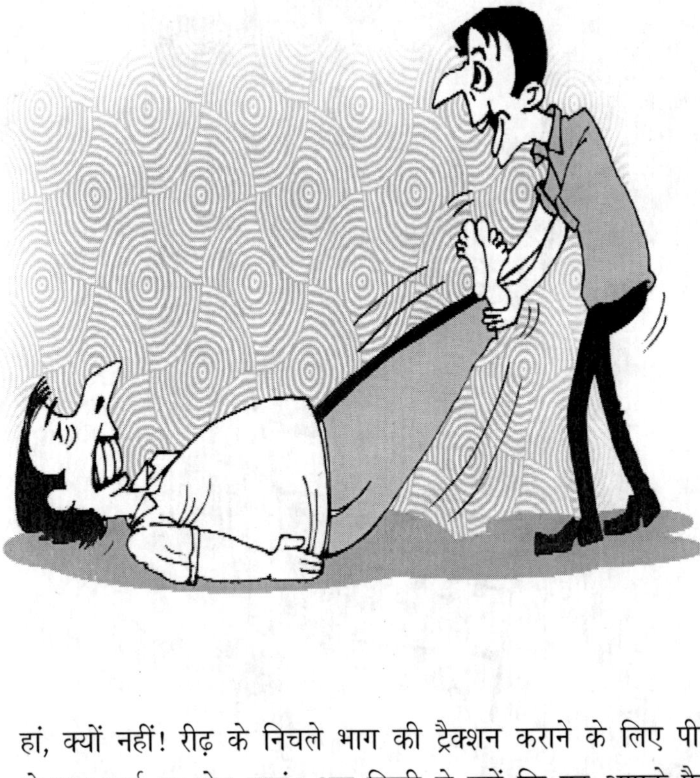

हां, क्यों नहीं! रीढ़ के निचले भाग की ट्रैक्शन कराने के लिए पीठ के बल फर्श पर लेट जाएं। अब किसी से कहें कि वह आपके पैरों को टखनों से पकड़ कर उठाए, थोड़ा-सा पीछे को झुके और आपकी टांगों को बगल में सावधानी से झुलाए। अगर दर्द कमर के निचले हिस्से या टांग के पिछले हिस्से में है तो इससे आराम मिल सकता है।

294

## पीठ के दर्द से बचने के लिए क्या उपाय करने चाहिए?

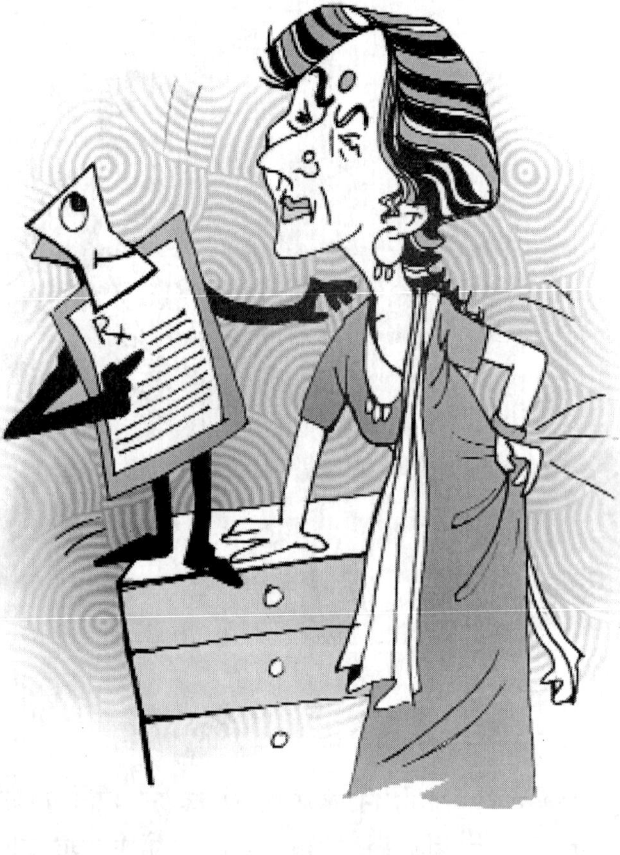


नियमित व्यायाम करें, उठते-बैठते, चलते-फिरते शरीर की भाव-भंगिमा पर ध्यान दें। अचानक कोई भारी वजन न उठाएं, वजन संतुलित रखें और बिस्तर आरामदेह और समतल रखें।

295

## पीठ के दर्द में किन लक्षणों के होने पर तुरंत डॉक्टर से सलाह लेना जरूरी है?

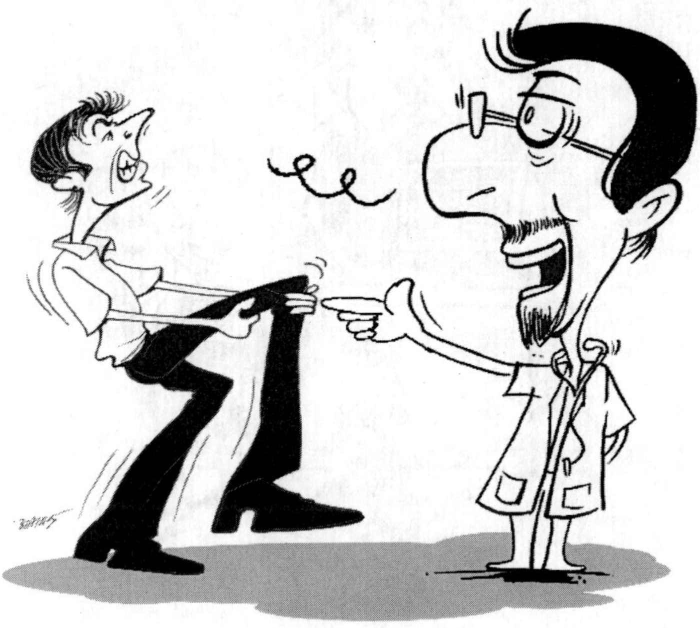

जब लगे कि मूत्र या मल त्यागने की क्रिया पर नियंत्रण घट रहा है, गुदा का क्षेत्र सुन्न होता लगे, पैर में कमजोरी लगे, चलने में दिक्कत होने लगे, दर्द नीचे टांग में जाने लगे और टांग सुन्न होने लगे या सुइयां चुभती मालूम दें, तो जान लें कि रीढ़ में डिस्क खिसकने और नसों के दबने का चक्कर है। ऐसे में तुरंत डॉक्टर की मदद लें।

296

## शियाटिका का दर्द किस कारण होता है?

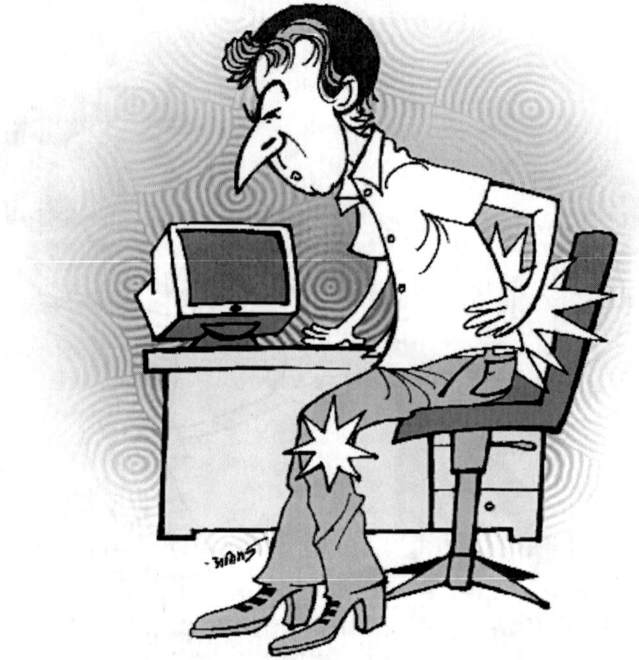

रीढ़ से गर्दन और पीठ के हिस्से में बहुत-सी तंत्रिकाएं निकलती हैं। यही तंत्रिकाएं शरीर के विभिन्न हिस्सों में संवेदना का संचार करती हैं और पेशियों को ताकत देती हैं। पीठ के निचले भाग से निकलने वाली शियाटिक तंत्रिका के रीढ में दबने से पीठ के निचले भाग, कूल्हे और टांग के पिछले हिस्से में दर्द उभर आता है। इसे ही शियाटिका कहते हैं।

297

## क्या रीढ़ में स्लिप्ड डिस्क होने पर सर्जरी कराना जरूरी है?

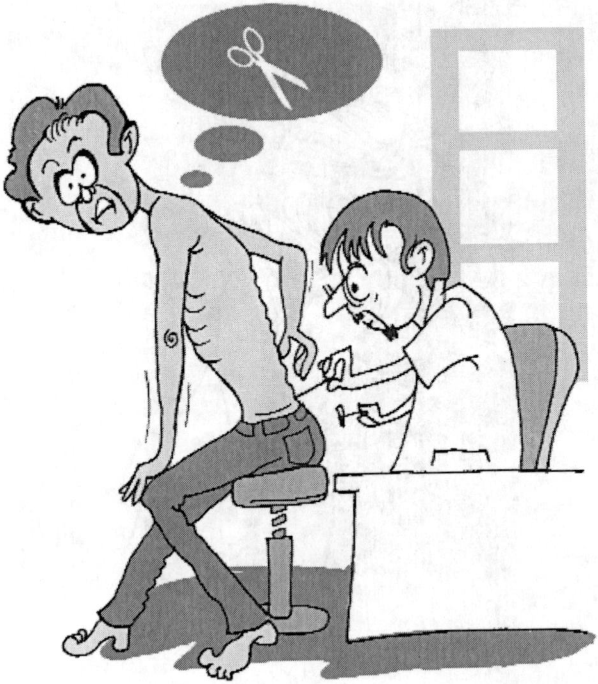

सर्जरी की सही जरूरत एक प्रतिशत से भी कम मामलों में होती है। 99 प्रतिशत रोगियों में समुचित उपचार से बिना ऑपरेशन ही सुधार लाया जा सकता है। तंत्रिकीय लक्षण होने पर जैसे पैर के कमजोर पड़ने, चलने में कठिनाई होने, गुदा का क्षेत्र सुन्न पड़ने या मूत्र या मल त्याग पर नियंत्रण टूटने पर ऑपरेशन करना उपयोगी हो सकता है।

298

## कंधे के जोड़ में जकड़न और दर्द बने रहने पर क्या करना चाहिए?

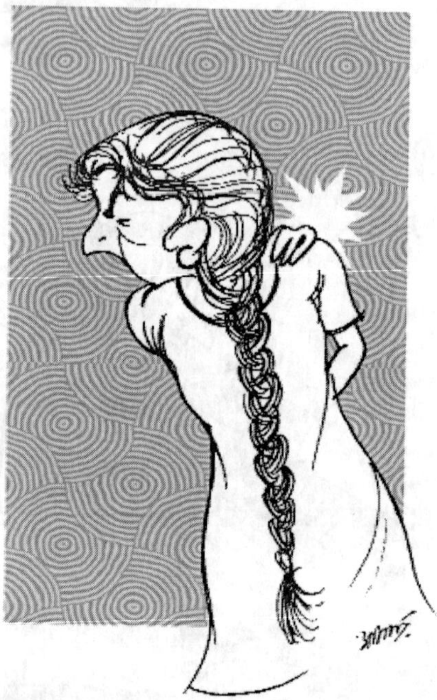

अगर दर्द रात के समय बढ़ जाता है, सुबह उठने पर जोड़ में जकड़न अनुभव होती है, तो संभव है कि समस्या फ्रोजन शोल्डर की है। ऐसे में किसी ऑर्थोपैडिक सर्जन या रिहैब्लीटेशन विशेषज्ञ को दिखाएं। दर्द निवारक दवा, जोड़ में कार्टिकोस्टीरॉयड दवा का टीका, फिजियोथैरेपी, सेंक और विशिष्ट व्यायामों से जोड़ धीरे-धीरे ठीक हो सकता है।

299

## क्या हर पीठ के दर्द में एमआरआई करवाना फायदेमंद होता है?

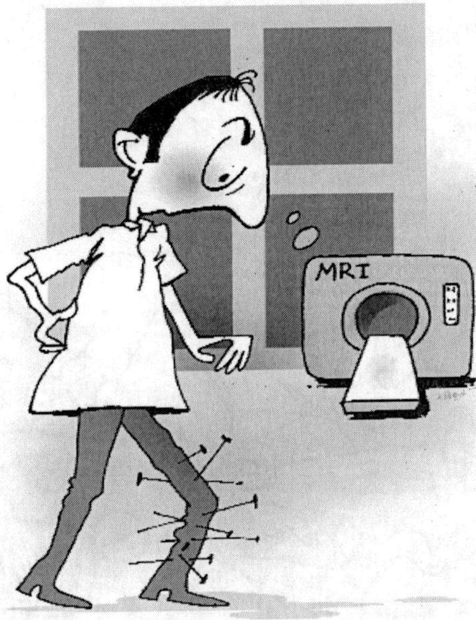


कतई नहीं। पीठ में दर्द के साथ यदि लगे कि पैर में कमजोरी आ रही है, चलते हुए पैर ठीक से न उठे, दर्द टांग में पहुंचे, टांग सुन्न हो जाय या उसमें सुइयां चुभें, मूत्र त्याग या मल त्याग पर से नियंत्रण घटता मालूम दे, गुदा का क्षेत्र सुन्न हो जाय, दर्द ऊंचाई से गिरने पर हो या रीढ़ पर थपकी देने से दर्द उठे तभी एमआरआई इलाज के लिए महत्त्वपूर्ण साबित हो सकता है।

**300**

## पीठ दर्द के कितने रोगियों में सर्जरी की जरूरत पड़ती है?

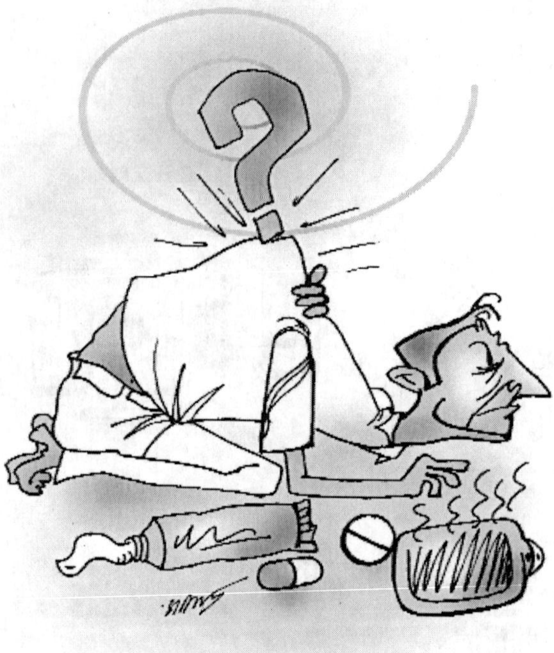

मात्र उन 1 प्रतिशत रोगियों में, जिनमें समय से सर्जरी न होने से स्थायी तंत्रिकीय क्षति होने का जोखिम होता है, उन्हीं में सर्जरी से लाभ पहुंचता है। पीठ दर्द और स्लिप्ड डिस्क के 99 प्रतिशत मामलों में आराम, सिंकाई, दर्द-निवारक दवाओं, ट्रैक्शन और दूसरी राहतकारी युक्तियों से समस्या का समाधान मुमकिन होता है।

**301**

## गाउट होने पर जीवन में क्या-क्या सावधानियां बरतना लाभप्रद साबित हो सकता है?

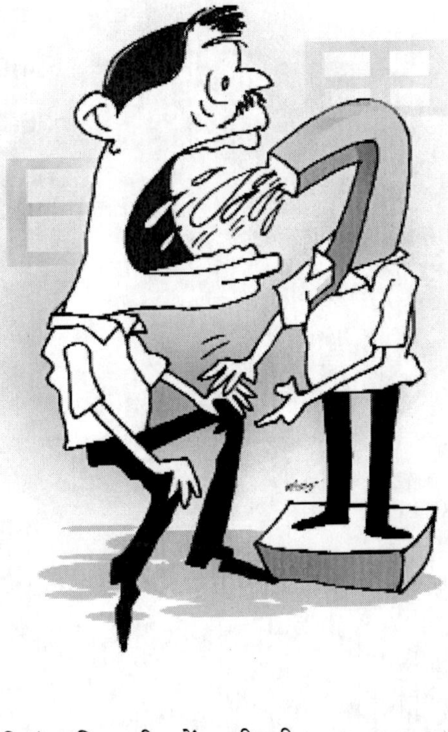

खूब पानी पिएं ताकि शरीर में पानी की मात्रा सदा अच्छी रहे, वजन कम से कम रखें और यूरिक एसिड घटाने के लिए डॉक्टरी सलाह से नियमित एलोप्यूरीनोल दवा लें। जोड़ों में फिर भी सूजन आ जाए तो किसी रूमेटोलॉजिस्ट (गठिया रोग विशेषज्ञ) से परामर्श लें। स्टीरॉयड टीका लगने से दर्द से जल्द निजात पाई जा सकती है।

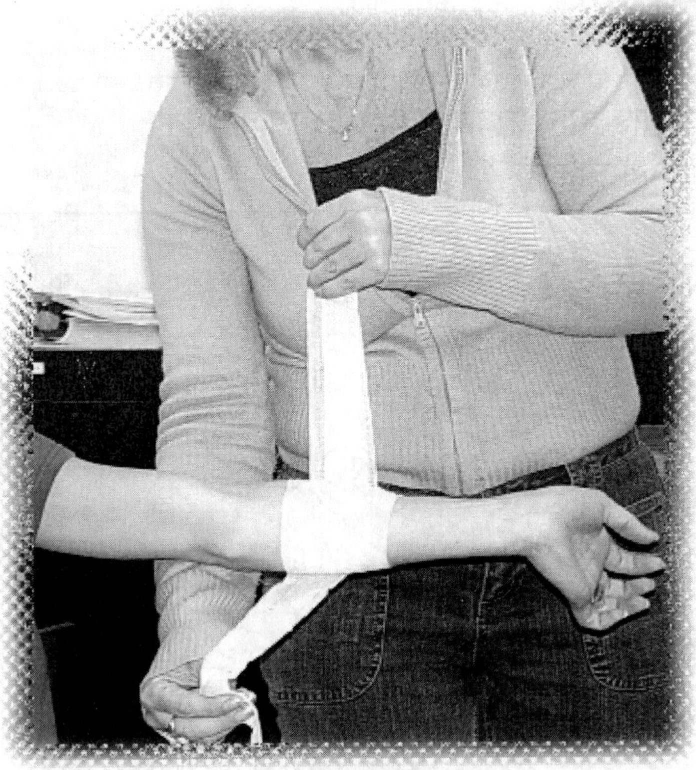

अठारहवां खंड

# फर्स्ट एड

**302**

## क्या चोट लगने पर हर बार ही टेटनस का टीका लगवाना चाहिए?

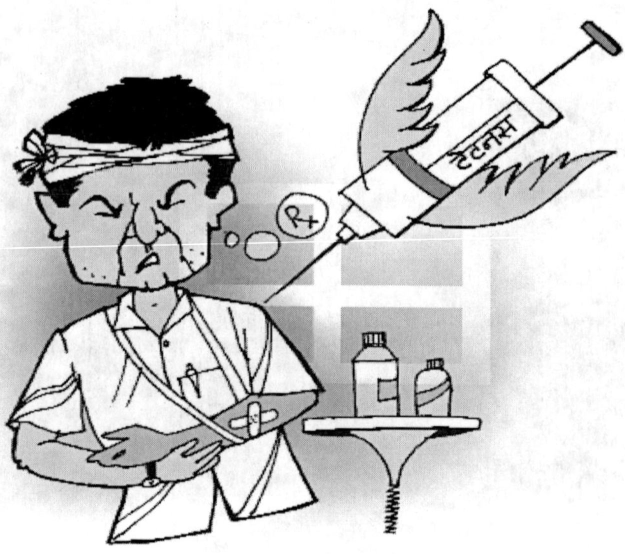


नहीं। अगर पहले समय से टेटनस-रोधी टीके लगे हुए हैं तो हर बार यह टीका लगवाने की कत्तई जरूरत नहीं होती। परंतु पहले टीके न लगे हों, तो तुरंत टेटनस-टॉक्सॉयड (टीटी) का टीका लगवाना जरूरी है। घाव बहुत गंदा हो और टेटनस होने का जोखिम अधिक हो तो डॉक्टरी सलाह होने पर टेटनस-रोधी सिरम का टीका भी अवश्य ले लेना चाहिए। टीटी के पहले टीके के 6 सप्ताह बाद दूसरा और 6 महीने बाद तीसरा टीका लगवाना भी जरूरी है। फिर हर 10 साल बाद टीटी का बुस्टर टीका लगवाते रहना काफी है।

**303**

## नकसीर छूटने पर खून बंद करने के लिए क्या उपाय करना चाहिए?

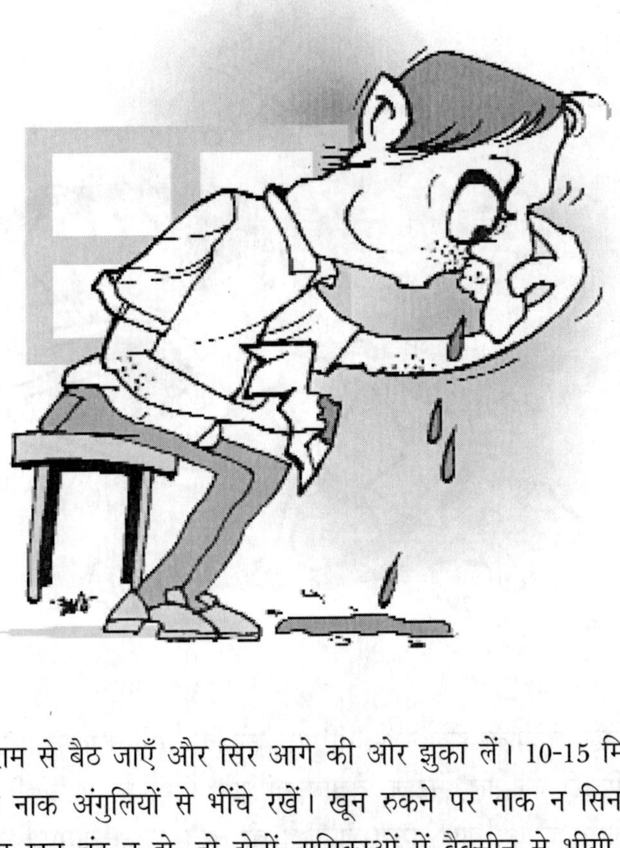

आराम से बैठ जाएँ और सिर आगे की ओर झुका लें। 10-15 मिनट तक नाक अंगुलियों से भींचे रखें। खून रुकने पर नाक न सिनकें। अगर खून बंद न हो, तो दोनों नासिकाओं में वैक्सीन से भीगी रुई भर दें। 10-15 मिनट तक नाक दबाए रखें। अब भी नकसीर न रुके तो डॉक्टर से मिलें।

304

## क्या किसी के जहर खा-पी लेने पर उलटी कराना उचित है?

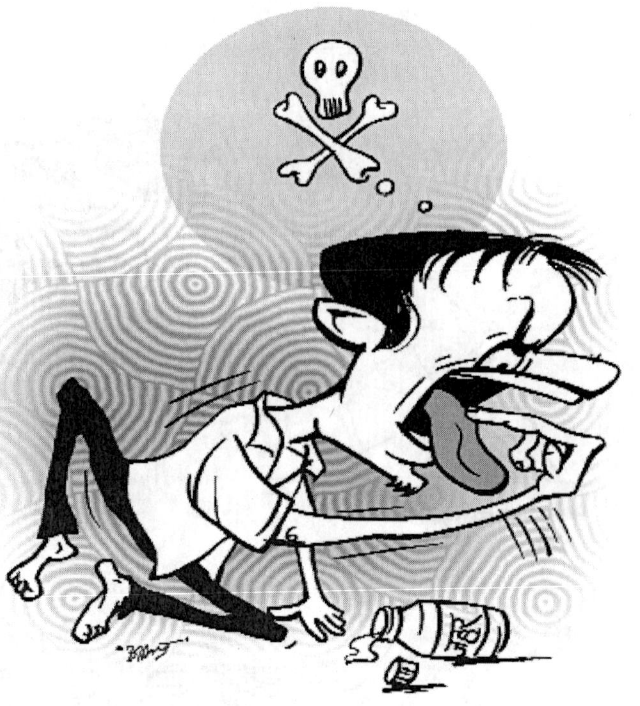

जहर लेनेवाला होश में है, तो पता करें कि उसने क्या लिया है। यदि मिट्टी का तेल, पेट्रोल, तेजाब या क्षार लिया है तो उलटी कराना गलत होगा। कोई दूसरा जहर है तो तुरंत उलटी कराएं। उसे गर्म पानी में नमक घोलकर पिलाएं या उसके गले में उंगली डालें ताकि जहर शरीर में जज्ब होने से पहले पलटी हो जाए।

**305**

## कुत्ते के काटने पर प्राथमिक उपचार के रूप में क्या करना चाहिए?

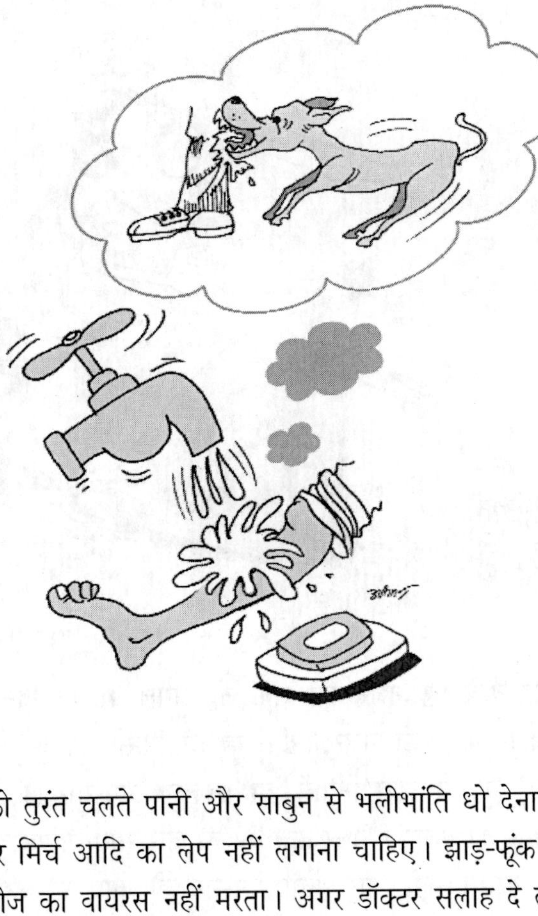

घाव को तुरंत चलते पानी और साबुन से भलीभांति धो देना चाहिए। उस पर मिर्च आदि का लेप नहीं लगाना चाहिए। झाड़-फूंक करने से भी रेबीज का वायरस नहीं मरता। अगर डॉक्टर सलाह दे तो नियम से रेबीज-रोधी टीके लगवाने चाहिए।

**306**

## कुत्ते के काटने या खरोंच मारने के कितने दिन के भीतर टीके लगवाना जरूरी होता है?

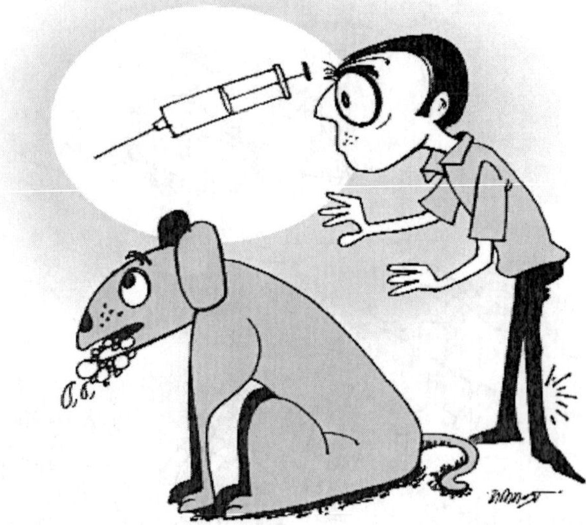

अगर कुत्ते पर नजर रख सकें तो अगले 10-14 दिन तक उसके व्यवहार पर कड़ी नजर रखें। वह हर किसी को काटने को झपटे, उसके मुंह से झाग निकले, वह बिल्कुल गुम-सुम हो बैठ जाए तो डॉक्टर को बताएं। अगर कुत्ते का व्यवहार सामान्य रहे तो कुछ करने की जरूरत नहीं। पर कुत्ता गुम-सुम हो जाए या उसका व्यवहार अटपटा नजर आए तो तुरंत रेबीज-रोधक टीके लगवाने शुरू कर दें।

307

## रेबीज के जोखिम से बचने के लिए कितने टीके लगवाने चाहिए?

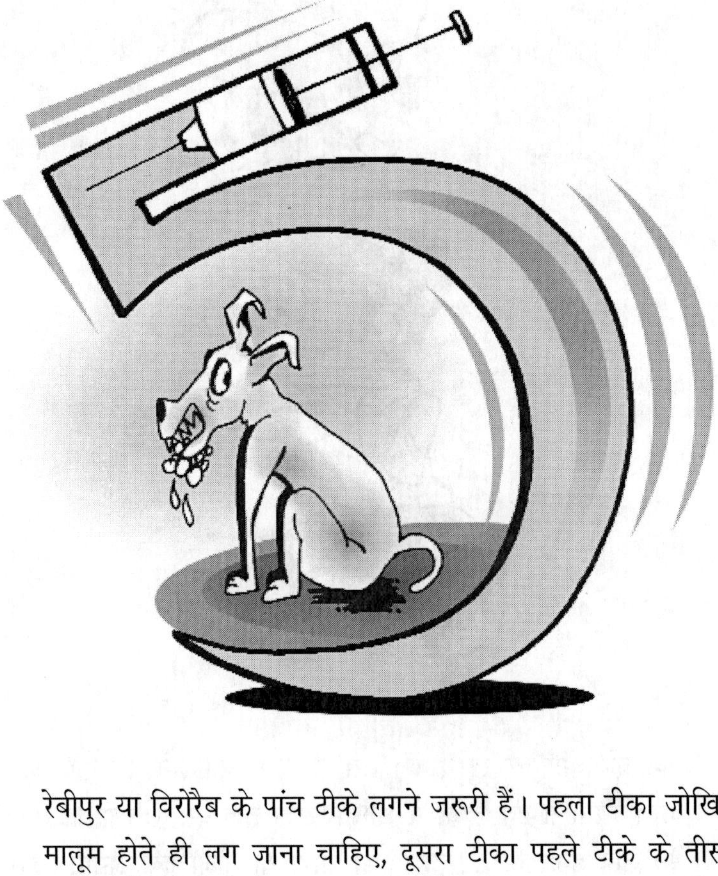

रेबीपुर या विरोरैब के पांच टीके लगने जरूरी हैं। पहला टीका जोखिम मालूम होते ही लग जाना चाहिए, दूसरा टीका पहले टीके के तीसरे दिन, तीसरा टीका 7वें दिन, चौथा टीका 30वें दिन और पांचवां टीका 90वें दिन लगवाने से रेबीज के जोखिम से बचा जा सकता है।

308

## मधुमक्खी के काटने पर क्या करना चाहिए?

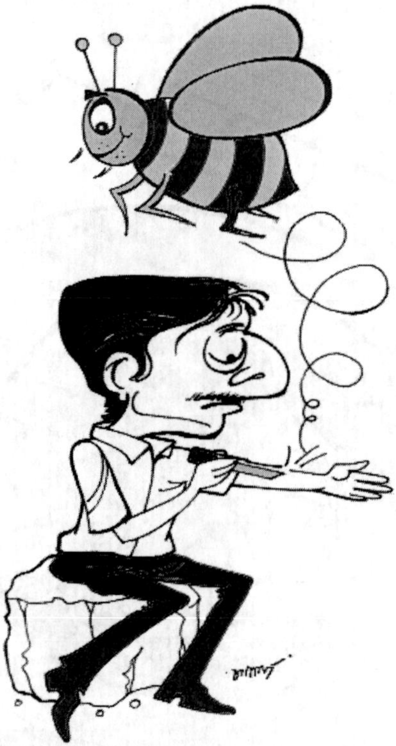

डंक को चाकू से खुरच दें। उसे दबाकर निकालने की कोशिश न करें। दबाने से डंक त्वचा में अधिक अंदर तक घुसता चला जा सकता है। जहां डंक लगा है, ठीक वहां सोडा या नीली दवा लगाएं। इससे मधुमक्खी का विष ठंडा हो जाएगा। अगर डंक के प्रति एलर्जी है, तो तुरंत डॉक्टरी सहायता लें।

309

## अगर शरीर का कोई हिस्सा जल जाए तो क्या करना चाहिए?

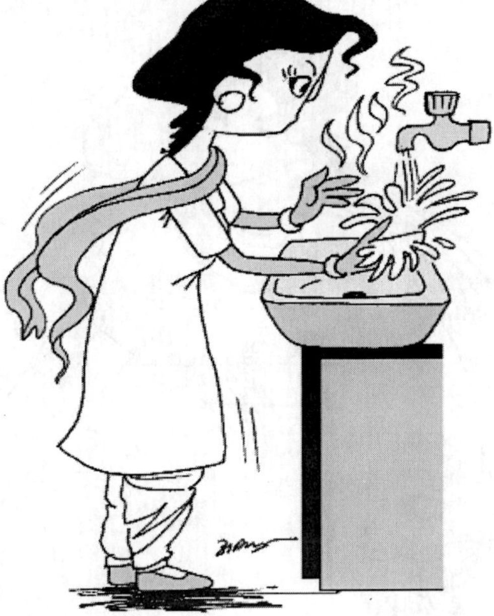

जले हुए अंग को तुरंत पानी में डुबो लें। इससे त्वचा को ठंडक मिलेगी, दर्द से छुटकारा मिलेगा और नुकसान कम होगा। अगर शरीर का कोई छोटा हिस्सा जला है और सिर्फ हल्की लाली है, तो घर पर ही वैस्लीन का लेप लगा दें। बड़ा हिस्सा जल जाए तो चाहे वह सतही हो, किसी बर्न्स विशेषज्ञ या सर्जन से राय लें। जले अंग पर घी, मलहम, ग्रीस या मिट्टी न लगाएं।

310

## शरीर के किसी हिस्से के जलने से छाले पड़ जाए तो क्या करना चाहिए?

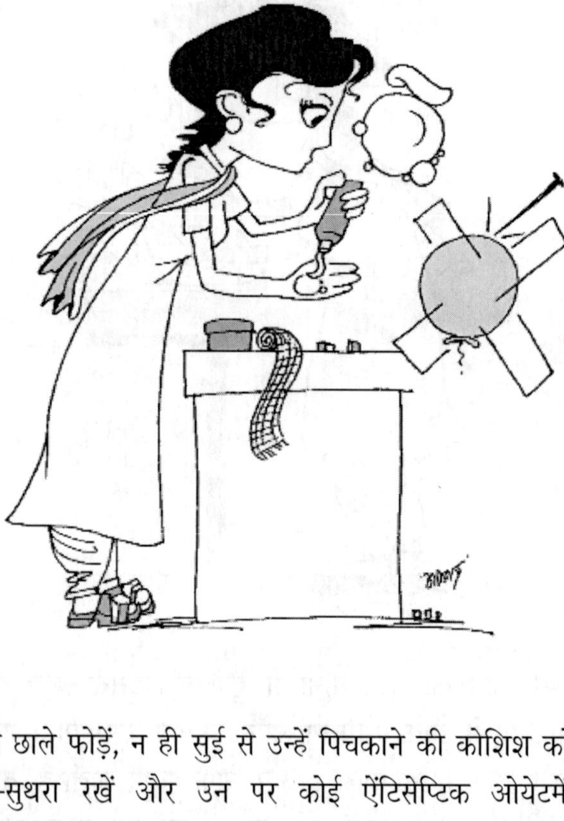

न तो छाले फोड़ें, न ही सुई से उन्हें पिचकाने की कोशिश करें। उन्हें साफ-सुथरा रखें और उन पर कोई ऐंटिसेप्टिक ओयेटमेंट जैसे नियोस्पोरिन, सिल्वर सल्फाडायजिन, क्लोरहैक्सीडीन या यूसीडिन लगा लें। छाला फूट जाए तो उस पर ऐंटिसेप्टिक ओयेटमेंट लगाएं और उसे पट्टी से ढक कर रखें।

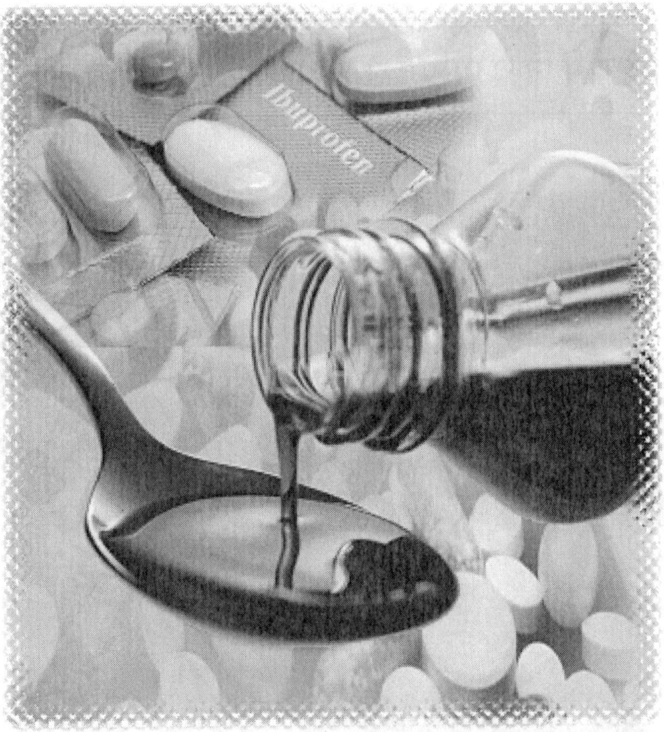


उन्नीसवां खंड

# दवाओं का बक्सा

311

## हृदय रोग में नित्य एस्प्रिन लेना किस प्रकार उपयोगी है?

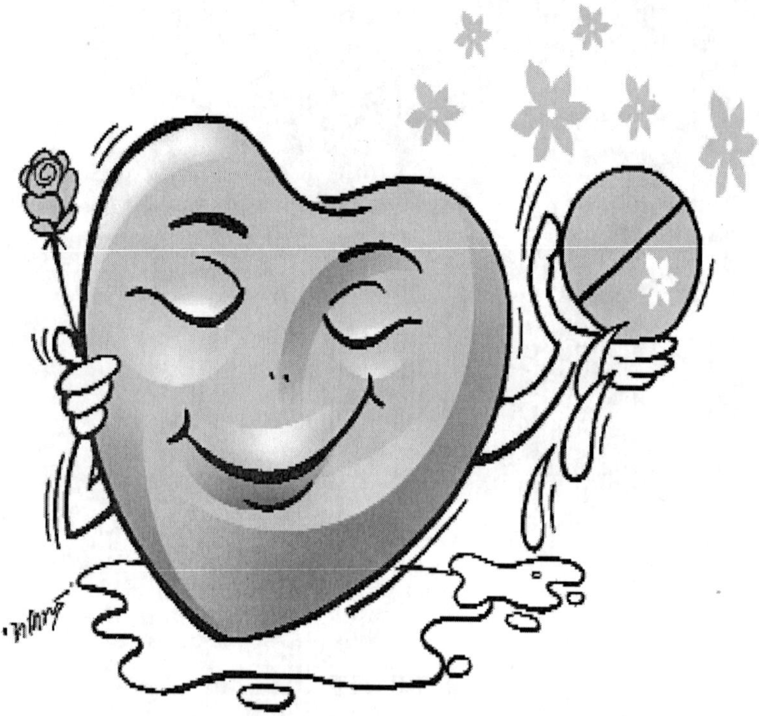

रोजाना 60-100 मिलीग्राम एस्प्रिन लेने से रक्त का गाढ़ापन कम हो जाता है और प्लेटलेट रक्त कणों का चिपचिपापन घट जाता है। फलस्वरूप धमनियों में रक्त कणों के थक्के (ब्लड क्लॉट) बनने और दिल का दौरा होने का जोखिम घट जाता है।

312

## रोज खून पतला करने वाली दवा एस्प्रिन, डायपिरामिडाजोल या क्लोपिडाग्रेल लेने से शरीर पर कोई बुरा असर तो नहीं पड़ता?

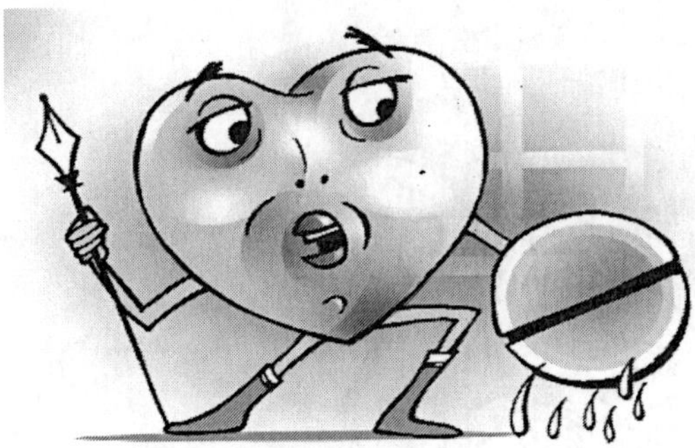

नहीं। एस्प्रिन, डायपिरामिडाजोल और क्लोपिडाग्रेल खून को पतला करने वाली दवाएं हैं, जिन्हें 40-50 की उम्र में पहुंचने पर डॉक्टर लघु मात्रा में रोज लेने की सलाह देते हैं। इन्हें लेने से बड़ा लाभ यह है कि रक्त धमनियों में खून का थक्का बनने का जोखिम घट जाता है। इसीलिए इन्हें सालों-साल लगातार लेने की सलाह दी जाती है। उद्देश्य यह होता है कि दिल का दौरा और फालिज से बचाव होता रहे। साधारण रूप से इन दवाओं को लेने से कोई नुकसान नहीं होता, लेकिन अगर कभी किसी ऑपरेशन की जरूरत पड़े तो डॉक्टर को दवा लेने के बाबत जानकारी देना जरूरी है। इमरजेंसी न हो तो ऑपरेशन के 8-10 दिन पहले से खून पतला करने वाली दवाएं बंद कर दी जाती हैं, ताकि सर्जरी के समय खून जमने में कोई अड़चन पैदा न हो।

313

## क्या धमनियों में ब्लड क्लॉट की रोकथाम के लिए दी जाने वाली बेबी एस्प्रिन हर कोई ले सकता है?

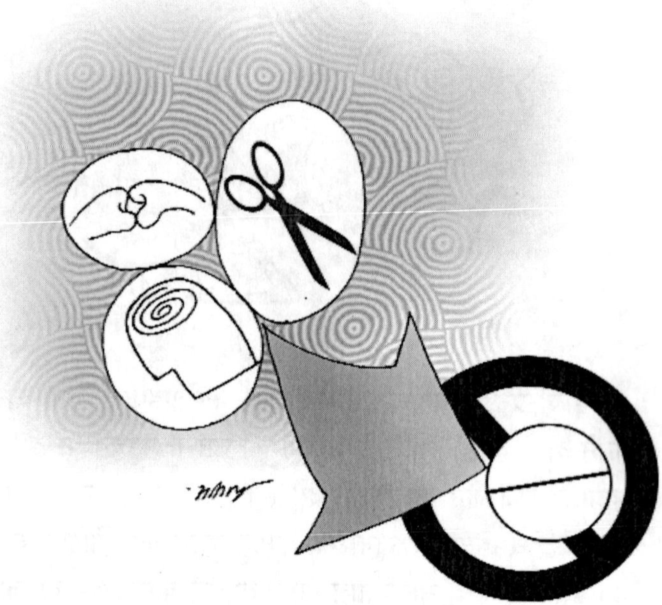

नहीं। अगर गाउट हो, पेट का अल्सर हो या कोई ऑपरेशन होने वाला हो तो बेबी एस्प्रिन लेना मुनासिब नहीं होगा। गाउट होने पर बेबी एस्प्रिन लेने से यूरिक एसिड के बढ़ने और रोग के बिगड़ने का डर रहता है। पेट के अल्सर में एस्प्रिन लेना ज़ख्म को बिगाड़ सकता है। ऑपरेशन होना हो तो एस्प्रिन लेने से ऑपरेशन के समय खून जमने में परेशानी आ सकती है।

**314**

## लंबे समय तक लगातार नींद की गोलियां लेते रहने का क्या नुकसान है?

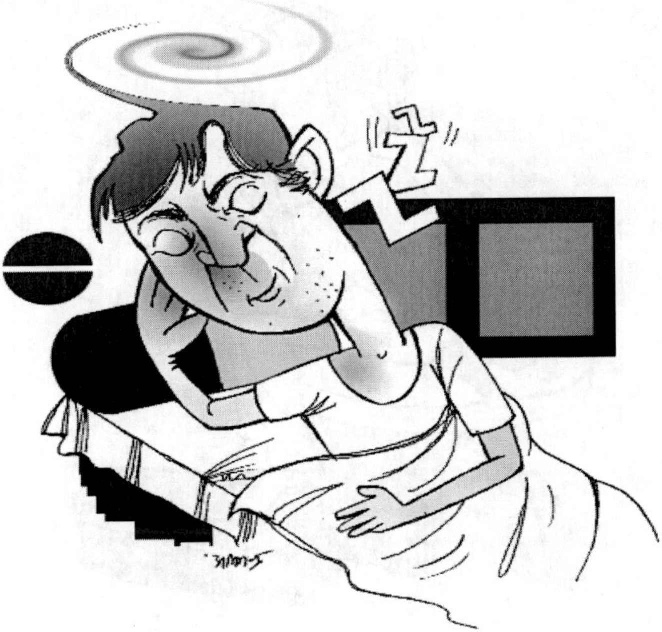

स्मृति पर बुरा असर पड़ता है। चीजें भूलने लगती हैं। बौद्धिक कुशाग्रता पर भी प्रतिकूल प्रभाव पड़ सकता है। कुछ समय बाद तन-मन नींद की गोलियों का गुलाम हो जाता है। उन पर इतनी आसक्तता उत्पन्न हो जाती है कि उन्हें लिए बगैर नींद नहीं आती, और कुछ अच्छा नहीं लगता।

315

## यदि दवा लेने से ब्लड प्रेशर सामान्य हो जाए तो क्या दवा बंद कर देनी चाहिए?

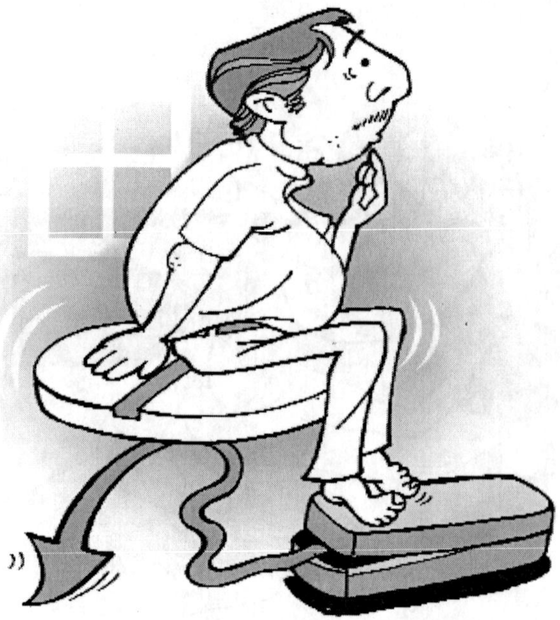

नहीं। ब्लड प्रेशर कम करने वाली दवा उतने ही समय काम करती हैं जब तक कोई उसे लेता है। दवा छोड़ने से ब्लड प्रेशर फिर से बढ़ जाता है और स्वास्थ्य पर बुरा असर पड़ने लगता है। लापरवाही बरतने से दिल, गुर्दों, आंख के पर्दे और धमनियों पर गंभीर दुष्प्रभाव पड़ सकता है। बेहतर यही है कि ब्लड प्रेशर पर ताउम्र कड़ी नजर रखें और जरूरत के अनुसार दवा लेते रहें।

316

# क्या ऐंटिबॉयटिक कैप्सूल दूध के साथ ही लेने चाहिए?

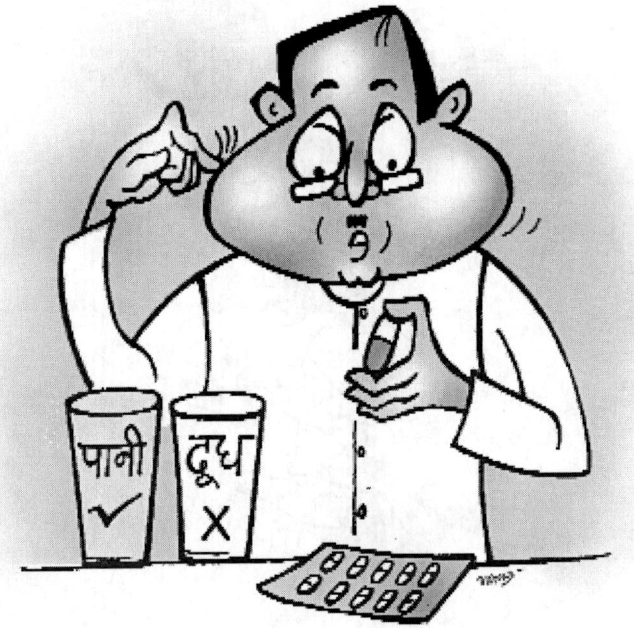


नहीं। सबसे अच्छा यह है कि उसे पानी के साथ लें। दूध के साथ लेने से कुछेक ऐंटिबॉयटिक दवाएं नष्ट हो जाती हैं और कुछ ठीक से जज्ब नहीं हो पातीं। अतः दवा असर ही नहीं कर पाती। कुछ ऐंटिबॉयटिक दवाओं जैसे डॉक्सीसायक्लीन के साथ दवा लेने से कम से कम 2 घंटे पहले और 2 घंटे बाद तक न सिर्फ दूध बल्कि दुग्ध पदार्थों से परहेज करना जरूरी है।

317

## क्या किसी दवा को लेने से भी अस्थमा बिगड़ सकता है?

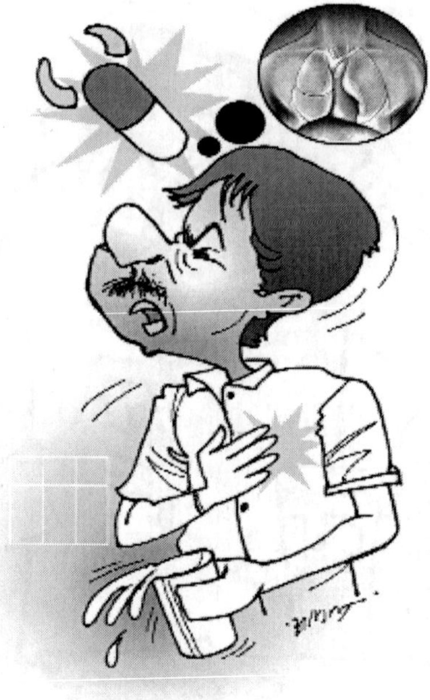

हां। दर्द और सूजन को मिटाने वाली लगभग सभी दवाएँ जैसे एस्प्रिन, आइब्यूप्रोफेन, इंडोमेथासिन दमा को उग्र बना सकती हैं। इस वर्ग की दवाओं में सिर्फ पेरासिटामोल ही इस प्रभाव से मुक्त है। इसी प्रकार बीटा-ब्लॉकर दवाएं भी दमा को बिगाड़ सकती हैं। बीटा-ब्लॉकर दवाएं जैसे ऐटिनोलोल, मेटाप्रलोल, प्रोप्रेनोलोल बढ़े हुए ब्लड प्रेशर को घटाने और कोरोनरी हृदय-रोग के उपचार में प्रयोग की जाती हैं और टिमीलोल ग्लूकोमा के इलाज में काम आती है।

318

## क्या जरूरत होने पर बच्चों को दर्द-निवारक दवा दी जा सकती है?

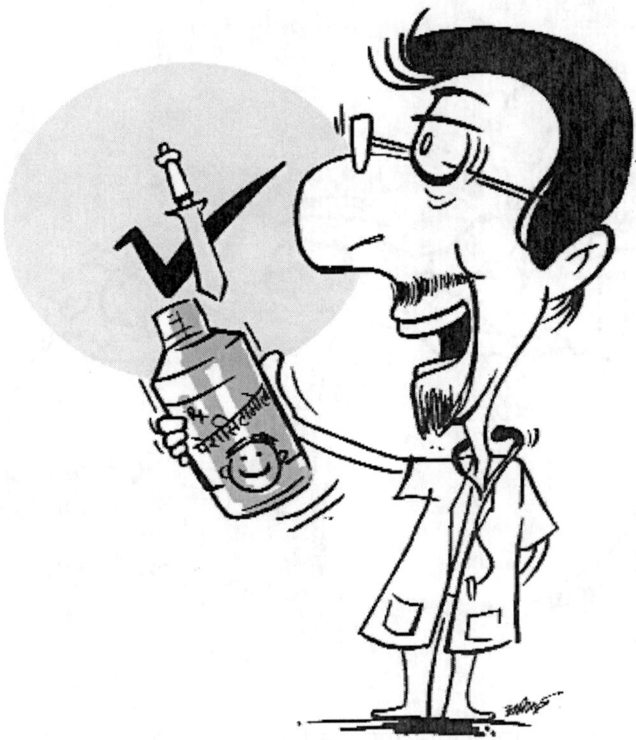


हां। लेकिन 12 साल से कम उम्र के बच्चों के लिए एस्प्रिन और निमेस्यूलिड वर्जित हैं। बचपन में सबसे सुरक्षित दर्द-निवारक दवा पेरासिटामोल है।

319

## खांसी-जुकाम, पित्ती, खुजली में दी जाने वाली ऐंटिहिस्टामिन दवाओं के साथ क्या-क्या सावधानियां जरूरी हैं?

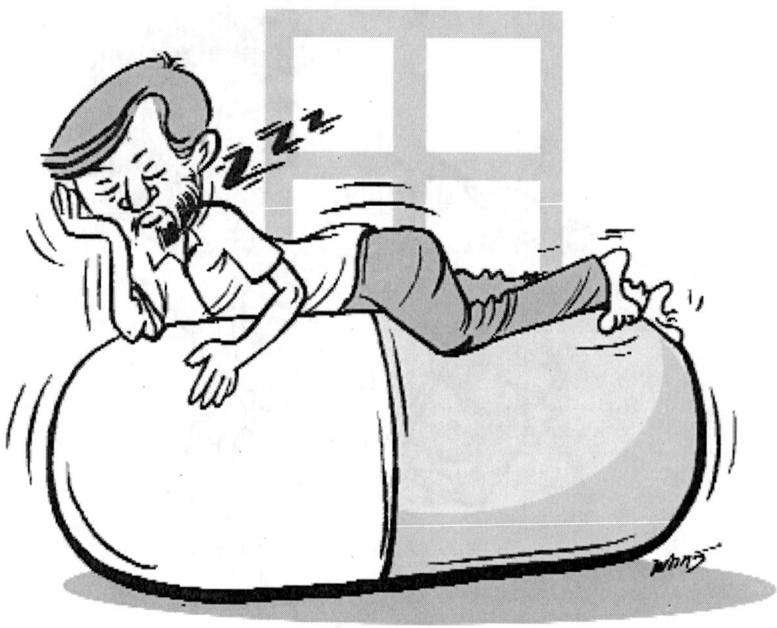

ऐंटिहिस्टामिन दवाएं मानसिक सतर्कता में कमी लाती हैं। उन्हें लेते ही कुछ लोगों पर सुस्ती और नींद छा जाती है, अतः गाड़ी चलाना ठीक नहीं। काला मोतिया हो, आमाशय में अल्सर से सिकुड़न आ गई हो या पुरुषों में प्रोस्टेट ग्लैंड बढ़ा हुआ हो और मूत्र में रुकावट हो तो ऐंटिहिस्टामिन दवा से बचना चाहिए।

320

# अमीबिक पेचिश की दवाओं के साथ मदिरा पर क्यों मनाही होती है?

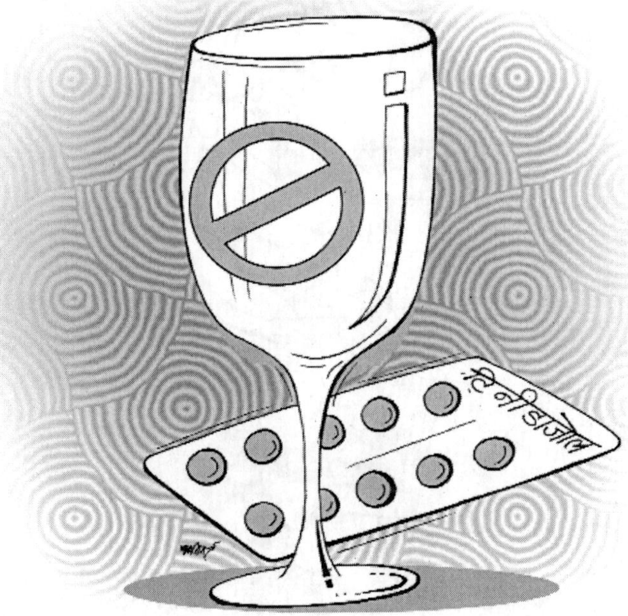


मेट्रोनायडाजोल, टिनीडाजोल, ओर्निडाजोल या सेकनिडाजोल दवाओं के साथ मदिरा लेने पर दवा तीव्र प्रतिक्रिया कर सकती है। पेट में दर्द, उबकाई, भयंकर सिरदर्द होने के साथ ही रक्तचाप अचानक गिर सकता है। इसलिए दवा बंद होने के तीन दिन बाद तक मदिरा पर पूरी पाबंदी रखनी जरूरी है।

321

## क्या किसी दवा से भी सांसों में बदबू पैदा हो सकती है?

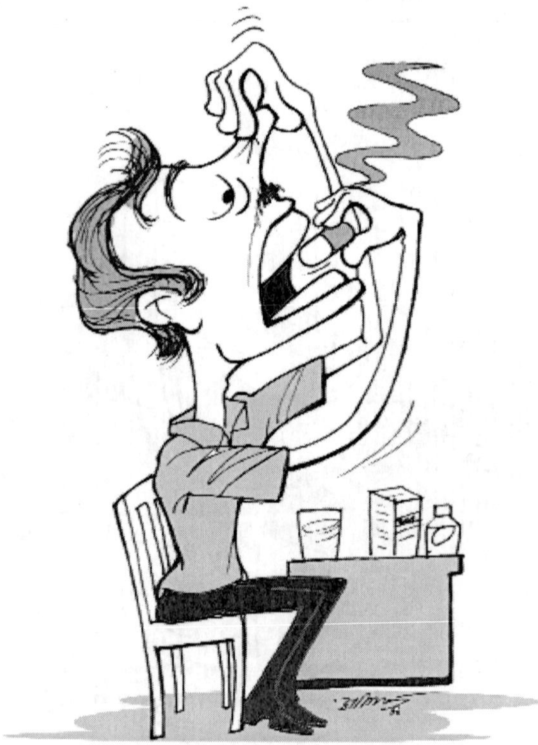

हां। अनेक दवाएं इस दृष्टि से विध्वंसक हैं। सर्दी-जुकाम में ली जाने वाली डीकंजेस्टेंट दवाएं, एलर्जी में इस्तेमाल होने वाली ऐंटि-हिस्टामिन दवाएं, पेट में एसिड घटाने वाली अल्सर-रोधी दवाएं, मूत्र वृद्धिकारक डाययूरेटिक्स, मनोविकारों में दी जानेवाली कुछ विशेष दवाएं सांसों में बदबू पैदा करती हैं।

322

## क्या थायराइड हार्मोन थायरोक्सिन के साथ विटामिन कैप्सूल लेना ठीक है?

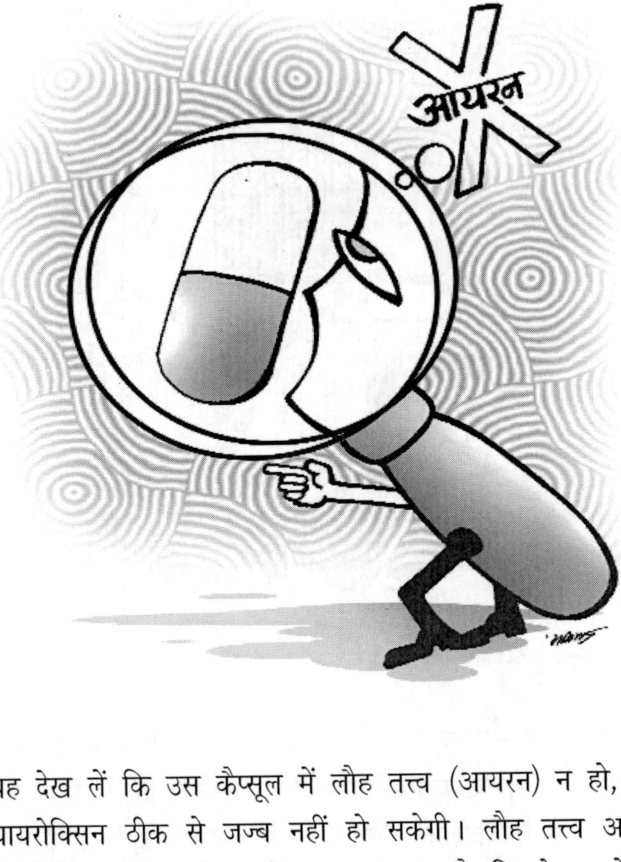


यह देख लें कि उस कैप्सूल में लौह तत्त्व (आयरन) न हो, वरना थायरोक्सिन ठीक से जज्ब नहीं हो सकेगी। लौह तत्त्व आंत में थायरोक्सिन के अवशोषण में अड़चन डालता है, जिससे थायरोक्सिन लेने पर भी शरीर में थायराइड हार्मोन की भरपाई नहीं हो पाएगी।

323

## कौन-कौन सी दवाएं कब्ज पैदा करती हैं?

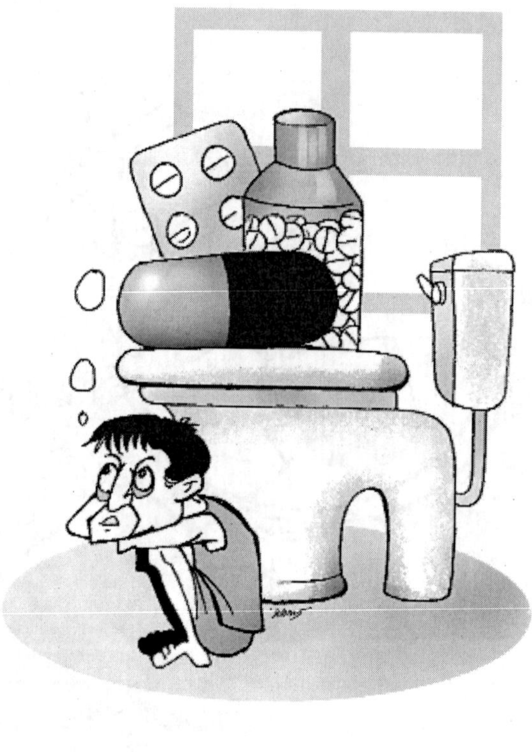

ऐसी बहुत सी दवाएं हैं जिन्हें लगातार लेने से कब्ज हो जाती है। ऐसिडिटी रोधक एलुमीनियम और कैल्सियम की ऐंटासिड गोलियां, कैल्सियम की गोलियां, एलर्जीरोधक ऐंटि-हिस्टामिन, मनोरोगों में दी जाने वाली फीनो-थायाजीन्स, सीडेटिव और ऐंटिडिप्रेसेन्ट दवाएं, पार्किनसन रोधी दवाएं, और डाइयुरेटिक दवाएं कब्ज पैदा कर सकती हैं।

324

## कुछ दवाएं मूत्र का रंग बदल देती हैं। क्या यह उनके गर्म होने का लक्षण है?

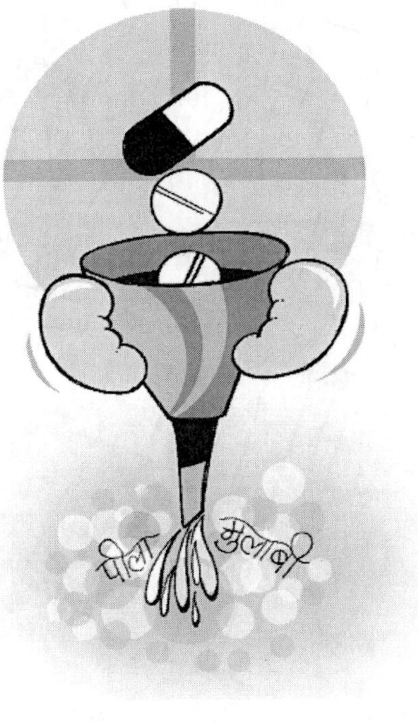


नहीं। अनेक दवाएं गुर्दों से छनकर मूत्र में खारिज होती हैं, इसी कारण उन्हें लेने से मूत्र का रंग गहरा हो जाता है। कुछ दवाएं मूत्र को भूरा या लाल भी बना देती हैं। मूत्रीय तंत्र के संक्रमण में दी जाने वाली नाइट्रोयूरेनटीयन दवा मूत्र को भूरा और तपेदिक-रोधी रिफेम्पिसिन मूत्र को लाल-गुलाबी बना देती है। विटामिन-बी कॉम्प्लेक्स लेने पर मूत्र पीला हो जाता है।

**325**

## क्या गोली के मुकाबले दवा टीके से दी जाए तो उसका अधिक लाभ होता है?

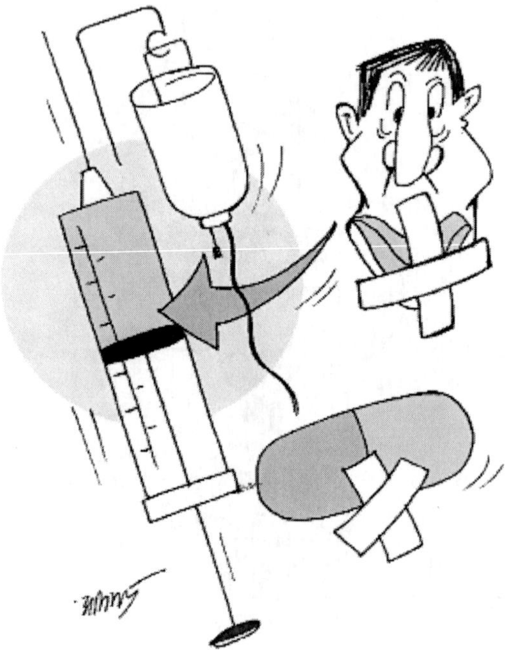

रोगी को उल्टियां लगी हों, खाने की नली में रुकावट हो, बेहोशी छायी हो, दवा तुरंत खून में पहुंचाना जरूरी हो या मुंह से लेने पर दवा जज्ब न होती हो तो टीका लगाना निश्चित ही उपयोगी सिद्ध होता है। पर सामान्य स्थिति में गोलियां, कैप्सूल, इन्हेलर, स्प्रे, मरहम दवा पहुंचाने का बेहतर माध्यम हैं। उनमें टीकों के मुकाबले जोखिम कम होता है।

326

## क्या कोई भी दवा लंबे समय तक लगातार लेने से हम उसके गुलाम बन जाते हैं?

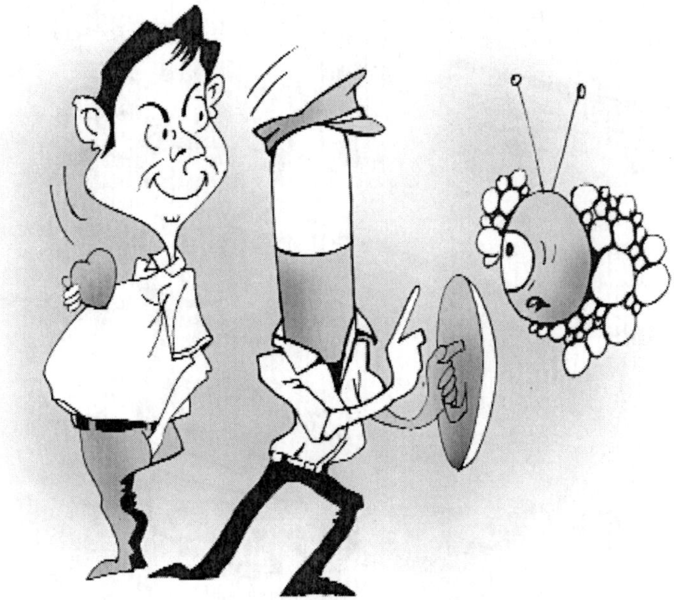

यह दवा पर निर्भर करता है। किसी भी क्रोनिक रोग—जैसे ब्लड प्रेशर, डायबिटीज, दमा, हार्ट फेलियर—में यह सोचकर दवा बीच में छोड़ देना बिल्कुल गलत है। सच यह है कि ऐसे में दवा लेकर ही रोग पर नियंत्रण पाया जा सकता है। दवा छोड़ देने पर रोग गंभीर होता जाता है और उसके दुष्परिणाम भुगतने पड़ सकते हैं।

**327**

## क्या पत्र-पत्रिकाओं, रेडियो-टेलीविजन और इंटरनेट पर विज्ञापित मोटापा दूर करने वाली दवाएं उपयोगी साबित होती हैं?

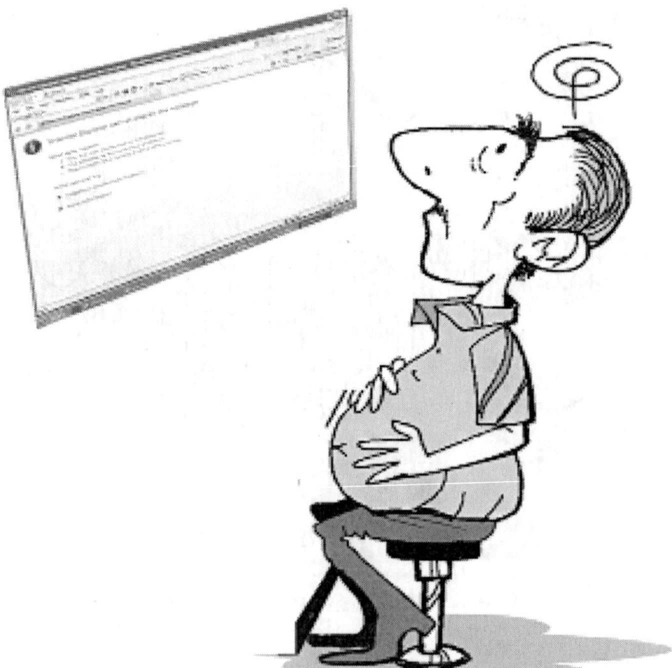

नहीं। इन दवाओं पर भरोसा करना ठीक नहीं। अगर ये सार्थक होतीं तो डाइट गुरु, जिम और योग की दुकान इतने जोर-शोर से न चलती, न ही मोटापे से मुक्ति पाना दुर्लभ होता।

328

## क्या आयुर्वेदिक दवाएं और जड़ी-बूटियां पूरी तरह सुरक्षित होती हैं?

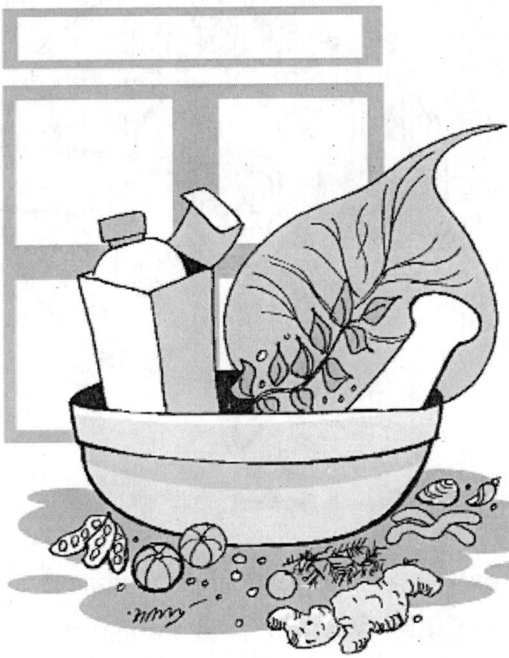

कोई भी औषधि शरीर पर कोई भी बुरा असर न दिखाए, यह संभव नहीं। आयुर्वेद में प्रयोग होने वाले रसायन, धातु, जड़ी-बूटियां भी किसी न किसी के लिए हानिकारक साबित हो सकती हैं। उनके बारे में यह तर्क कि ये प्राकृतिक रचनाएं हैं इसलिए हानिकारक नहीं हो सकतीं, उतना ही गलत है जितना कि भांग, गांजा, चरस, तंबाकू, कोकेन !

329

## क्या विटामिन-सी खाने से सर्दी-जुकाम जल्दी ठीक हो जाता है?

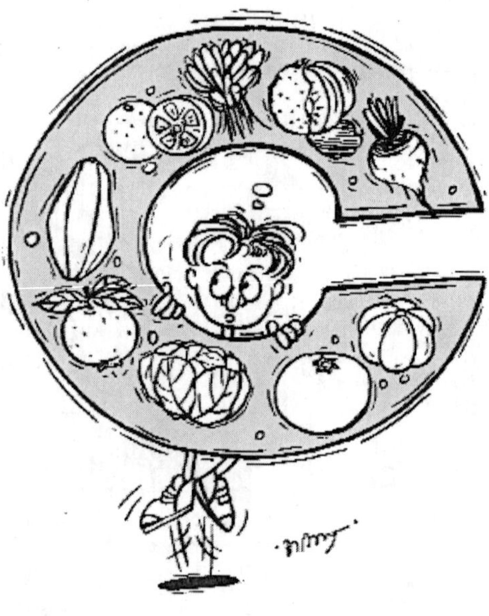

यद्यपि यह सोच कई दशकों से जीवित है, लेकिन वैज्ञानिक स्तर पर सर्दी-जुकाम में विटामिन-सी के किसी भी प्रकार से उपयोगी होने की पुष्टि नहीं हो पाई है। अतः विटामिन-सी की महंगी गोलियों पर पैसे बर्बाद करने में कत्तई समझदारी नहीं है। किन्तु चाहें तो आंवला, नीबू, संतरा, मौसमी, अमरुद, पपीता, चुकंदर, पत्तागोभी, बथुआ और टमाटर सरीखे विटामिन-सी के धनी प्राकृतिक स्रोतों को अधिक मात्रा में ले सकते हैं। उनमें विटामिन-सी के साथ-साथ शरीर की इम्यून प्रणाली में नई जान फूंकने की ताकत है।

330

## कोलेस्टेरॉल घटाने वाली स्टेटिन दवा कब शुरू की जानी चाहिए?

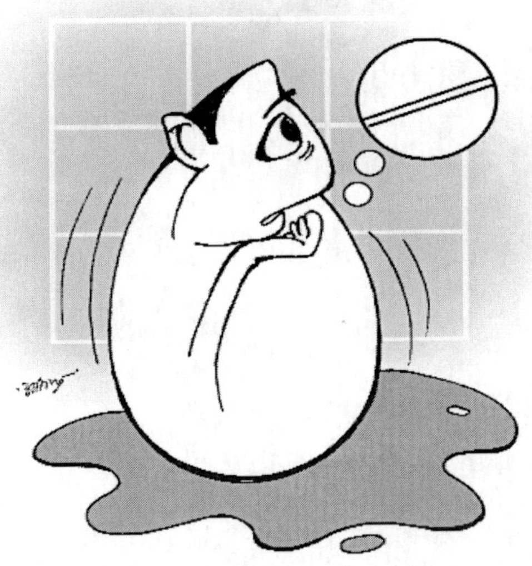

जब नियमित व्यायाम, स्वस्थ खानपान और जंक फुड को तिलांजलि देने के बावजूद एलडीएल कोलेस्टेरॉल की मात्रा 190 मिलीग्राम प्रति डेसीलीटर से अधिक रहे तो डॉक्टरी सलाह से स्टेटिन दवा शुरू की जा सकती है। उसे नियमित लेने से कोलेस्टेरॉल कम किया जा सकता है। पर यह दवा डॉक्टर की निगरानी में ही ली जानी चाहिए। किसी-किसी व्यक्ति को यह दवा माफिक नहीं आती।

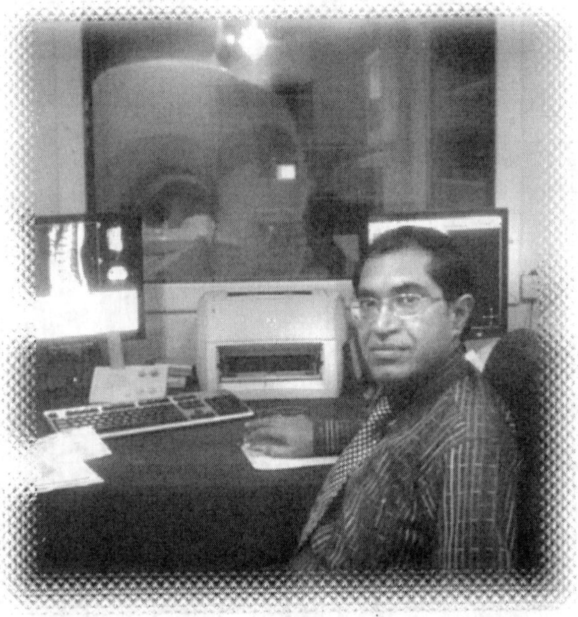

बीसवां खंड

# जांच-परीक्षणों की दुनिया

**331**

## मूत्र की यूरिन कल्चर जांच के लिए नमूना लेते समय क्या-क्या सावधानियां बरतनी होती हैं?

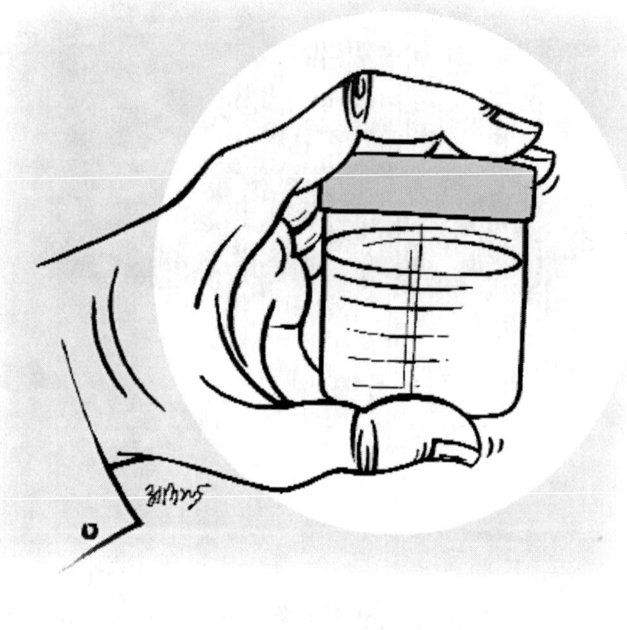

जांच से पहले मूत्र मार्ग के बाह्य हिस्से को साबुन और पानी से धो लें। नमूना लेबोरेटरी से मिली बंद रोगाणु-रहित साफ बोतल में ही लें। शुरू का मूत्र त्याग दें, उसे लेने से नमूना दूषित हो सकता है। जब मूत्र की धार ठीक से बंध जाए तभी उसे बोतल में लें। बोतल पर ढक्कन कसकर उसे तुरंत जांच लैब में भेज दे।

332

## एक्स-रे कराते समय क्या सावधानियां बरतनी चाहिए?

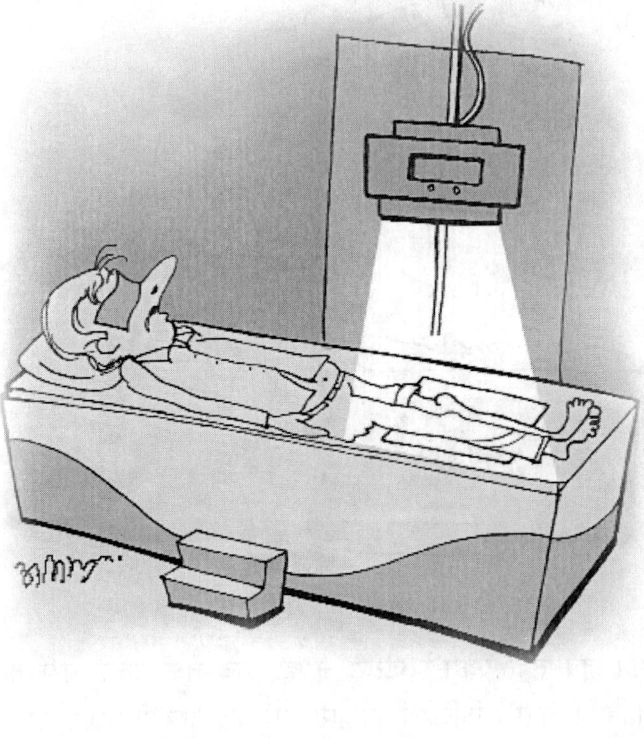

जब एक्स-रे लिया जाए, बिलकुल हिलें-डुलें नहीं। सांस रोकने के लिए कहा जाए, तो सांस पूरी तरह रोककर रखें। पेट या रीढ़ की एक्स-रे जांच के लिए जाना हो तो पहले से डॉक्टर के निर्देश से दवा लें और जांच के लिए खाली पेट जाएं।

333

## क्या बार-बार एक्स-रे कराने में कोई हर्ज है?

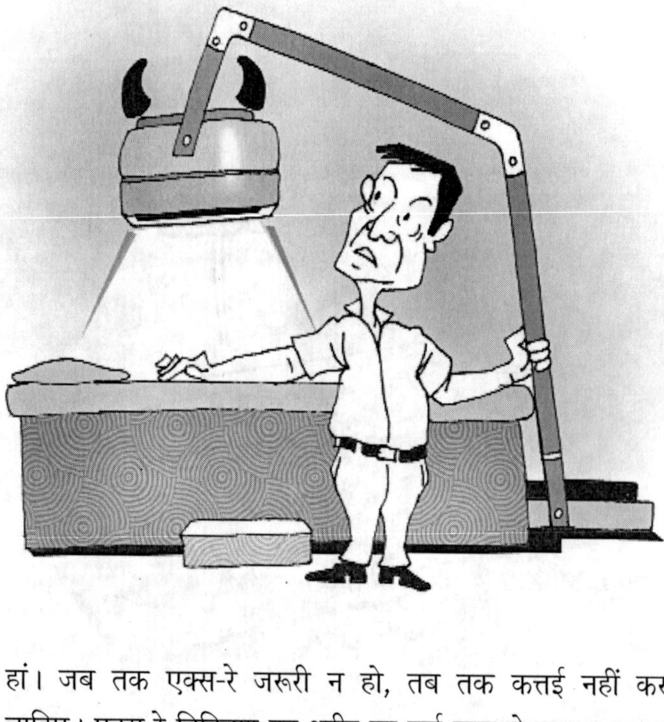

हां। जब तक एक्स-रे जरूरी न हो, तब तक कत्तई नहीं कराना चाहिए। एक्स-रे विकिरण का शरीर पर कई तरह से बुरा असर पड़ता है। कई प्रकार के कैंसर, ल्यूकीमिया और लिम्फोमा होने का जोखिम बढ़ता है। जननांगों की कोशिकाओं में विकृतियाँ आ सकती हैं, जिस से भावी संतान में जेनेटिक विकार पैदा हो सकते हैं, और व्यक्ति की संतानोत्पत्ति ताकत भी कमजोर हो सकती है।

334

## पेट के अल्ट्रासाउंड के लिए जाते समय क्या तैयारी करनी चाहिए?

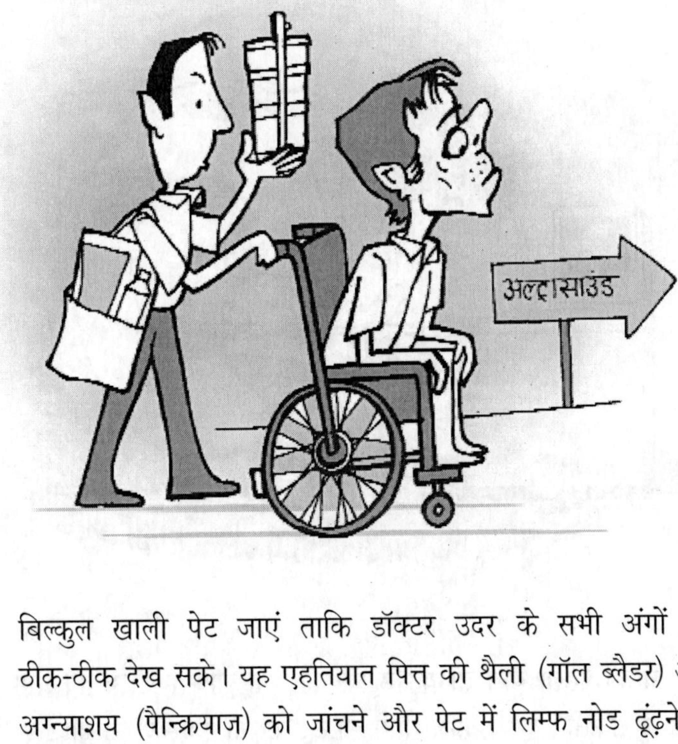


बिल्कुल खाली पेट जाएं ताकि डॉक्टर उदर के सभी अंगों को ठीक-ठीक देख सके। यह एहतियात पित्त की थैली (गॉल ब्लैडर) और अग्न्याशय (पैन्क्रियाज) को जांचने और पेट में लिम्फ नोड ढूंढ़ने के लिए खास तौर पर जरूरी है। जांच के लिए जाते समय इलाज से संबंधित सभी कागज अपने साथ जरूर लेकर जाएं। इससे डॉक्टर को जांच के समय न सिर्फ दिशा मिलती है, बल्कि सही नतीजे पर पहुंचने में भी मदद मिलती है।

**335**

## क्या सिर से पांव तक का सीटी स्कैन करवाने से शरीर में छुपे किसी भी रोग का पता लग सकता है?

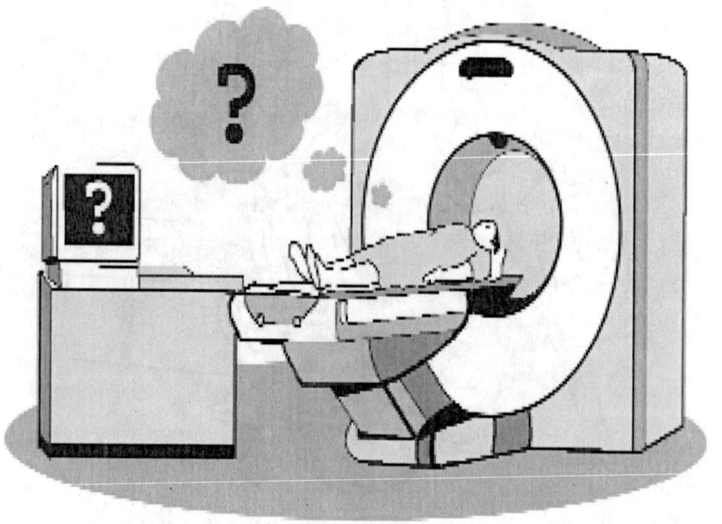

नहीं। पहली बात तो यह है कि कोई भी जांच हर रोग की थाह नहीं ले सकती। दूसरा, होल बॉडी सी.टी. कराना स्वास्थ्य की दृष्टि से ठीक नहीं। जितने बड़े हिस्से का सी.टी. किया जाए, शरीर को उतनी ही अधिक रेडिएशन वहन करनी पड़ती है। रेडिएशन का कोशिकाओं पर बुरा असर पड़ता है और इससे भविष्य में कैंसर पैदा हो सकता है।

336

## क्या गर्भावस्था में सीटी स्कैन कराना उचित है?

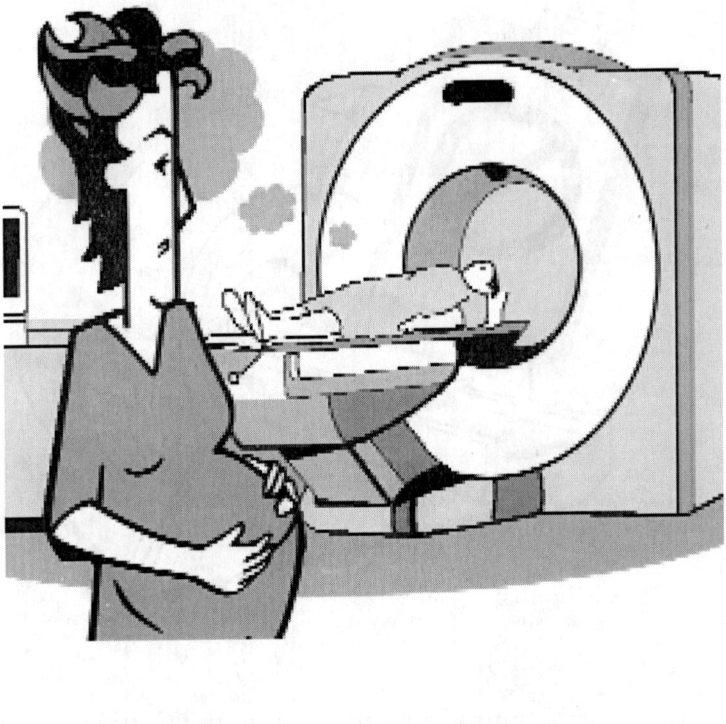

नहीं। गर्भवती स्त्री के लिए किसी भी प्रकार का एक्स-रे या सी.टी. स्कैन कराना वाजिब नहीं। यह पाबंदी पहले तीन महीने के लिए खास तौर से लागू होती है। ऐसे समय में एक्स-रे या सी.टी. स्कैन कराने से गर्भ में जन्मजात विकृतियाँ आ सकती हैं।

337

## एमआरआई जांच कराना किन-किन स्थितियों में मुनासिब नहीं होता?

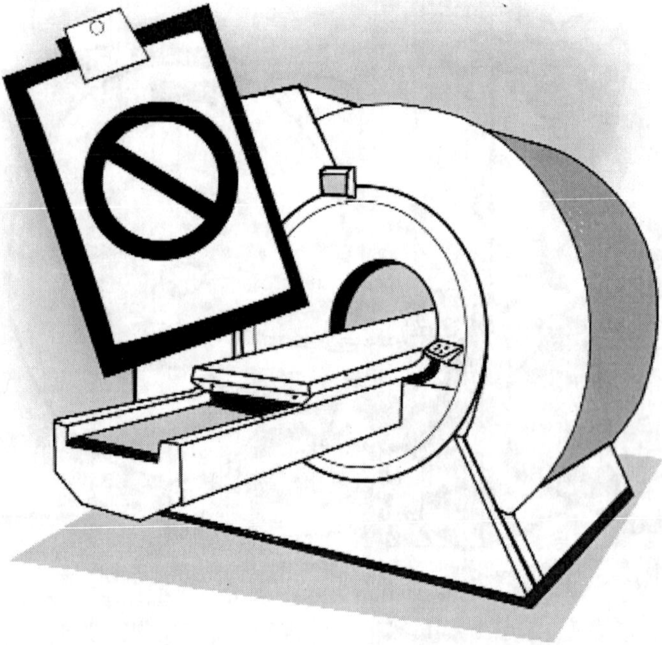

अगर शरीर के भीतर कोई भी धातु से बनी चीज जैसे मेटेलिक क्लिप, मेटेलिक स्क्रू, या मेटेलिक रॉड लगी है, स्टेंट, पेसमेकर या इम्प्लांटेबल डिफिब्रिलेटर लगा हुआ है, या कॉकलियर इम्प्लांट लगा है तो इसकी सूचना डॉक्टर को देनी अति अनिवार्य है। ऐसे में एमआरआई कराने से गंभीर समस्या उत्पन्न हो सकती है।

338

## क्या गर्भावस्था में एमआरआई करवाया जा सकता है?

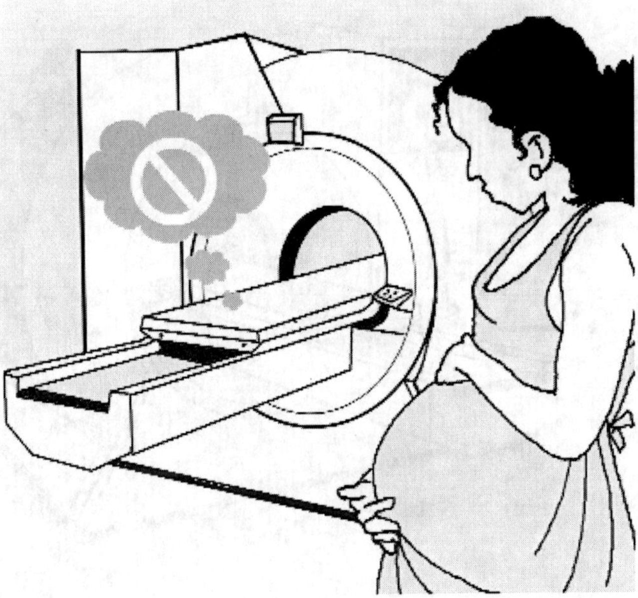

एमआरआई के उच्च चुंबकीय प्रभाव का गर्भ पर बुरे असर होने के अब तक कोई साक्ष्य नहीं मिले हैं। लेकिन वर्तमान वैज्ञानिक राय यह है कि बिल्कुल जरूरी होने पर ही किसी गर्भवती स्त्री का एमआरआई होना चाहिए।

339

## क्या बच्चे को अपना दूध दे रही मां के लिए एमआरआई करवाना सुरक्षित है?

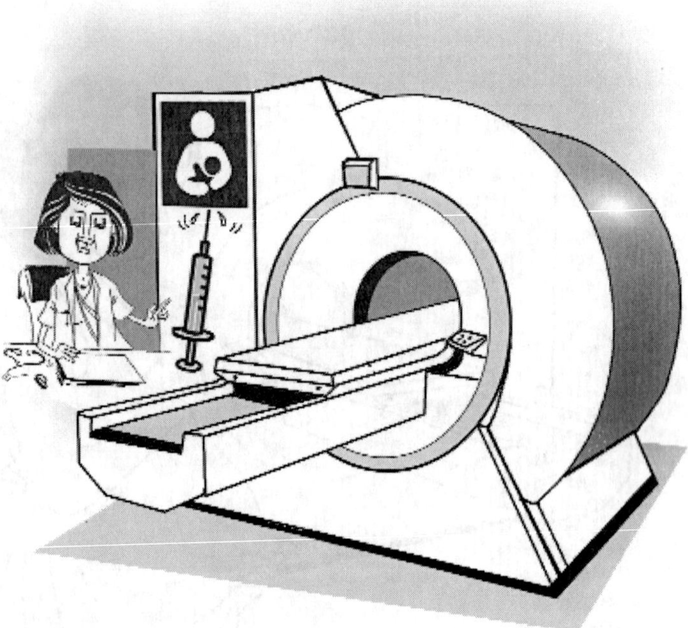

हां, पर उसे एक सावधानी बरतनी होगी। जांच के समय अगर एमआर कांट्रास्ट का टीका लगना है तो बेहतर होगा कि जांच से ठीक पहले वह छातियों से दूध निकाल ले और जांच के अगले 24 घंटों तक अपना दूध बच्चे को न पिलाये। 24 घंटों के बाद दवा दूध में आनी बंद हो जाती है। तब मां बच्चे को फिर से अपना दूध दे सकती है।

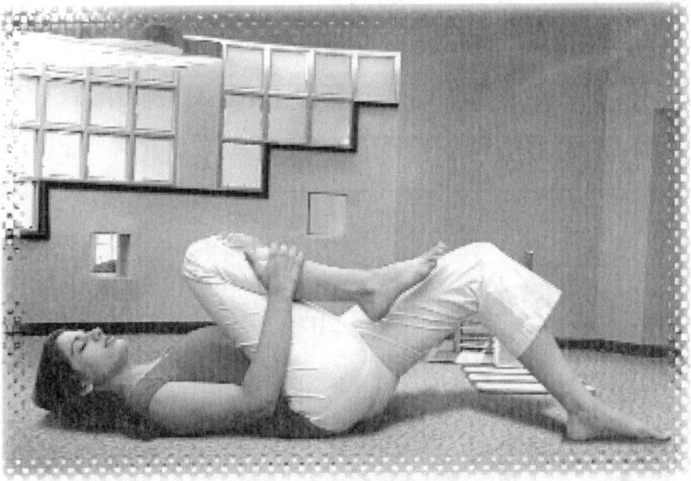

इक्कीसवां खंड

# फिटनेस क्लब

**340**

## व्यायाम शुरू करने पर पहले-पहले पेशियों में खिंचाव अनुभव हो तो क्या करना चाहिए?

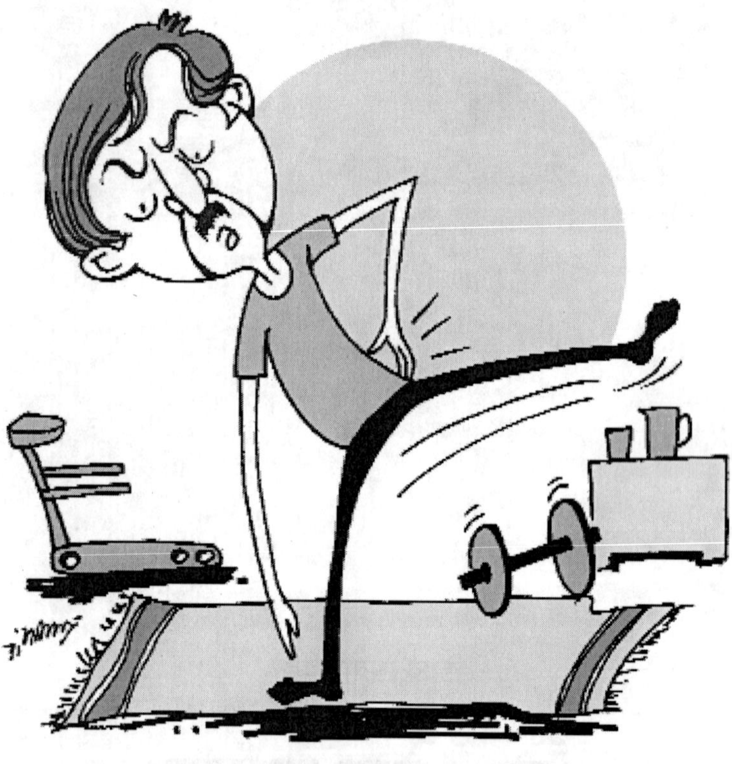

पहले दो-तीन दिन पेशियों में खिंचाव महसूस होना आम बात है। लेकिन अगर दर्द होने लगे तो अपनी काया से जोर-जबरदस्ती करना ठीक नहीं। जब तक दर्द दूर न हो जाए, व्यायाम की छुट्टी रखें।

341

## क्या ऐसे इलाकों में जौगिंग करना सुरक्षित है जहां हवा में प्रदूषण हो?

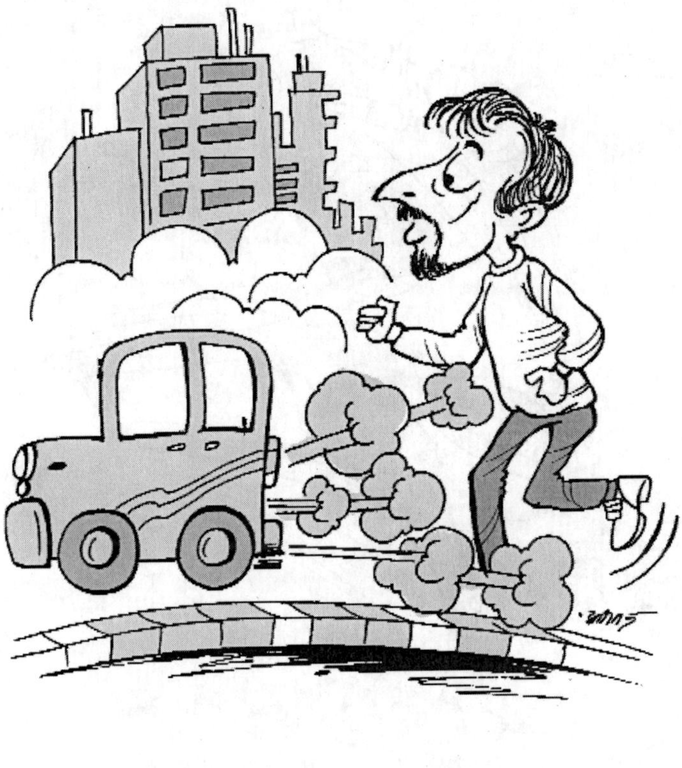

नहीं उच्च प्रदूषण वाले क्षेत्र जैसे सड़क के किनारे-किनारे दौड़ लगाना स्वास्थ्य की दृष्टि से कतई गलत है। बेहतर है कि अपने पास कोई ऐसा पार्क ढूढ़ लें जहां से अधिक यातायात वाहन नहीं गुजरते हों। यह सुविधा न हो तो घर पर रहकर व्यायाम करना ही बेहतर है।

342

## नियमित व्यायाम करने से कौन-कौन से रोग से बचा जा सकता है?

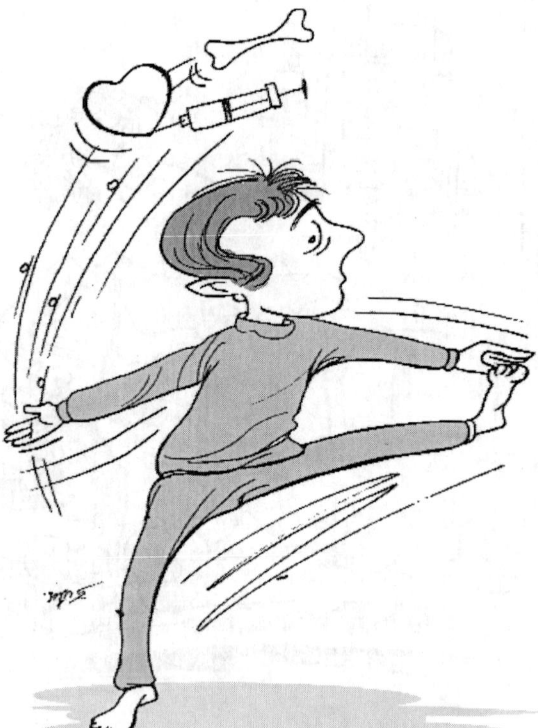

हृदय रोग, हाई ब्लड प्रेशर, डायबिटीज, मोटापा, ओस्टीयोआर्थराइटिस, ओस्टीयोपोरोसिस और डिप्रेशन से बचने और इन रोगों पर नियंत्रण पाने में नियमित व्यायाम बहुपयोगी साबित होता है।

343

## क्या दिन में थोड़ी देर के लिए सोना सेहत के लिए नुकसानदेह है?

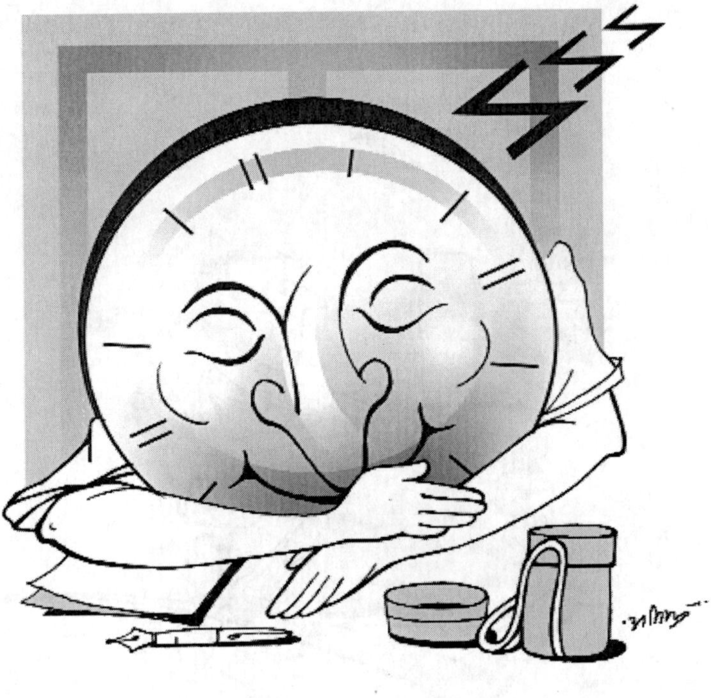

नहीं। सच तो यह है कि दोपहर के भोजन के बाद 15 मिनट झपकी ले लेने से शरीर और मन-मस्तिष्क तरोताजा और चुस्त-दुरुस्त हो जाते हैं। परंतु दिन में बहुत देर तक सोना इसलिए ठीक नहीं रहता चूंकि इससे शरीर की जैव-घड़ी बिगड़ सकती है और रात की नींद में भी खलल आ सकती है।

344

## कमरे में कम्प्यूटर का स्थान निर्धारित करते हुए किन बातों का ध्यान रखना जरूरी है?

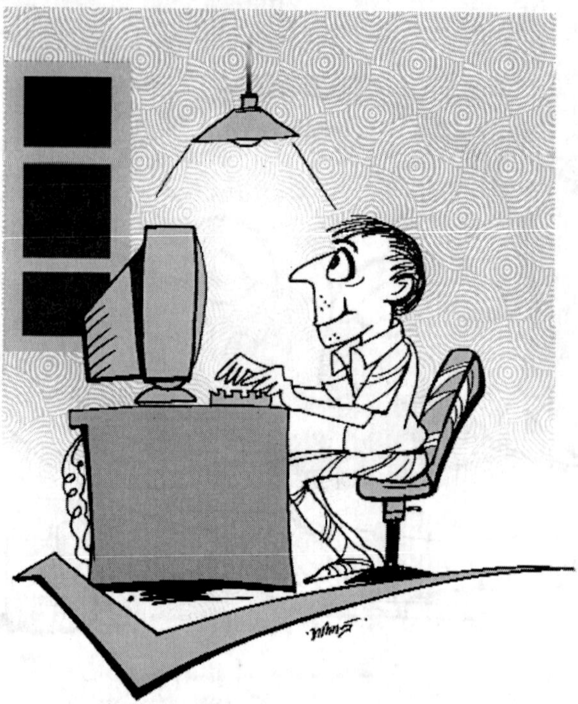

कम्प्यूटर ऐसे स्थान पर रखें कि मॉनीटर स्क्रीन पर खिड़की या किसी ट्यूब लाइट से आ रही रोशनी की चमक न पड़े। न ही स्क्रीन पर कोई प्रतिछाया दिखाई दे। अगर आंखों पर चमक पड़ती है तो आंखें अनावश्यक ही तनाव में घिर जाती हैं और सरदर्द होने लग सकता है।

345

## कम्प्यूटर पर काम करने के लिए मेज-कुर्सी किस प्रकार की होनी चाहिए?

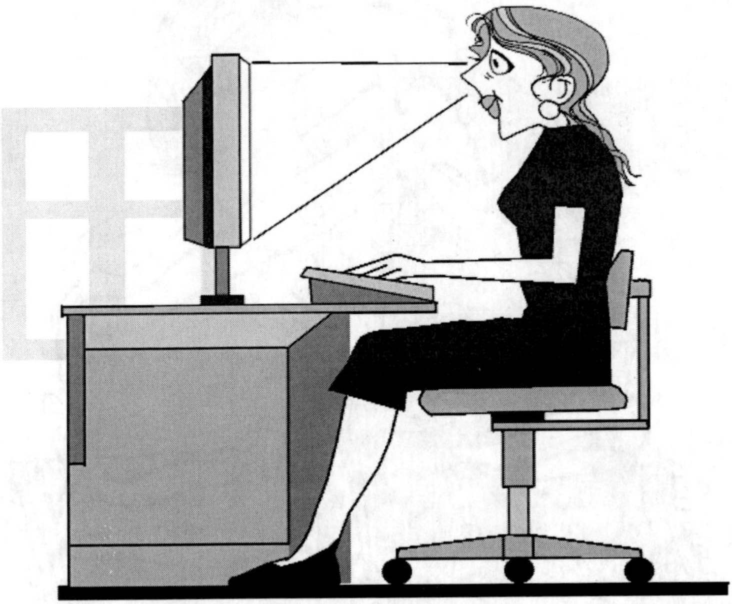

मेज पर रखे मॉनीटर की ऊंचाई, जिस कुर्सी पर बैठें उसकी ऊंचाई तथा की-बोर्ड और माउस का स्थान ऐसा हो कि आप आराम से बैठकर घंटों काम कर सकें और जरा भी कोई परेशानी न हो। पीठ सीधी और दोनों पैर जमीन से सटे हों। आंखें कम्प्यूटर स्क्रीन के सीध में या उसके ऊपरी छोर से थोड़ा-सी नीचे हों।

346

## क्या पेट घटाने का कोई जादुई मंत्र है?

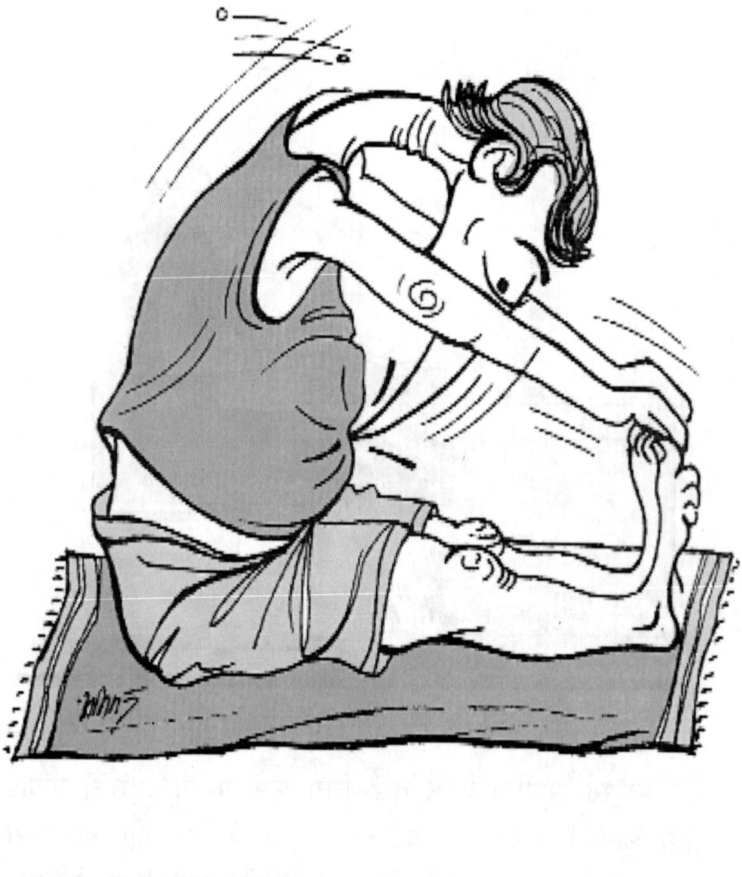

नहीं। ऐसा कोई व्यायाम नहीं जो शरीर के किसी एक खास हिस्से से चर्बी को मिटा सके। लेकिन यह लाभ अवश्य मिलता है कि पेट की पेशियां चुस्त-दुरुस्त होने से दैहिक छवि बेहतर दिखने लगती है।

347

## ट्रांस-कोंटिनेंटल हवाई उड़ान भरने से पहले नींद में एडजस्टमेंट करने के लिए क्या किया जा सकता है?

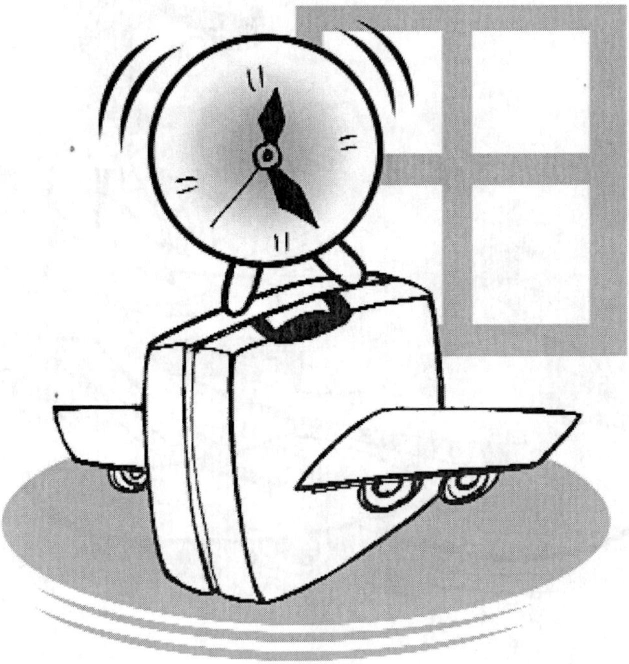

पश्चिमी दिशा में कूच कर रहे हैं तो कुछ दिन पहले से ही सोने का समय एक-एक घंटा कर आगे बढ़ाते जाएं और देर से सोना शुरू कर दें, जबकि पूरब में जाना है तो अपने निर्धारित समय से पहले...यानी जल्दी सोना शुरू कर दें। इससे गंतव्य स्थान की घड़ी से जैविक घड़ी मिलाने में आसानी होगी।

348

## लंबी हवाई उड़ान के बाद होने वाले जेट लैग से बचने के लिए क्या करना चाहिए?

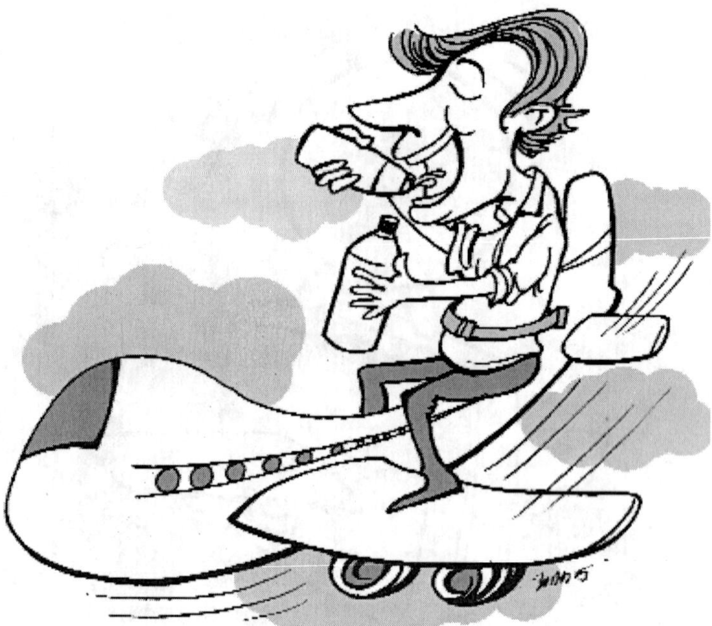

लाइट में खूब पेय पदार्थ पीएं लेकिन मदिरा से दूरी रखें। हल्का भोजन खाएं। अधिक वसीय और तले हुए व्यंजनों और अधिक नमकीन चीजों से परहेज बरतें। उड़ान के दौरान जब-जब अवसर मिले, चहलकदमी कर लें जिससे रक्त-संचार चुस्त-दुरुस्त बना रहे। गंतव्य पर पंहुचने के बाद दिन में सोने से बचें और जल्द से जल्द खुद को स्थानीय घड़ी के अनुसार ढाल लें।

349

## क्या मैग्नेटिक बैल्ट, वाइब्रेटर और स्टीम स्नान से वजन घटाया जा सकता है?

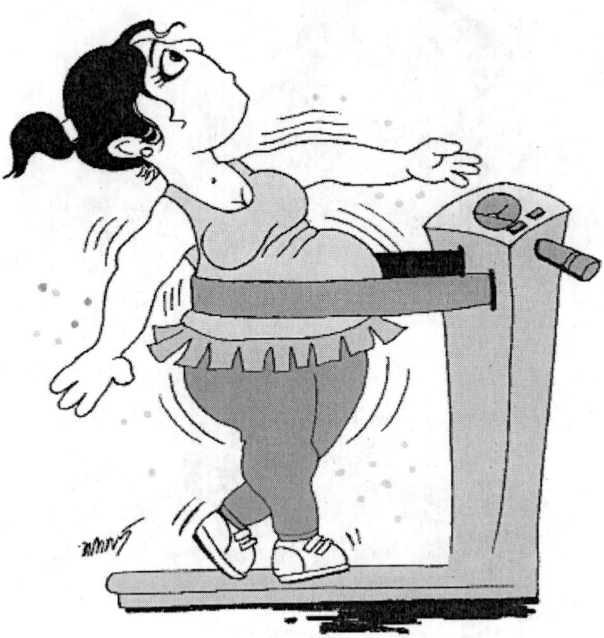

नहीं। यदि वजन घटाना इतना आसान होता तो मोटापे की समस्या कभी इतनी गंभीर न बनती। सुआना या स्टीम स्नान के तुरंत बाद शरीर में जल की मात्रा घटने से वजन में थोड़ी कमी जरूर दिख सकती है, लेकिन यह लाभ थोड़े समय का ही होता है। पानी पीने और शरीर में जल का स्तर सामान्य होते ही वजन फिर से पहले जितना हो जाता है।

350

## अधिकांश वजन घटाने वाले प्रोग्राम शुरू में क्यों सफल होते नजर आते हैं?

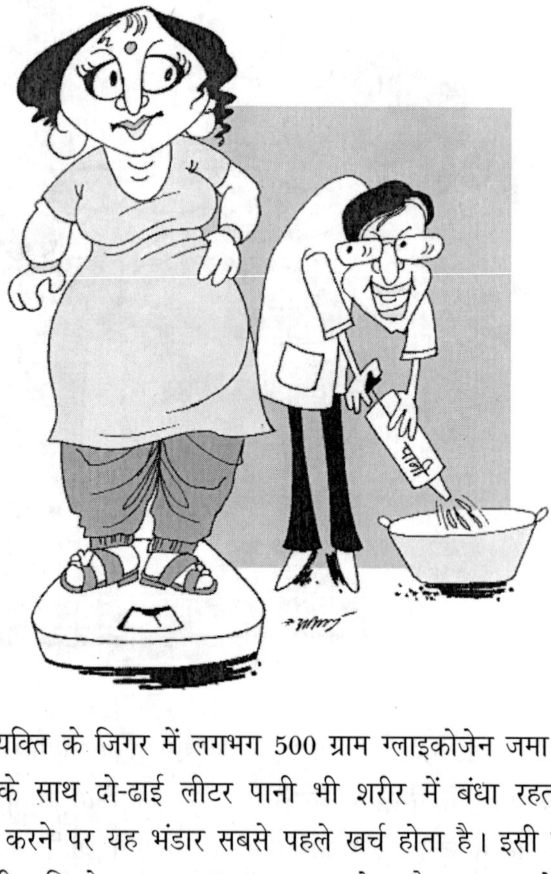

स्वस्थ व्यक्ति के जिगर में लगभग 500 ग्राम ग्लाइकोजेन जमा रहता है। उसके साथ दो-ढाई लीटर पानी भी शरीर में बंधा रहता है। डाइटिंग करने पर यह भंडार सबसे पहले खर्च होता है। इसी कारण पहला तीन किलो वजन घटाना आसान होता है। पर उसके बाद रास्ता कठिन होता जाता है। ग्लाइकोजेन के भंडार के लौटने पर वजन बढ़ते भी देर नहीं लगती।

351

## गर्मियों के दिनों में शरीर क्यों थका-थका और मन क्यों झुंझला उठता है?

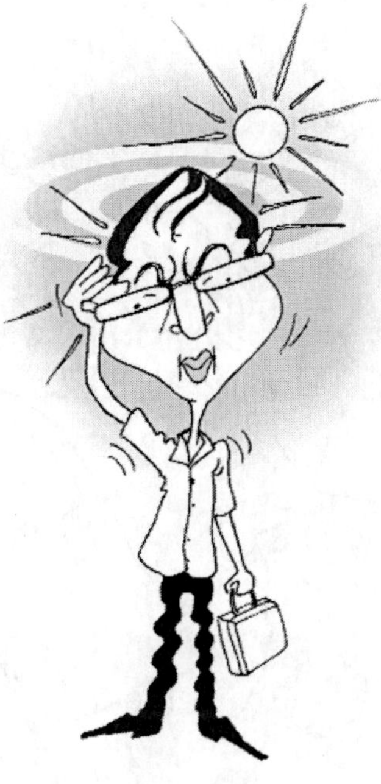

यह हीट इग्जॉस्चन का लक्षण है। गर्मियों में जोरों के पसीना आता है। इससे शरीर तेज गर्मी में भी खुद को ठंडा रख पाता है। मगर इस चक्कर में उसके भीतर जल और लवणों का भंडार खाली हो जाता है। इसी से थकान छा जाती है, जी कच्चा होता है, उबकाई आ सकती है, पांव लड़खड़ा सकते हैं। सिरदर्द, झुंझलाहट, गुस्सा और घुमेरी सिर पर हावी हो सकते हैं। रक्तचाप घट सकता है। नब्ज तेज चलने लगती है। शरीर पीला पड़ जाता है।

352

## क्या गर्मी सभी को बराबर परेशान करती है?

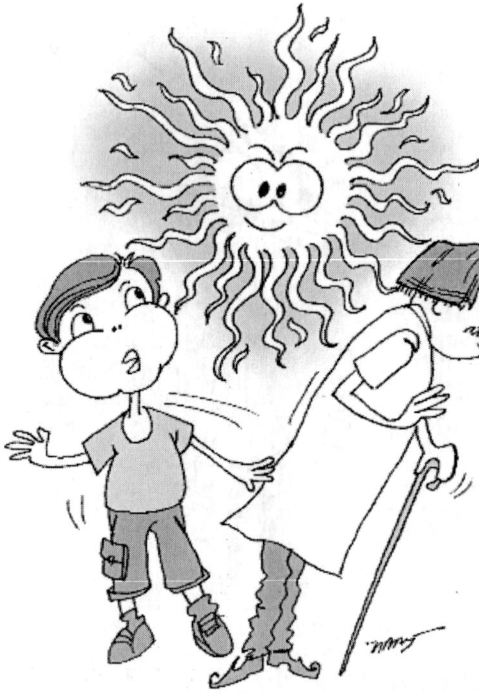

नहीं। बच्चे और वृद्ध हीट इग्जॉस्चन के चक्कर में जल्दी फंसते हैं, चूंकि उनकी ताप नियंत्रण प्रणाली कमजोर होती है। उल्टी-दस्त होने पर भी गर्मी लगने का जोखिम बढ़ जाता है। मोटापा, डायबिटीज, हार्ट फेलियर, हाइपर-थाइराइडिज्म होने पर भी गर्मी जल्दी घेर लेती है। मदिरा की लत होने पर भी गर्मी लगने का खतरा बढ़ जाता है।

353

## ग्रीष्म ऋतु में खुद को तरोताजा और स्वस्थ-स्फूर्त रखने के लिए क्या-क्या उपाय करने चाहिए?

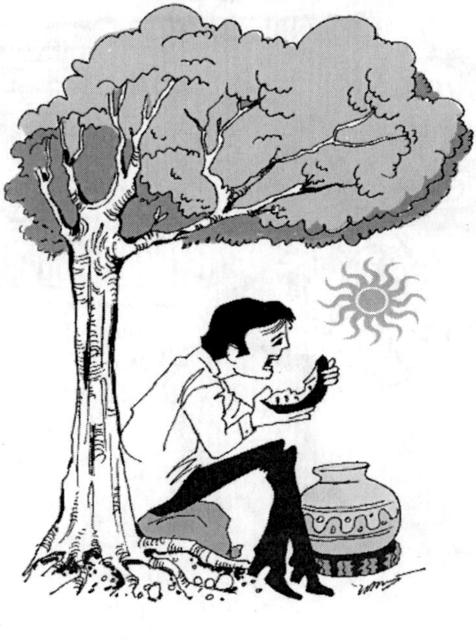

अधिक से अधिक समय ठंडी छायादार जगह में बिताएं। खूब मात्रा में पानी और दूसरे पेय जल ग्रहण करें। जल और लवणों की भरपाई के लिए शिकंजी, अमरस, नमकीन लस्सी, रसीले फल जैसे तरबूज, खरबूज और लीची, ककड़ी, खीरा, टमाटर और प्याज और पुदीने की चटनी जैसी चीजें लें। ढीले आरामदायक सूती वस्त्र पहनें जो पसीने को सोख सकें। बाहर जाते समय सिर पर टोपी लगाएं।

354

## क्या गर्मियों में एयर-कंडीशनर की ठंडी हवा में रहने से शरीर को कोई नुकसान पहुंचता है?

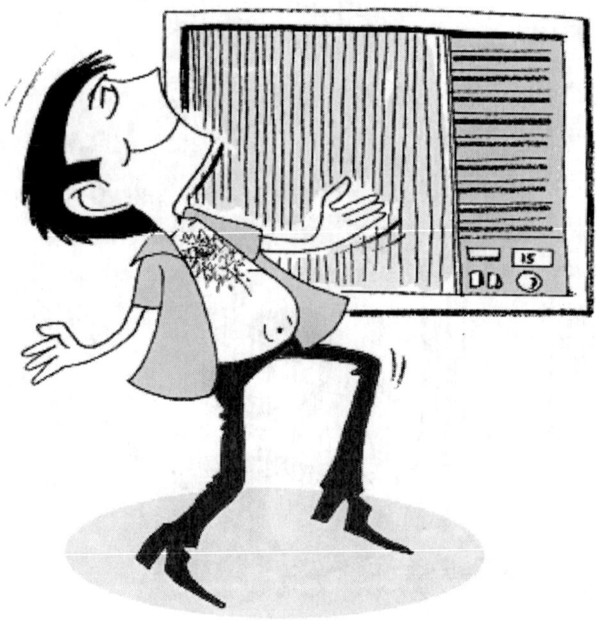


कत्तई नहीं। उल्टा इससे तो शरीर तेज गर्मी के दिनों में भी खुद को आसानी से तरोताजा और स्वस्थ-स्फूर्त रखने में सफल रहता है। पसीना कम आने से शरीर का जल और लवणों का भंडार भी सुरक्षित रहता है जिससे हीट इग्जॉस्चन और हीट स्ट्रोक जैसी गंभीर स्थितियों से साफ बचाव हो जाता है। सुविधा होने पर एयर-कंडीशनर के प्रयोग से बचने में कोई समझदारी नहीं।

355

## नींद पूरी न होने का स्वास्थ्य पर क्या असर पड़ता है?

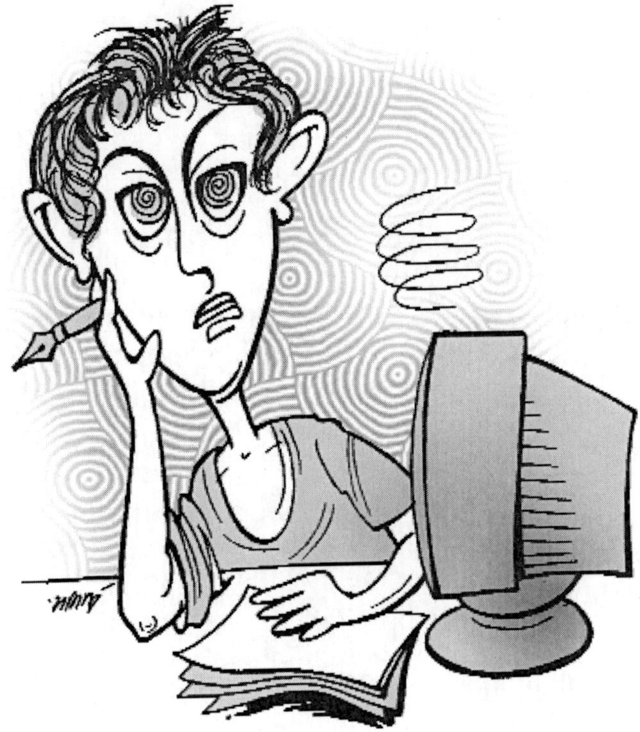

मानसिक सतर्कता घट जाती है, काम करने में समय लगता है, गलतियां होने का अंदेशा बढ़ जाता है, याददाश्त पर बुरा असर पड़ता है, स्वभाव में चिड़चिड़ापन आ जाता है, अधिक भूख लगती है और बार-बार खाने का मन करता है।

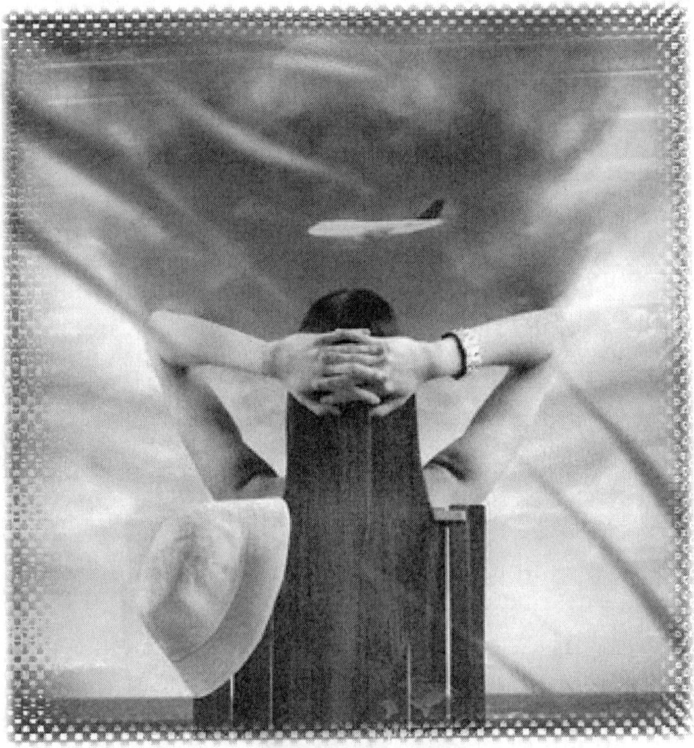

बाइसवां खंड

# सुहाना सफर और छुट्टियों के दिन

356

## सफर करते हुए जी मिचलाने की समस्या हो तो मतली-कै से बचने के लिए कौन सी दवा ली जा सकती है?

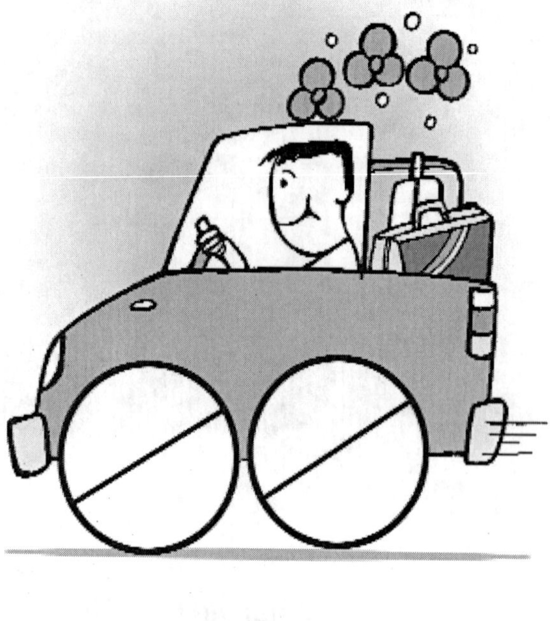

प्रोमेथाजिन दवा सबसे बढ़िया रहती है। यह बाजार में एवोमिन के नाम से उपलब्ध है। इसे सफर शुरू करने से कम से कम 40 मिनट पहले लें। दवा का असर 4-6 घंटों तक रहता है। सफर लंबा हो तो 4-5 घंटे बाद दुबारा गोली ले लें। पर ध्यान रखें कि दवा लेने से सुस्ती छा जाती है, अतः कोई ऐसा कार्य न करें जिसमें मानसिक सतर्कता की जरूरत पड़े।

357

## सफर में मितली-कै से बचने के लिए ऐवोमिन कब लेनी चाहिए?

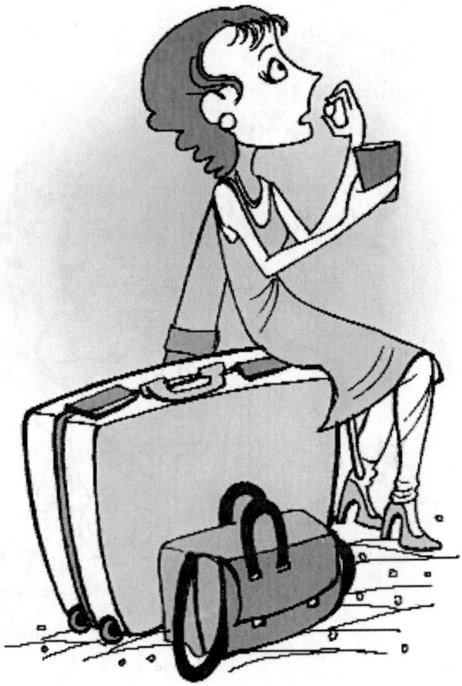

सफर पर निकलने से 45 मिनट पहले ऐवोमिन ले लेने पर सफर शुरू होने तक दवा का असर शुरू हो जाता है। इससे सफर में बेचैनी नहीं होती और सफर आराम से बीत जाता है। यह सद्प्रभाव चार से छह घंटों तक रहता है। सफर लंबा हो तो चार घंटे बीतने पर ऐवोमिन की दूसरी गोली ले लेना बेहतर रहता है।

## सफर में पेट ठीक रखने की खातिर खास किन-किन चीजों से परहेज बरतना चाहिए?

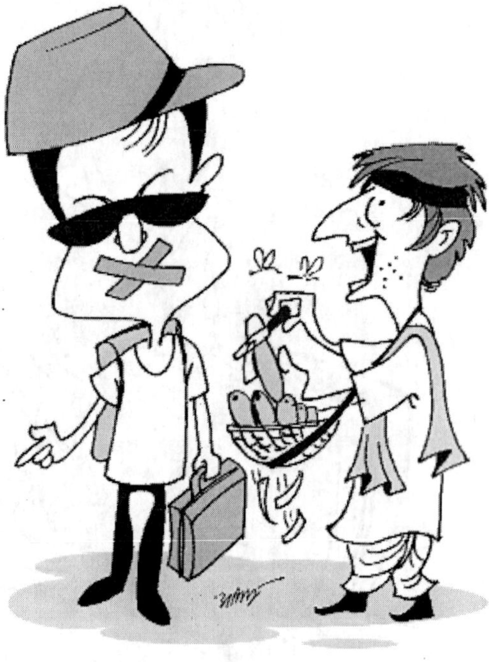

कटे हुए फल, सलाद, दुग्ध उत्पाद, क्रीम, दही, आलू, सी-फूड, अंडे से बनी चीजें, चिकन, हैम स्प्रैड और कोल्ड स्लाइस्ड, मीट से परहेज करने में ही अच्छाई है। इनके संक्रमित होने का अधिक खतरा होता है। रास्ते में जिस रेस्तरां पर रुकें, यह जरूर देख लें कि खाना ताजा बन रहा हो और उसपर मक्खियां न भिनक रही हों।

359

## उनिंदापन की स्थिति में गाड़ी चलाना ठीक है क्या?

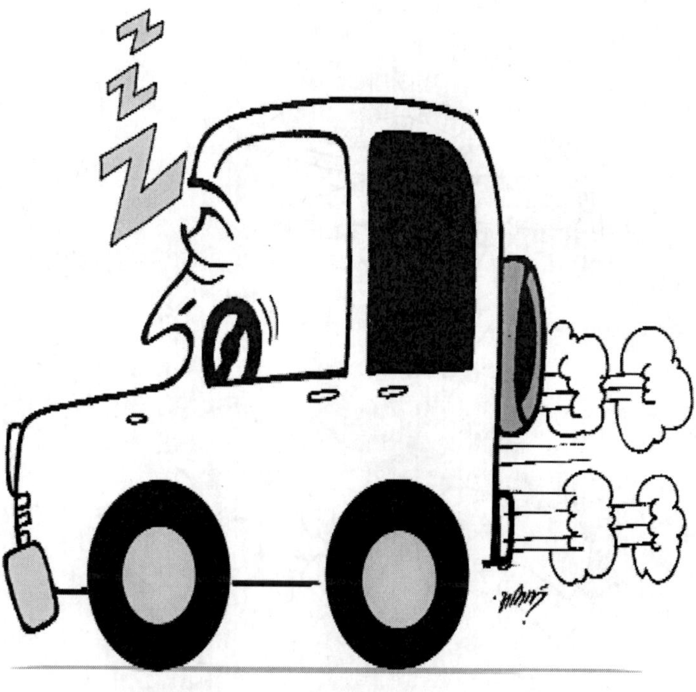

कत्तई नहीं। अगर आंखों में नींद छायी है तो भूलकर भी ड्राइविंग न करें। ऐसे में मस्तिष्क चौकस नहीं रह पाता और रिएक्शन टाइम भी बढ़ जाता है। नतीजतन दुर्घटना होने का जोखिम कई गुना बढ़ जाता है। बहुत थके हुए हों या नींद सवार हो तो कहीं रुककर विश्राम कर लें और बेहतर अनुभव करने पर ही गाड़ी का स्टेयरिंग पकड़ें।

360

## किन-किन स्थितियों में हवाई उड़ान से परहेज बरतना चाहिए?

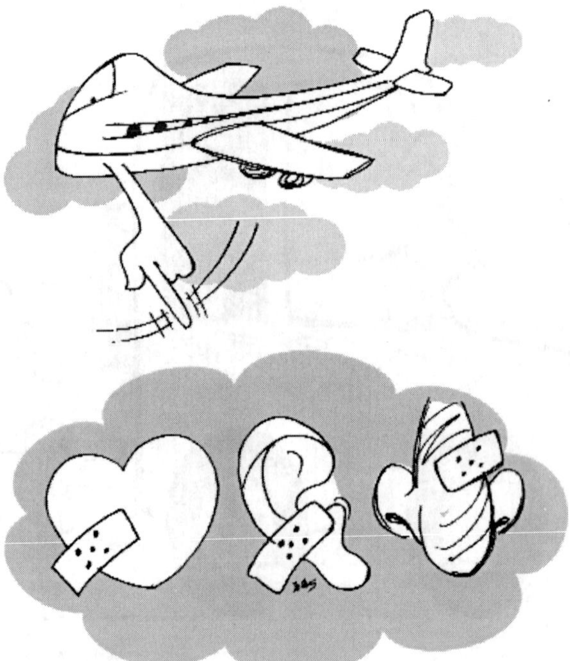

हाल में दिल का दौरा पड़ा हो, गंभीर श्वास रोग हो, कान के भीतरी भाग में कोई संक्रमण हो, साइनोसायटिस हो, या 35 हफ्ते से अधिक का गर्भ पेट में हो तो हवाई यात्रा करना सुरक्षित नहीं गिना जाता। ऐसे में अधिकतर एयरलाइन कंपनियां भी लाइट पर लेने से हिचकिचाती हैं।

361

## हिल स्टेशन पर पहुंचते ही सिरदर्द करे, थकान लगे, दम फूलता लगे, तो क्या करना चाहिए?

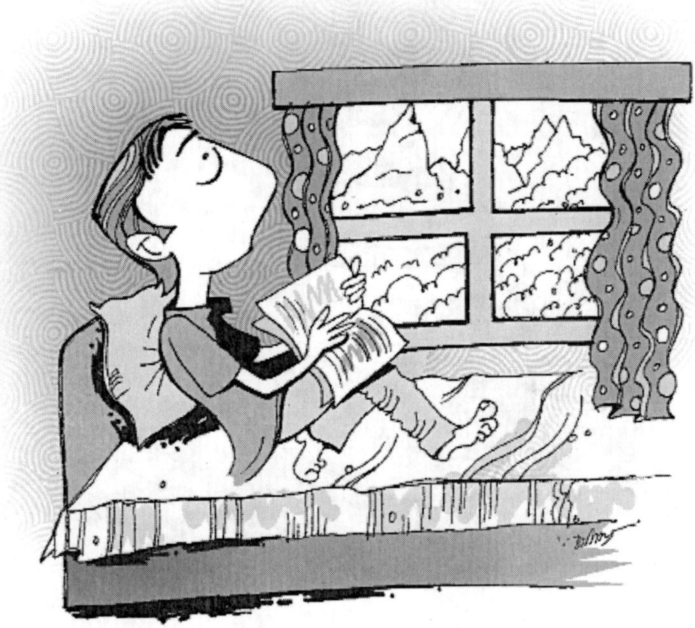

आराम करें। शरीर को नई परिस्थितियों के मुताबिक ढलने के लिए 2-3 दिन का समय दें। अगर हिल स्टेशन 8,000 फुट से अधिक ऊंचाई पर है तो हवा में ऑक्सीजन की मात्रा घटने से ये लक्षण पैदा हो सकते हैं। ऐसे में इन लक्षणों को नजरअंदाज न करें। यह न सोचें कि चलने-फिरने, चढ़ाई चढ़ने से स्थिति बेहतर हो जाएगी। हट्टा-कट्टा शरीर भी माउंटेन सिकनेस की बलि चढ़ सकता है।

362

## क्या दिल का रोग होने पर छुट्टियां बिताने के लिए हिल स्टेशन जा सकते हैं?

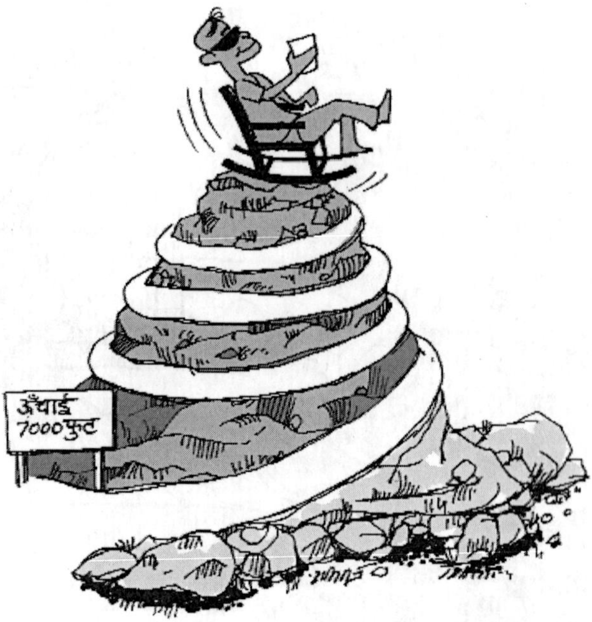


यदि हिल स्टेशन की ऊंचाई समुद्री तल से 8,000 फीट से कम है, तो जाने में कोई हर्ज नहीं। हां, यह सावधानी जरूर बरतें कि कहीं चढ़ाई चढ़नी पड़े तो अधिक बहादुरी न दिखाएं, उसे रुक-रुककर धीरे-धीरे तय करें। 8,000 फीट से ऊंचे हिल स्टेशन दिल के रोगी के लिए ठीक नहीं, चूंकि उस ऊंचाई पर हवा में ऑक्सीजन की मात्रा घट जाती है।

363

## पहाड़ी इलाकों में झरनों का पानी कितना सुरक्षित होता है?

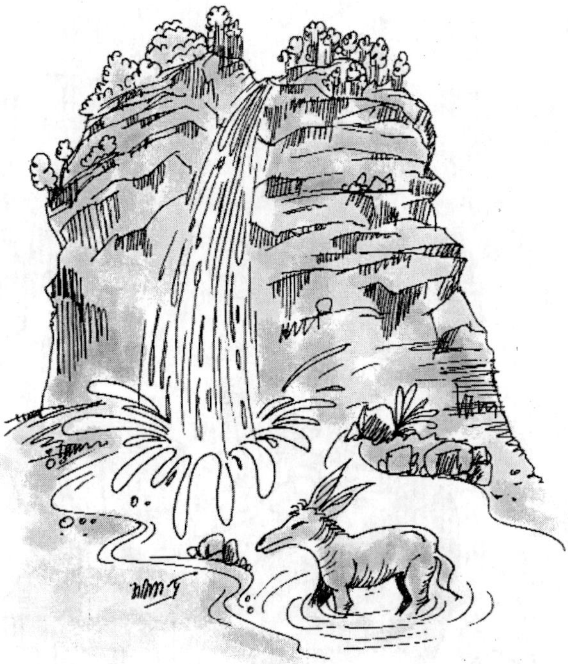

यह इस पर निर्भर करता है कि झरना किस ऊंचाई पर और कितना सुरक्षित है। पहाड़ की चोटी से नीचे आते-आते ज्यादातर झरने लोगों, खच्चर-घोड़े, गाय-भेंस और दूसरे जानवरों के संपर्क में आने से तरह-तरह के बैक्टीरिया और सूक्ष्म परजीवियों से दूषित हो जाते हैं। उसमें कई प्रकार की दूसरी अशुद्धताएं भी आ जाती हैं, जिस कारण उनसे पानी पीना सुरक्षित नहीं रहता।

364

## किसी बर्फीले इलाके में शारीरिक तापमान गिरने पर क्या मदिरा लेने से लाभ मिलता है?

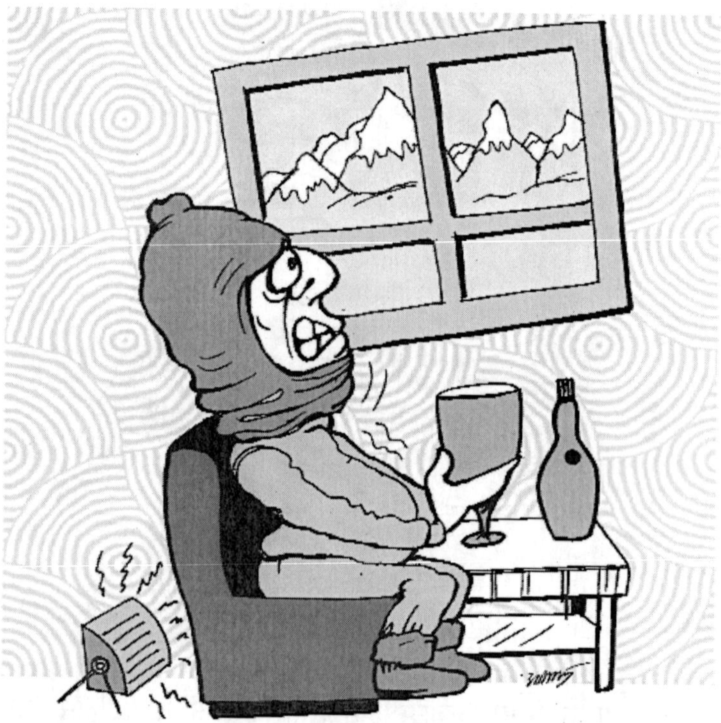

नहीं। मदिरा लेने से तो उलटा असर होता है। त्वचा की रक्त-वाहिकाएं पहले के मुकाबले फैल जाती हैं जिससे शरीर की ऊष्मा नष्ट होती है। नतीजा यह कि गरमाहट अनुभव होने के बावजूद शारीरिक तापमान पहले की तुलना में घट जाता है।

## ठंडे बर्फीले इलाके में किसी व्यक्ति का शारीरिक तापमान कम हो जाए तो क्या करना चाहिए?

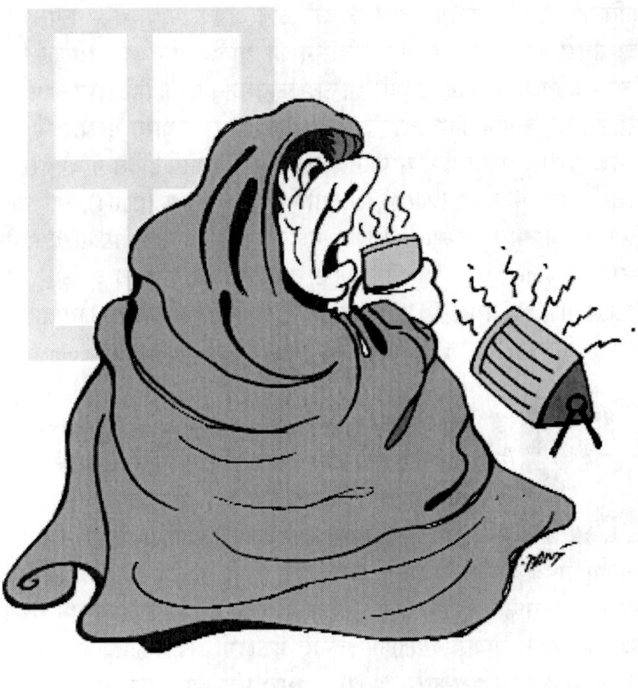

उसे किसी गर्म स्थान पर ले जाएं। उसके कपड़े गीले हों तो उन्हें तुरंत बदल दें और उसे गर्म कंबल-रजाई में लपेट दें। अगर वह होश में है, तो उसे कुछ गर्म पानी, दूध या चाय पीने के लिए दें। अगर कहीं सुनसान में यह स्थिति उत्पन्न हो जाए तो उसे अपने स्लीपिंग बैग में लिटा दें और खुद उसके साथ लेट जाएं ताकि आपके बदन की गर्मी उसे कुछ गर्मी दे सके।

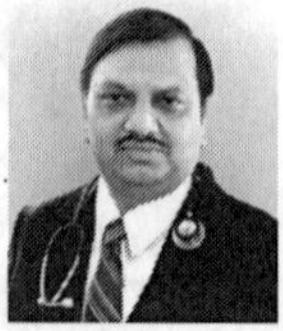

**डॉ. यतीश अग्रवाल** (एम.बी.बी.एस., एम.डी., डी.एससी.)

सुविख्यात चिकित्सक, लेखक और स्तंभकार के रूप में डॉ. यतीश अग्रवाल का स्वास्थ्यविज्ञान और आयुर्विज्ञान के क्षेत्र में विशिष्ट स्थान है। वे सन् 1980 से अपनी लोकप्रिय पुस्तकों, निबंधों, पत्र-पत्रिकाओं में प्रकाशित कॉलमों, स्वास्थ्य-संबंधी रचनाओं, रेडियो प्रसारणों और टीवी-धारावाहिकों के माध्यम से लाखों लोगों के मन-मस्तिष्क में अच्छे स्वास्थ्य और सहज व युक्तियुक्त जीवनचर्या का संदेश पहुंचाने के मिशन में जुटे हुए हैं। उनकी अनेक कृतियां बेस्टसेलर साबित होने के बाद अब अनेक भाषाओं में उपलब्ध हैं। दिल्ली विश्वविद्यालय से डॉक्टर ऑफ़ मेडिसिन की उपाधि प्राप्त डॉ. अग्रवाल डब्लूएचओ के लिए राष्ट्रीय सलाहकार रह चुके हैं। उन्हें फाउंडेशन ऑफ डिटेक्शन ऑफ अर्ली ग्रस्ट्रिक कार्सिनोमा, जापान और डब्लूएचओ का फैलो होने का गौरव भी प्राप्त है। डॉ. अग्रवाल अनेक राष्ट्रीय पुरस्कारों से सम्मानित किए गए हैं, जिनमें इंदिरा गांधी पुरस्कार (2006), राजीव गांधी पुरस्कार (2005), आईसीएमआर पुरस्कार (2004), साहित्यकार सम्मान (2004), आत्माराम सम्मान (1999), नेशनल साइंस अवार्ड (1999), डॉ. मेघनाद साहा पुरस्कार (1991, 92, 93 और 2002) तथा स्वास्थ्य मंत्रालय का श्रेष्ठ कृति पुरस्कार (1994, 95, 97) प्रमुख हैं। डॉ. अग्रवाल नई दिल्ली के सफ़दरजंग अस्पताल और वर्धमान महावीर मेडिकल कालेज में कार्यरत हैं। संपर्क: DrYatish@yahoo.com

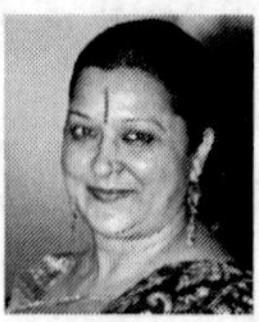

**डॉ. रेखा अग्रवाल** (बी.एस.सी., एम.ए., पत्रकारिता और बुक पब्लिशिंग में मास्टर्स, डी.एससी.)

रेखा अग्रवाल सुविख्यात लेखक, प्रसारणकर्ता, संपादक तथा जीवविज्ञानी हैं। उनके कॉलम, निबंध, कहानियां और रचनाएं अनेक राष्ट्रीय दैनिक पत्रों तथा प्रमुख साहित्यिक पत्र-पत्रिकाओं में प्रकाशित होती रही हैं। कुछ रचनाएं उड़िया, बांग्ला, गुजराती और पंजाबी में भी अनूदित हुई हैं। उनके कृतित्व के लिए उन्हें अनेक राष्ट्रीय पुरस्कारों से नवाजा जा चुका है जिनमें आत्माराम सम्मान (2006), नेशनल साइंस अवार्ड (2006), हिन्दी अकादमी का साहित्यकार सम्मान (2005), डॉ. मेघनाद साहा पुरस्कार (2002), स्वास्थ्य मंत्रालय भारत सरकार का राष्ट्रीय कृति पुरस्कार (1997) और बाल साहित्य पुरस्कार (1985) प्रमुख हैं। सन् 2008 में विज्ञान परिषद्, इलाहाबाद ने उन्हें विज्ञान वाचस्पति की मानद उपाधि से अलंकृत किया। संप्रति, राष्ट्रीय शैक्षिक अनुसंधान और प्रशिक्षण परिषद्, नई दिल्ली में संपादक।

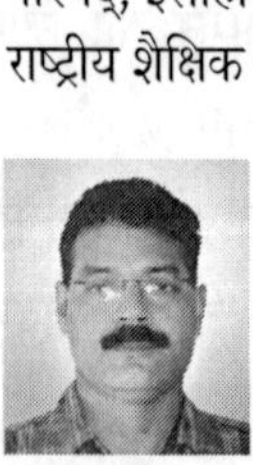

**अभिमन्यु सिन्हा** (बीएफए)

जयपुर के सुविख्यात स्कूल ऑफ आर्ट से बीएफए। अपनी सृजनात्मक शैली, जीवंत रेखाओं और कलात्मकता के लिए कला निर्देशन, ग्राफिक्स तथा इलेस्ट्रेशन आर्ट के क्षेत्र में सुपरिचित हस्ताक्षर। उनकी मानवीय संवेदनाओं पर पकड़ और सरुचिपूर्ण सैन्स ऑफ ह्यूमर समस्त कृति में बिंबित है। संप्रति, हिंदुस्तान टाइम्स, नई दिल्ली में वरिष्ठ इलेस्ट्रेटर।

संपर्क: mailabhi007@gmail.com